Susanne Möller

Erfolgreiche Teamleitung in der Pflege

2., aktualisierte Auflage

Mit 26 Abbildungen

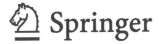

Susanne Möller
Feldkirchen-Westerham
Deutschland

ISBN 978-3-662-50287-7   ISBN 978-3-662-50288-4   (ebook)
DOI 10.1007/978-3-662-50288-4

Die Deutsche Nationalbibliothek verzeichnet diese Publikation in der Deutschen Nationalbibliografie;
detaillierte bibliografische Daten sind im Internet über http://dnb.d-nb.de abrufbar.

Springer

Umschlaggestaltung: deblik Berlin
Fotonachweis Umschlag: © Fotolia/Jürgen Priewe

Gedruckt auf säurefreiem und chlorfrei gebleichtem Papier

Springer ist Teil von Springer Nature
Die eingetragene Gesellschaft ist Springer-Verlag GmbH Berlin Heidelberg

Widmung

Tu was du kannst, mit dem, was du hast, und dort, wo du bist. (F.D. Roosevelt)

Für Marvin, Louisa, Julia, Paulina und Katharina

Vorwort zur 2. Auflage

■ **Die Situation im Gesundheits- und Pflegebereich**

Durch Strukturveränderungen im Gesundheitswesen zeichnet sich in den letzten Jahren ein Wandel ab. Die Rationalisierungsvorgaben sorgen dafür, dass die Abläufe im Krankenhaus stärker unter wirtschaftlichen Gesichtspunkten gesehen und strukturiert werden müssen. Der Kostendruck nimmt zu, die Patienten müssen schneller, effizienter und kostengünstiger behandelt werden.

Eine neue Situation zeigt sich bei der Besetzung offener Stellen. Krankenhäuser stehen heute im harten Wettbewerb um qualifiziertes Pflegepersonal. Im Einzelnen gemeint ist dabei das Problem der Abwanderung von Gesundheits- und Krankenpflegern, speziell in die Schweiz (höheres Ansehen des Berufs, bessere Arbeitsbedingungen), oder Abwerbung durch andere Krankenhäuser mit besseren Bedingungen. Der gleiche Prozess ist derzeit bei Assistenzärzten zu beobachten. Sie können sich heute zwischen vielen Kliniken, die um sie werben, frei entscheiden.

Die Arbeitsschwerpunkte der Pflegekräfte haben sich also wie folgt verändert:
- kürzere Verweildauer der Patienten,
- zunehmend ältere Patienten,
- mehr Patienten müssen in weniger Zeit versorgt werden,
- Pflegedokumentation, digitales Datenmanagement,
- Einführung neuer Computersysteme,
- High-tech-Medizin,
- personelle Umstrukturierungen,
- Fach- und Führungskräftemangel im Gesundheitswesen sowie
- wachsende Internationalisierung.

Weitere Themen sind:
- Interkultureller Führung und Zusammenarbeit
- Gesellschaftliche Fragestellungen, wie etwa Vielfalt und Migration
- Die Sicherung der Pflege von älteren Menschen mit und ohne Migrationshintergrund
- Die Versorgung von Menschen mit Demenz
- Die Versorgung von Flüchtlingen
- Die Ablösung der bisherigen Ausbildungsgänge der Gesundheits- und Krankenpflege (GKP), der Gesundheits- und Kinderkrankenpflege (GKKP) und der Altenpflege (AP) durch das Pflegeberufereformgesetz (PfBRefG)

Diese Veränderungen im Klinikalltag stellen die Führungsebene vor die Herausforderung sich neu ausrichten zu müssen. Dazu gehören u. a. die Einführung neuer Pflegekonzepte oder neuer Arbeitszeitmodelle, die einen direkten Einfluss auf die Mitarbeiter haben. Bei jedem Wechsel eines Pflegesystems ändert sich auch der Fokus von Führung und damit die Anforderungen an die pflegerischen Führungskräfte (z. B. die Einführung von Primary Nursing). Den Themen Mitarbeiterführung und Motivation kommt hierbei eine besondere Bedeutung zu.

Einer der Schwerpunkte ist dabei die Aufgabe den Mitarbeitern der mittleren Führungsebene zusätzlich Orientierung und Unterstützung zu geben. Ebenso ist darauf zu achten, dass evtl. Unsicherheiten abgebaut werden. Beide Maßnahmen sollten durch geeignete Fort- und Weiterbildungsmaßnahmen zielgerichtet umgesetzt werden.

- **Die Situation der mittleren Führungsebene**

Das Angebot eine Führungsaufgabe zu übernehmen kommt teilweise überraschend und dadurch mitunter früher als es sich die jeweilige Person selbst zugetraut hätte.

Marita Gruber (stellvertretende Stationsleitung): »Eigentlich wollte ich erst in zwei Jahren die Stationsleitung übernehmen, jetzt bin ich da so »reingerutscht«, weil unsere Leitung früher in Pension gegangen ist. Ich habe Angst in meiner neuen Position als Stationsleitung zu versagen«.

Gerade im Pflegebereich kommt es bedingt durch den Personalnotstand und die Mitarbeiterfluktuation häufig dazu, dass Mitarbeiter schneller in eine Leitungsposition wechseln können.

Anna-Lena Baumeister (neue Stationsleitung): »Mir obliegen Personalführungsaufgaben, auf die ich gar nicht oder unzureichend vorbereitet bin. Diese neue Aufgabe ist für mich ein Sprung ins kalte Wasser.«

Die Verantwortung der Stationsleitung stellt eine zentrale Rolle dar, denn sie hat mit allen Gruppen in der Klinik Kontakt. Dazu gehören die Patienten, die Angehörigen, unterstelltes Pflegepersonal, vorgesetzte Pflegedienstleitungen, Ärzte, externe Firmen und Mitarbeiter in der Verwaltung. Neu in dieser Position sind das Delegieren von Aufgaben und die Funktion einer Schaltstelle zwischen den einzelnen Berufsgruppen.

Besondere Aufmerksamkeit ist der anspruchsvollen Stellung der Stationsleitung zu widmen. Sie ist
- Vorgesetzte dem Team gegenüber (mittleres Management),
- weiterhin Teammitglied (als Mitarbeiter eingebunden in die Patientenversorgung) und
- Untergebene der Klinikleitung (oberes Management).

Eine Stationsleitung leistet also Führungsarbeit, trägt Organisationsverantwortung, ist administrativ tätig und leistet ebenso operative Tätigkeit eingebunden in der Pflege.

Die Stationsleitung kennt sowohl die Belange und Anforderungen des oberen Managements (Krankenhausdirektion, Pflegedienstleitung) als auch die der Mitarbeiter. Um die Akzeptanz und Glaubwürdigkeit als Stationsleitung zu erlangen, ist aber das Erarbeiten einer eigenen, spezifischen Führungskompetenz unabdingbar.

Sie muss verschiedene Perspektiven und Standpunkte einnehmen bzw. prüfen und daraus eine eigene Position entwickeln können.

- **Anforderungen an eine Stationsleitung oder Wohnbereichsleitung**

Außer der vorhandenen Fachkompetenz stellen sich relativ häufig die Fragen: Welches »Handwerkszeug« brauche ich als Leitung und wie kann ich meinen »Werkzeugkoffer« erweitern.

Was brauche ich um flexibel auf unterschiedliche Situationen, Menschen, Konflikte oder Probleme zu reagieren.

Dieses Buch wird Ihnen helfen, sich den neuen Herausforderungen, wie

- Mitarbeiterführung,
- Mitarbeitermotivation,
- Teammanagement,
- professionell Kommunikation gestalten,
- Konfliktmanagement (Eskalation, Deeskalation),
- Mitarbeitergespräche führen (z. B. Zielvereinbarungen, Probleme besprechen) oder
- Methodenkompetenz (Mediation, Moderation, Visualisierungstechniken)

zu stellen und sie erfolgreich zu bewältigen.

Die Berufserfahrung, die fachliche Kompetenz und die Routine, die über Jahre aufgebaut wurden sind vorhanden, ebenso die soziale Komponenten wie Sensibilität, Hilfsbereitschaft, Fürsorge, als Voraussetzung für diesen Sozialberuf. Doch wie sieht es damit aus, ein Team zu führen und zusätzlich viele organisatorische Dinge zu bewältigen. Von ihnen als Führungskraft wird erwartet, dass Sie von der ersten Minute an gut »performen«. Doch diese neue Position stellt sich für Sie um ein vielfaches komplexer dar als erwartet. Sie tragen die Verantwortung (Ver-antwortung, in dem Wort steckt das Wort Antwort) für ihr Team, für eine Station, einen Funktionsbereich, eine Wohngruppe oder ein ambulantes Pflegeteam.

Für eine Leitungsaufgabe müssen Sie in erster Linie ein guter »Handwerker« sein, denn selbst das beste Werkzeug nützt nichts, wenn der Handwerker nicht gelernt hat damit umzugehen. Vielleicht verfügt Ihr Werkzeugkoffer heute nur über einige wenige allgemeine Instrumente. Nach intensivem Studium dieses Buches zusammen mit Ihrer praktischen Tätigkeit als Führungskraft werden Sie feststellen, dass Sie die Herausforderungen, denen Sie sich zu stellen haben, leichter und erfolgreicher bewältigen als heute.

Je länger Sie Ihre neue Tätigkeit ausüben, je mehr es Ihnen gelingt die hier vermittelten Techniken und Instrumentarien für sich persönlich einzusetzen und wenn Sie die Bereitschaft mitbringen sich weiter fortzubilden, dann werden Sie feststellen, dass Sie die Anforderungen an eine Führungskraft besser erfüllen. Ebenso werden Sie die vermehrte Wertschätzung Ihrer Vorgesetzten und Kollegen erfahren. Insgesamt betrachtet werden Sie die erforderliche Sicherheit in Ihrer neuen Funktion erlangen. Sie werden feststellen, dass Sie zukünftige Aufgaben souverän bewältigen und ihre Begeisterung für die neue Position als Stationsleitung steigern.

Ich hoffe, dass Ihnen dieses Buch bei Ihrer neuen Führungsaufgabe hilft, neue Denkimpulse gibt und selbstverständlich auch Freude beim Lesen bereitet.

Ganz besonderer Dank gilt Frau Susanne Sobich vom Springer-Verlag und Frau Sirka Nitschmann vom Lektorat. Ein spezieller Dank geht an alle Insider, die mir auch nach Dienstschluss für Gespräche zur Verfügung standen und an Herrn Klaus Pröpper für seine besondere Unterstützung.

Susanne Möller
München, Mai 2016

Inhaltsverzeichnis

1	**Teamführung im Gesundheitswesen**	1
2	**Was ist ein Team**	5
2.1	Merkmale eines Teams	6
2.2	Abgrenzung des Teams gegenüber anderen	6
2.3	Teamarbeit	7
2.4	Optimale Teamgröße	8
	Literatur	8
3	**Wie entwickelt sich ein Team**	9
3.1	Teamzusammenstellung	10
3.2	Phasen der Teamentwicklung	13
	Literatur	18
4	**Teamalltag**	19
4.1	Wahrnehmung im Team	20
4.2	Sprache im Team	22
4.3	Sprache transportiert Inhalte	26
4.4	Kommunikation	30
4.5	Verhalten	40
4.6	Burnout	42
4.7	Positives Denken	45
	Literatur	55
5	**Umgang mit Stress**	57
5.1	Stress auf Station	58
5.2	Was ist Stress	59
5.3	Stress in der Pflege	61
5.4	Was können Kliniken und Unternehmen für ihre Mitarbeiter tun?	64
5.5	Was kann ich tun?	69
	Literatur	72
6	**Anforderungen an Teamleitende**	75
6.1	Kernkompetenzen	76
6.2	Fairness im Führungsstil	82
6.3	Soziale Kompetenz	86
6.4	Vertrauen und Respekt	90
6.5	Entwicklung von Führungskompetenz	96
	Literatur	101
7	**Umgang im Team**	103
7.1	Umgang mit Fehlern	104
7.2	Umgang mit Stärken und Schwächen der Mitarbeiter	104
7.3	Humor	106

7.4   Theorien und Modelle menschlichen Verhaltens...................................107
7.5   Klärung von Erwartungshaltungen...110
7.6   Vorbild sein...111
7.7   Entscheidungen treffen..112
        Literatur...114

8   Teamentwicklung..115
8.1   Was können Sie für die Teamentwicklung tun...116
8.2   Teamtraining..123
8.3   Teamkultur..125
8.4   Was zeichnet ein gutes Team aus..128
        Literatur...132

9   Lob, Anerkennung, Motivation...135
9.1   Anerkennung...136
9.2   Loben, aber richtig...137
9.3   Motivation..139
9.4   Wie unterstütze bzw. motiviere ich Mitarbeiter?....................................143
9.5   Wie kann man herausfinden, was andere Menschen motiviert?..........................144
        Literatur...145

10   Gespräche..147
10.1   Mitarbeitergespräch...148
10.2   Das Beurteilungs- und Fördergespräch...149
10.3   Führen von Einstellungsinterviews..153
        Literatur...157

11   Konflikte im Team..159
11.1   Erste Anzeichen von Konflikten...160
11.2   Konfliktformen..162
11.3   Konfliktlösung als Teamaufgabe...165
11.4   Wie können sich Konflikte entwickeln...174
        Literatur...178

12   Herausforderungen im Team..179
12.1   Position und Macht..180
12.2   Neid..184
12.3   Schwierige Mitarbeiter - Störendes Teamverhalten...................................185
12.4   Störfaktoren in der Kommunikation..190
12.5   Hilfreiche Kommunikations- und Moderationstechniken................................193
        Literatur...200

13   Zusammenfassung und Ausblick...203

        Serviceteil..205
        Stichwortverzeichnis...206

Teamführung im Gesundheitswesen

© Springer-Verlag Berlin Heidelberg 2016
S. Möller, *Erfolgreiche Teamleitung in der Pflege*,
DOI 10.1007/978-3-662-50288-4_1

» Nie wurde etwas Großartiges ohne Begeisterung gemacht. (R. Emerson) «

Teamführung und Teamarbeit sind im Gesundheitswesen nicht mehr wegzudenken. Ob im Operationssaal, in Praxen, ambulanten Einrichtungen oder im Krankenhaus auf einer Station – ein reibungsloser Ablauf und eine gute Teamarbeit sind von unschätzbarem Wert. Was macht eine gute Teamarbeit aus und was kann jeder persönlich dazu beitragen? Welche Rolle spielt dabei der Vorgesetzte, Teamleiter oder die Stationsleitung?

Ziel dieses Buches ist es praxisnah zu erklären, wie eine gute Teamführung gelingen kann und wie Teams funktionieren. Es zeigt wichtige Faktoren auf, die für eine gute Führung und Zusammenarbeit im Team förderlich sind. Modelle und Beispiele aus der Praxis unterstützen dies und zeigen neue Lösungen auf. Denn, wenn Sie immer das tun, was Sie bisher getan haben, werden Sie immer genau da landen, wo Sie gerade sind. Einige Situationen werden Sie sicherlich wiedererkennen.

Unsere eigenen Einstellungen und Haltungen sind maßgeblich dafür verantwortlich, ob Teamführung und Teamarbeit gelingt oder nicht. Besonders bedeutsam ist dabei unsere allgemeine Einstellung, unsere Haltung zu unserer täglichen Arbeit, denn, wenn ich im Operationssaal die Instrumente anreiche und von Mauritius träume, bin ich weder im Operationssaal noch auf Mauritius.

Was kann jeder einzelne mit seiner Persönlichkeit dazu beitragen, dass Teamarbeit gelingt. Wie nehme ich Vorgesetzte, Kollegen und Patienten wahr, welche Sprachgewohnheiten habe ich (»In der alten Praxis war alles besser.«, »Die Arbeit auf der neuen Station wird bestimmt spannend!«) und wie kann das gesamte Team das Arbeitsklima positiv beeinflussen (»Wir pflegen hier so, wie wir selbst später einmal gepflegt werden möchten.«). Wie wird mit Konflikten im beruflichen Umfeld umgegangen? Wenn Sie sich die Zusammenhänge bewusst machen, wie Konflikte entstehen und dass es in Bezug auf das Konfliktgeschehen bestimmte Gesetzmäßigkeiten gibt, können Sie sich in Zukunft entspannter und flexibler verhalten.

Als Teamleiter und ebenso als Teammitglied werden Sie in der täglichen Arbeit mit verschiedenen Problemstellungen konfrontiert. Probleme sind jedoch nicht das Problem, sondern die Art und Weise, wie die Stationsleitung und das Team die Schwierigkeiten löst.

> **Gute Teamarbeit hängt nicht von der Fachkompetenz der Stationsleitung und der einzelnen Teammitglieder ab, sondern vielmehr von den sozialen Fähigkeiten.**

Zu den für gute Führung und Teamarbeit wichtigen sozialen Fähigkeiten gehören u. a. Faktoren wie Authentizität, Aufmerksamkeit, Umgang mit Konflikten, Anerkennung, Respekt, Achtsamkeit, Vertrauen und insbesondere die Kommunikation.

Folgende Themen werden im Buch behandelt:

- ▶ Kap. 2 und ▶ Kap. 3 führen mit verschiedenen Begriffsbestimmungen in das Thema ein.
- ▶ Kap. 4 bis ▶ Kap. 7 zeigen auf, welche Faktoren im (Berufs)alltag die Wahrnehmung – speziell die Personenwahrnehmung –, das Denken, die Sprache und das Verhalten beeinflussen können. Welchen Einfluss hat das Kommunikationsverhalten der Stationsleitung auf das Team und das Führen von (Mitarbeiter)gesprächen? Was sind Verhaltensmuster? Wie können Sie mit Burnout und Stress umgehen. Wie beeinflussen positives Denken und die Veränderung der Sprachgewohnheiten das Führungs- und Teamverhalten? Auch die Anforderungen an die Teammitglieder und die Leitung werden dargestellt.
- In ▶ Kap. 8 werden Modelle der Teamentwicklung vorgestellt und die Besonderheiten in den verschiedenen Phasen der Teamentwicklung.
- ▶ Kap. 9 befasst sich mit dem Einfluss von Anerkennung, Lob und Wertschätzung auf die Mitarbeiter? Was ist Motivation? Kann eine Führungskraft Mitarbeiter überhaupt motivieren? Wie treffen Menschen Entscheidungen? Gespräche, deren Vorbereitung und Durchführung sind das Thema von ▶ Kap. 10.
- ▶ Kap. 11 und 12 behandeln Konflikte im Team und deren Lösungsmöglichkeiten. Problematisches Kommunikationsverhalten und Regeln für eine bessere Kommunikation und Interaktion im Team werden vorgestellt. Den Umgang mit »störenden Teamverhalten«. Die

Anwendung von Moderations- und Visualisierungstechniken.

> **Die Stationsleitung trägt maßgeblich mit ihrem Führungsverhalten dazu bei, dass Teamarbeit gelingt, ebenso jedes einzelne Teammitglied mit seinem Verhalten in der Gruppe.**

Was ist ein Team

2.1   Merkmale eines Teams – 6

2.2   Abgrenzung des Teams gegenüber anderen – 6

2.3   Teamarbeit – 7

2.4   Optimale Teamgröße – 8

       Literatur – 8

© Springer-Verlag Berlin Heidelberg 2016
S. Möller, *Erfolgreiche Teamleitung in der Pflege*,
DOI 10.1007/978-3-662-50288-4_2

2

» Mit einer Hand lässt sich kein Knoten knüpfen.
(aus der Mongolei) «

Es gibt eine Reihe von Definitionen eines Teams,
die nah beieinander liegen.

Team

Als Team wird ein Zusammenschluss von
mehreren Personen zur Lösung einer bestimmten Aufgabe oder zur Erreichung eines
bestimmten Ziels bezeichnet.
   Über folgende Hauptkriterien werden
Teams definiert (Mabey, Caird, 1999):

- Ein Team hat mindestens zwei Mitglieder.
- Die Mitglieder tragen zur Erreichung der
  Teamziele mit ihren jeweiligen Fähigkeiten
  und den daraus entstehenden gegenseiti-
  gen Abhängigkeiten bei.
- Das Team hat eine Teamidentität, die sich
  von den individuellen Identitäten der Mit-
  glieder unterscheidet.
- Das Team hat Kommunikationspfade
  sowohl innerhalb des Teams als auch zur
  Außenwelt entwickelt.
- Die Struktur des Teams ist aufgaben- und
  zielorientiert beschrieben.
- Das Team überprüft periodisch seine Effizienz.

2.1   Merkmale eines Teams

Es gibt acht Bedingungen, die erfüllt sein müssen, damit sich ein Team auch als solches fühlt (Rosini, 1996).

- **Kommunikation und Interaktion**

Die Möglichkeit zur direkten Interaktion und Kommunikation muss bestehen, d. h. die Teammitglieder
müssen sich sehen und miteinander sprechen können.

- **Persönliche Motivation**

In jeder Person wohnt eine Kraft, die nach höhe-
rer Leistung, Wachstum und persönlicher Erfüllung
strebt. Diese Kraft ist zwar in den Menschen unterschiedlich stark vorhanden, aber jedes Individuum
hat den Drang zu arbeiten und produktiv zu sein
(Buller, 1986).

- **Aktivitäten**

Jedes Teammitglied braucht eine klare Aufgaben-
oder Rollenzuweisung, um für sich einen Sinn im
Team zu sehen.

- **Gefühle**

Die Teammitglieder müssen eine Gemeinsamkeit
auch auf dem emotionalen Sektor haben, sonst
wird es schwierig, sich als Team zu fühlen. Um
aufkommende Schwierigkeiten zu meistern, ist ein
positives Grundgefühl gegenüber den Teammitgliedern wichtig.

- **Verhältnis zur Umgebung**

Eine klare Absprache über das Verhältnis zu anderen Teams und zur Leitung festigt die Zusammengehörigkeit des Teams.

- **Akzeptanz**

Die gegenseitige Akzeptanz ermöglicht die Identifikation mit dem Team.

- **Gemeinsames Ziel**

Zu Beginn der Teambildung muss ein gemeinsames
Ziel abgeklärt werden.

- **Aufgabenspezifische Kräfte**

Die Arbeitskraft der Teammitglieder kann sich
nur dann auf die Aufgabe konzentrieren, wenn
die Klarheit der Erwartungen, Ziele und Posi-
tionsanforderungen in Zusammenhang mit der
Aufgabe stehen. Die individuellen Kenntnisse
und Fähigkeiten der Mitglieder müssen zur spezifischen Aufgabe passen und die dafür bereitge-
stellten Werkzeuge hilfreich sein, die Aufgabe zu
erfüllen.

2.2   Abgrenzung des Teams gegenüber anderen

Gruppe

Mehrzahl von Personen in direkter Interaktion über
eine längere Zeitspanne bei Rollendifferenzierung
und gemeinsamen Normen, verbunden durch ein
Wir-Gefühl (Rosenstiel v., 1992).

Auch für alle anderen Definitionen gilt nach Rosenstiel, dass die Möglichkeit direkter Interaktion über eine längere Zeitspanne hinweg unabdingbarer Bestandteil bleiben muss, da sich nur unter dieser Bedingung »ein spezifisch von der Gruppe gefärbtes Erleben und Verhalten« entwickeln kann (Rosenstil v., 1992).

- **Das Team als spezielle Form der Gruppe**

Bei einem Team handelt es sich um eine Gruppe, deren Mitglieder in einer funktionalen Arbeitsbeziehung stehen. Sie haben eine gemeinsame Aufgabe zu lösen, die meist, allerdings nicht immer, von außen vorgegeben ist. Im Sinne dieser Definition stehen Teams also nicht den Gruppen gegenüber, sondern bilden eine Teilmenge dieses Phänomen-Bereichs (Rechtin, 2003).

2.3 Teamarbeit

Teamarbeit

Teamarbeit ist eine Form der Arbeitsorganisation, bei der mehrere Personen über eine gewisse Zeit, nach gewissen Regeln und Normen, eine aus mehreren Teilaufgaben bestehende gemeinsame Arbeitsaufgabe bearbeiten. Sie arbeiten unmittelbar zusammen, um gemeinsame Ziele zu erreichen und begreifen sich als Team (Antoni, 2003).

Unter Teamarbeit versteht man: »Die kooperative, zielorientierte Arbeit von Fachleuten, die gemeinsam an einer definierten komplexen Aufgabe, in einem Projekt oder an einem Problem arbeiten, bei Integration unterschiedlichen Fachwissens und nach bestimmten, gemeinsam festgelegten Regeln.« (Freudenberger, 1974). Eine gemeinsame, effektive Arbeit ist bei einer Anzahl von 3–8 Personen möglich (Freudenberger, 1974). Denn hier ist eine bestmögliche Bündelung der Kompetenzen gegeben. Auch der Informationsaustausch gelingt bei dieser Personenzahl besser. Teamarbeit kann nur funktionieren, wenn die Teammitglieder über grundlegende Kommunikationskenntnisse und -fähigkeiten verfügen (Mattes, 1992).

Die eigene Haltung ist ausschlaggebend für eine gute Teamarbeit.

In einem Team treffen Menschen mit unterschiedlichen Fähigkeiten, Fertigkeiten und Persönlichkeiten aufeinander, die zusammen arbeiten müssen und sich die Teamzusammenstellung oftmals nicht aussuchen konnten. So braucht es das Engagement jedes einzelnen Teammitglieds, sich optimal einzubringen. Das erfordert eine positive Grundeinstellung, einen konstruktiven Umgang miteinander, Kooperationsbereitschaft, Konsensfähigkeit, Kommunikationsfähigkeit, Kritikfähigkeit und auch eine gewisse Gelassenheit und Wertschätzung gegenüber den anderen Teammitgliedern.

Teamarbeit wird gehemmt durch:
- Uneindeutige Strukturen
- Intransparenz
- Konkurrenz
- Provokationen
- Antipathien untereinander

Teamarbeit wird erleichtert durch:
- Ordnung
- Eindeutigkeit
- Klarheit
- Struktur
- Transparenz

Jeder Einzelne trägt maßgeblich dazu bei, dass die Arbeit im Team funktioniert.

Die Voraussetzung für eine erfolgreiche Mitarbeit im Team ist die individuelle Teamfähigkeit. Teamarbeit fängt immer mit der Auseinandersetzung der eigenen Person als Teammitglied an (Selbstreflexion):
- Was kann ich persönlich verbessern?
- Was kann ich zu einer positiven Teamarbeit beitragen?

Die Bereitschaft zu einer guten Teamarbeit ist die Basis für eine offene und konstruktive Zusammenarbeit und Kommunikation.

2.4   Optimale Teamgröße

> Eine Teamgröße von 5–8 Personen hat sich als optimal erwiesen.

Werden größere Teams zusammengestellt, bilden sich relativ schnell informelle Untergruppen von 4–5 Personen. In großen Gruppen lässt sich auch ein anderes Kommunikationsverhalten beobachten. Untersuchungen haben gezeigt, dass sich der Prozentsatz der Personen, die Vorschläge und Ideen haben, sie aber nicht äußern, bei steigender Teamgröße erhöht. Schon bei 4 Personen bleiben 10% der Ideen ungesagt, bei 10 Personen sind es bereits 20%. Ebenso steigt der Prozentsatz der Personen, die während einer Diskussion nie sprechen, bei steigender Teamgröße beständig an. Während es bei einer Teamgröße von 5 Personen fast gar nicht vorkommt, dass ein Teammitglied gar nichts sagt, ist es bei einer Größe von 10 Menschen bereits eine Person, die nie etwas sagt (Wahren, 1994).

Literatur

Antoni C (2003) Teamarbeit. In: Auhagen AE; Bierhoff HW (Hrsg) Angewandte Sozialpsychologie. Das Praxishandbuch. Beltz, Weinheim

Buller, PF (1986) The Team-Building-Task Performance Relation: Some Conceptual and Methodological Refinements. Group & Organization Studies 11: 3

Freudenberger H (1974) Staff Burn-Out. J Social Issues 30: 159–165

Mabey C, Caird S (1999) Building Team Effectiveness. Open University. Milton Keynes

Mattes K (1992) Team Building: Help Employees Change from Me to We. In: HR Focus 69: 9

Rechtin W (2003) Gruppendynamik. In: Auhagen AE, Bierhoff HW (Hrsg) Angewandte Sozialpsychologie. Das Praxishandbuch. Beltz, Weinheim

Rosenstiel L v. (1992) Grundlagen der Organisationspsychologie. 3. Auflage. Schäffer-Poeschel, Stuttgart

Rosini S (1996) Erwachsenengerechtes Lernen in der Gruppe. emwe, Nürnberg

Wahren HK (1994) Gruppen- und Teamarbeit in Unternehmen. de Gruyter, Berlin

Wie entwickelt sich ein Team

3.1   **Teamzusammenstellung – 10**
3.1.1   Anforderung an die Teammitglieder – 10
3.1.2   Allgemeine Arbeitsstile und Teamrollen – 11

3.2   **Phasen der Teamentwicklung – 13**
3.2.1   Phasenmodell nach Tuckman – 13
3.2.2   Phasenmodel nach Garland, Jones & Kolodny – 17
3.2.3   Sozialpsychologische Betrachtung – 17

Literatur – 18

© Springer-Verlag Berlin Heidelberg 2016
S. Möller, *Erfolgreiche Teamleitung in der Pflege*,
DOI 10.1007/978-3-662-50288-4_3

3

» Wenn du schnell gehen willst, gehe alleine. Doch wenn du weit gehen willst, gehe mit anderen. (aus Afrika) «

Wenn Menschen zusammen arbeiten, bildet sich fast automatisch eine Teamstruktur heraus. Das Team hat ein gemeinsames Ziel oder Aufgabe und entwickelt eine eigene Kultur. Durch die Zusammenarbeit soll mehr entstehen, als durch die Addition von einzelnen Leistungen. Um ein Team zusammen zu stellen, ist es daher notwendig, die Besonderheiten und Anforderung an die Gruppe genau zu definieren. Unter Teamentwicklung fallen alle Maßnahmen, die sich auf die Faktoren konzentrieren, die eine fachlich gute und menschlich angenehme Zusammenarbeit fördern, z. B. die Förderung des »Wir-Gefühls« oder die Aufhebung von teamstörenden Verhaltensweisen. Teamentwicklung ist ein Veränderungsprozess, an dem die Teammitglieder wachsen und sich entwickeln können.

3.1   Teamzusammenstellung

3.1.1   Anforderung an die Teammitglieder

Das Festlegen von Kriterien (Anforderungsprofil), die für die Arbeit bzw. die Position bedeutsam sind und eine präzise Stellenausschreibung müssen an erster Stelle stehen, wenn ein Team zusammengestellt werden soll.

> Die Auswahl der Teammitglieder sollte nach der fachlichen Qualifikation, der Persönlichkeit und der Teamfähigkeit erfolgen.

Formale **Qualifikationsmerkmale**, wie Grad der Ausbildung, Berufserfahrung und spezielle Fachkenntnisse lassen sich relativ schnell erfassen. **Personenmerkmale**, wie z. B. Durchsetzungsstärke, soziale Kompetenz, emotionale Stabilität usw. können mit Hilfe von Arbeitsproben, Rollenspielen, Persönlichkeitstests, Assessment-Center (engl. assess, bewerten) und Einstellungsinterviews

erhoben werden. Soziale Kompetenz erkennt man am besten, wenn man das Verhalten in verschiedenen zwischenmenschlichen Situationen beobachtet, etwa bei sog. situativen Verfahren oder innerhalb des Assessment-Centers. Die Bearbeitung von Aufgaben in einem Team, führerlose Gruppendiskussionen und die gemeinsame Präsentation eines Fachthemas sind ebenso geeignet. Intelligenztests, Leistungstests (Konzentrationsfähigkeit, Arbeit unter Zeitdruck, Daueraufmerksamkeit, Problemlösefähigkeit) und Stressinterviews können die Auswahl ergänzen.

Auf die **Teamfähigkeit** ist ein besonderes Augenmerk zu legen, ein überzeugter Einzelkämpfer mit extrem dominantem Auftreten kann unter Umständen mit der Teamleitung konkurrieren. Achten Sie auch auf die Sprache des Bewerbers. Spricht er davon, dass er in der alten Abteilung immer alles »durchgeboxt« hat oder »das Leben ein Kampf ist« kann sich diese innere Einstellung im zukünftigen Team negativ auswirken. Deshalb ist immer zu prüfen, ob das Teammitglied mit der vorherrschenden oder gewollten Führungsart (z. B. autoritär, demokratisch, »laissez faire«) zu recht kommt. Eine wichtige Frage, die im Auswahlprozess gestellt werden muss ist die Frage der Passung, d. h. passt der Mitarbeiter zum Unternehmen und passt das Unternehmen zum Mitarbeiter.

Die Teamzusammensetzung kann vom völlig homogenen Team bis hin zum Team mit ganz unterschiedlichen Persönlichkeiten variieren. Andersartigkeit kann ein Team beleben, denn dadurch ergänzen sich die einzelnen Mitglieder in den unterschiedlichen Bereichen. So gibt es Teammitglieder, die die Fachkompetenz in den Vordergrund stellen, andere das soziale Gefüge. Sie kümmern sich um die Stimmung und den Zusammenhalt im Team. Auch die Kreativen im Team sind wichtig, sie finden oft schnell Lösungsstrategien für anstehende Aufgaben oder Probleme. Häufig ergänzen sich die Teammitglieder gegenseitig und erzielen dadurch Synergieeffekte. Jedoch sind nicht nur Unterschiede sondern auch Gemeinsamkeiten wichtig. Dazu gehört auf jeden Fall eine positive Einstellung zur Teamarbeit, zur Zielerreichung und zur Aufgabenerfüllung.

❯ Wenn Sie in neues Team zusammenstellen investieren Sie immer in die Personalauswahl, das macht sich später bezahlt.

Achten Sie bei der Personalauswahl auch auf Ihr Gefühl und vertrauen Sie Ihrer Intuition (»Hätte ich mich doch im Einstellungsgespräch schon auf mein Gefühl verlassen, ich habe doch geahnt, dass mit der Person etwas nicht stimmt.«).

3.1.2 Allgemeine Arbeitsstile und Teamrollen

Verschiedene Menschen bevorzugen unterschiedliche Arbeitsstile (Margerison, Mc Cann, 1990). Jeder hat eine andere Herangehensweise an Aufgaben. So, wie jemand die Tageszeitung von hinten nach vorne liest und am Ende auch alle wesentlichen Informationen erfasst hat, gehen Menschen auch unterschiedlich an die Arbeit und die Lösung von Aufgaben heran. Oft kristallisieren sich schnell bestimmte Arbeitspräferenzen im Team heraus, die die Mitglieder aufgrund früherer Erfahrungen und ihrer Persönlichkeit übernehmen.

Arbeitspräferenzen
- **Im Umgang mit anderen Personen – extrovertiert oder introvertiert?**

Anna ist ein extrovertierter Mensch, der sich gerne mit anderen trifft, um ihre Ideen zu besprechen. Sie entwickelt ihre Gedanken oft, während sie mit den anderen spricht. Außerdem arbeitet sie gern an mehreren Aufgaben gleichzeitig und meldet sich bei Besprechungen oft zu Wort.

Extrovertierte Mitarbeiter treten selbstsicher auf, sind kommunikativ und ständig bestrebt, ihre zwischenmenschlichen Kontakte zu erweitern. Sie sind oft die Kontaktpersonen zu anderen Stationen oder Abteilungen, da sie gute »Networker« sind. Ihre Arbeitsweise ist zügig, sie halten sich nicht lange bei Vorarbeiten auf und diskutieren nicht lange herum. Schwierigkeiten gehen sie nicht aus dem Weg.

Helene ist eher introvertiert. Sie denkt anstehende Fragen und Arbeiten zunächst selbst durch, bevor sie in den Austausch geht. Sie möchte in Gesprächen genau und fundiert Stellung nehmen können. Sie konzentriert sich lieber auf eine Aufgabe und hält sich bei Besprechungen im Hintergrund.

Introvertierte Mitarbeiter geben eher wenig von sich preis, sie wirken beständig, sind gute Zuhörer und wirklich darum bemüht, den anderen auch tatsächlich zu verstehen. Wenn sie eine Aufgabe übernehmen, sind sie in ihrem Handeln genau und äußerst zuverlässig.

- **Bei der Informationsbeschaffung – praktisch oder kreativ?**

Andreas ist ein praktisch orientierter Mensch, der immer alle Daten und Fakten zusammen hat. Er besorgt sich systematisch Informationen für eine konkrete Aufgabe. Andreas bevorzugt bewährte Ideen und Fakten und widmet Details große Aufmerksamkeit. Er hält sich an Pläne und Vorgaben, Routinearbeit liegt ihm.

Patrick ist ein kreativer Informationssammler. Er ist zukunftsorientiert und hält permanent nach neuen Möglichkeiten und Ideen Ausschau. Vielschichtige Probleme liegen ihm und er sucht nach neuen Ansätzen. Routinearbeit langweilt ihn.

- **Beim Treffen von Entscheidungen – analytisch oder begründet auf Überzeugungen?**

Johanna ist eher auf die Aufgabe fixiert und liebt Analysen und Klarheit. Sie sucht nach Lösungen, die sich eignen, die angestrebten Ergebnisse zu optimieren. Sie entscheidet unabhängig und kühl.

Für Maria steht der Mensch und nicht die Aufgabe im Vordergrund. Sie trifft ihre Entscheidungen oft intuitiv und aufgrund ihrer persönlichen Werte. Maria ist engagiert, liebt Harmonie und ist eher menschenbezogen.

- **Bei der Arbeitsorganisation – strukturiert oder flexibel?**

Jan hält jeden Termin ein, er geht strukturiert vor und ist immer gut organisiert. Er bevorzugt klare und sauber gegliederte Organisationsstrukturen, um schnell zu handeln und Probleme zu lösen.

Sven reagiert flexibel und offen auf neue Informationen, verwirft Pläne und hält Termine nicht immer ein. Er ändert seine Meinung schnell, wenn neue Informationen auftauchen. Sven fühlt sich auch in der Unordnung wohl, er toleriert unklare Verhältnisse.

❯❯ Diese Arbeitspräferenzen sind nicht statisch, es gibt auch Teammitglieder, die sehr flexibel in ihrem Denken und Verhalten sind.

Häufig sind im Team folgende spezifische Rollen besetzt, die sich aus den Arbeitspräferenzen ergeben (Margerison, Mc Cann, 1990).

Verschiedene Rollen innerhalb des Team

- **Berater**

Der Berater ist jemand, der mit Geduld Informationen beschafft und diese allgemein verständlich aufbereitet. Er nimmt sich viel Zeit, um Entscheidungen gut vorzubereiten, die andere zu treffen haben. Diese Entscheidungen überlässt er auch gern den anderen, er persönlich möchte sie nicht treffen.

- **Innovator**

Der kreative Innovator stellt Bestehendes infrage. Dazu denkt er intensiv über neue Wege und Methoden nach. Er ist flexibel, experimentierfreudig und arbeitet gern selbstständig. In hierarchiebetonten, konservativen Firmen kann er als Querdenker leicht anecken, könnte jedoch gerade dort von hohem Nutzen sein, weil er Zukunftschancen erkennt und benennt.

- **Promoter**

Der Promoter ist ein kontaktfreudiger, extrovertierter Typ, der gern Ideen aufnimmt und dafür Verbündete sucht. Er mag vielfältige, aufregende und stimulierende Aufgaben. Er ist weniger detailorientiert und interessiert sich eher für das große Ganze. Er kennt viele Menschen und ist ein guter Kommunikator.

- **Entwickler**

Er ist derjenige im Team, der sich bemüht, Ideen zu verwirklichen. Der Entwickler prüft, ob Vorschläge realisierbar sind. Als objektiv denkender Realist würdigt er zwar das Kreative an Ideen, fragt aber eher danach, ob sie umsetzbar sind.

- **Organisator**

Der Organisator gestaltet gerne die Dinge und organisiert Abläufe. Für ihn gilt: »no problems, only opportunities«. Als »Troubleshooter« ist er für das Team unentbehrlich. Er ist entscheidungsfreudig, bringt Prozesse in Gang, kann drängen und hat immer das Ziel im Blick. Dabei kann er jedoch Gefühle von anderen leicht übersehen.

- **Umsetzer**

Die Rolle des systematischen Umsetzers besteht darin, das auszuführen, was das Team konzipiert und beschlossen hat. Er liebt Pläne und schätzt Effizienz. Dabei hilft ihm seine Liebe zu Ordnung und Regelmäßigkeit, er lässt Aufgaben nicht gern »in der Luft hängen«. Er ist auch dort, wo es um Routinearbeit geht, zuverlässig und standfest.

- **Überwacher**

Der kontrollierende Überwacher will die Qualität in allen Bereichen gesichert sehen. Er vertieft sich gern ins Detail und sorgt dafür, dass alles seine Ordnung hat. Er fürchtet die Unordnung, sobald Belege fehlen oder Papiere herumflattern. Seine Arbeit verrichtet er überwiegend im Stillen. Er konzentriert sich gern intensiv auf eine Sache. Da er keine Ungenauigkeiten mag, können Konflikte mit denen entstehen, die es damit nicht so genau nehmen. Andere staunen über seine rasche Auffassungsgabe und seinen Sinn für Vollständigkeit.

- **Stabilisator**

Für den unterstützenden Stabilisator sind Werte wichtig. Er engagiert sich für das, woran er glaubt. Zu seiner Aufgabe gehört es, die Gruppe vor Kritik von außen zu schützen, ob berechtigt oder nicht. Er sorgt für das nötige »Wir-Gefühl«. Schwächeren Teammitgliedern greift er gern unter die Arme und sorgt dadurch für Stabilität im Team. Er wird sich eher nicht für eine ausführende Vorgesetztenposition bewerben, da er lieber im Hintergrund wirkt.

Neben diesen Teamrollen gibt es noch eine wichtige Funktion, die von einer oder mehreren Personen ausgefüllt werden kann. Es handelt sich um »**soft skills**«, die im Team verlangt werden. Diese Teammitglieder wirken als Beziehungsgestalter nach innen und als Repräsentanten des Teams nach außen.

Beispiel

Angelika Braun, 34 J., medizinische Fachangestellte in einer großen orthopädischen Praxis: »Früher war ich im Team immer die »Mutter der Nation«, ich habe alle unterstützt und oft die Arbeit der Kolleginnen mitgemacht. Das hat mich total ausgelaugt und ich war immer die Letzte, die abends die Praxis verlassen hat. Diese Rolle habe ich abgelegt. Heute habe ich ein klares Arbeitskonzept und helfe und unterstütze gerne, wenn ich von den anderen Teammitgliedern darum gebeten werde und es zeitlich passt.«.

Die Teamrollen sind relativ stabil, können sich jedoch durch neue berufliche Herausforderungen und die persönliche Entwicklung im Laufe der Jahre ändern. Alle Arbeitsstile bzw. Arbeitspräferenzen sind für eine erfolgreiche Teamarbeit nötig (Margerison, Mc Cann, 1990).

3.2 Phasen der Teamentwicklung

>> Solange es ein Ziel gibt, kann nichts schief gehen. (Swahili) **

Es gibt diverse Modelle, die aufzeigen, wie sich Teams über die Zeit entwickeln. Das Hauptaugenmerk liegt auf der Veränderung der Gruppe vom ersten Zusammentreffen bis zum Ende der Arbeitsaufgabe. Für Teamleiter ist es hilfreich diese Entwicklungsphasen bzw. -prozesse zu kennen und dieses Wissen zu nutzen, um Teamprozesse zu steuern. So kann schon im Vorfeld positiv auf das Teamklima eingewirkt werden. Viele Prozesse im Team sind normal und vorhersehbar. Manche Entwicklungen sind vergleichbar mit anderen Gruppen. Aber es gibt nicht »das richtige Modell« und die Entwicklung von Teams läuft auch nicht immer gleich ab. Die Phasenmodelle stellen für neue Teamleiter eine gute Hilfe dar, um einen Überblick zu bekommen, wo sich die Gruppe befindet oder wo sie nicht weiter kommt.

Es gibt Gruppen, die von Anfang an gut harmonieren und zusammenarbeiten, so kann es sein, dass Gruppen nur sehr kurz in einer Phase sind oder Phasen übersprungen werden. Wichtig bei ganz neu zusammengestellten Teams ist die Phase des gegenseitigen Abtastens und Kennenlernens.

Im Folgenden werden linearprogressive Modelle vorgestellt. Sie haben alle gemeinsam, dass sich das Team in einer bestimmten Ordnung von einer Phase zur nächsten entwickelt.

3.2.1 Phasenmodell nach Tuckman

Ein Klassiker der Gruppenpsychologie ist das 4-Phasen-Modell von Bruce W. Tuckman (1965), das Anfang der 1970er Jahre in Zusammenarbeit mit Mary Ann Jensen um eine fünfte Phase erweitert wurde (Rosini, 1996):

- Forming – Formierungsphase,
- Storming – Konfliktphase,
- Norming – Normierungsphase,
- Performing – Arbeitsphase,
- Adjourning – Auflösungsphase.

- **Forming**

In der Formingphase findet ein erstes Abtasten statt: Welche Verhaltensmuster werden von der Gruppe akzeptiert, welche nicht? Es ist die erste Phase der Gruppenbildung und Ausformung. Es findet der erste Meinungsaustausch statt, und jedes Mitglied versucht, seinen Platz zu finden. Diese Phase ist von Unsicherheit und Höflichkeit gekennzeichnet. Gruppenmitglieder tendieren dazu, sich an einem möglichen Führer oder an schon bestehende Normen anzulehnen. Sie versuchen sich am Gruppenziel zu orientieren. In dieser Phase ist es wichtig zu wissen, dass sich die Mitglieder am Leiter orientieren und von ihm Struktur und Sicherheit benötigen.

- **Storming**

Dieses ist die Konfliktphase, hier kommt es zu ersten Auseinandersetzungen um Macht und Einfluss in der Gruppe. Es entwickeln sich Konflikte zwischen den Mitgliedern und zum Teamleiter. Untergruppen entstehen, einzelne Mitglieder widersetzen sich den bestehenden Normen, lehnen mögliche Führer ab. Widerstände gegen das Gruppenziel und die gestellte Aufgabe entwickeln sich. Verpflichtungen zur Erfüllung der Gruppenaufgabe werden als Einschränkung der persönlichen Freiheit erlebt. In dieser Phase braucht der Leiter nicht an seiner Leitungsfähigkeit zu zweifeln, sondern er sollte im Auge behalten, dass ein Storming normal ist und zur Gruppenentwicklung gehört.

- **Norming**

Hier stehen die Entwicklung von Gruppenstandards und die Bildung von Normen im Vordergrund. In der Gruppe entwickelt sich ein Gruppenzusammenhalt (»Wir-Gefühl«) und eine gegenseitige Akzeptanz. Die Mitglieder haben nun gemeinsame Vorstellungen darüber, wie es in der Gruppe zugehen sollte und wie nicht. Diese Phase ist für den Teamleiter sehr angenehm.

- **Performing**

Jetzt ist ein Team in der Lage, sich effektiv um seine Aufgaben zu kümmern. Diese Phase ist durch Anerkennung, Akzeptanz und Wertschätzung gekennzeichnet. Das Team hat für sich selbst Verantwortung übernommen und es steht die inhaltliche Arbeit im Vordergrund. Die Rollenbeziehungen werden akzeptiert, gefestigt und im Sinne der Aufgabe genutzt. Dadurch werden die Erreichung des Gruppenziels und die Lösung von Gruppenproblemen möglich. Zur Lösung der Gruppenaufgabe erfolgt ein offener Informationsaustausch zwischen den Mitgliedern, wobei jeder der Gruppe seine individuellen Ressourcen zur Verfügung stellt.

- **Adjourning**

Auflösungsphase, das Team geht auseinander.

Tuckmans Modell suggeriert einen Automatismus. Er geht jedoch von der Annahme aus, dass die einzelnen Phasen nicht alle zwingend durchlaufen werden müssen, sondern dass Gruppen auch Phasen überspringen können. Auch die Dauer der einzelnen Phasen kann variieren. Gruppen können auch in einer Phase stecken bleiben, d. h. es gibt Gruppen, die nie die Arbeitsphase erreichen und sich »totdiskutieren«. Auch neue Aufgaben, neue Gruppenmitglieder oder eine geringe Kontaktintensität können bewirken, dass eine Gruppe die verschiedenen Phasen erneut durchläuft. Wie ausgeprägt und andauernd diese Phasen sind, ist von Gruppe zu Gruppe verschieden.

Besonderheit in den einzelnen Teamentwicklungsphasen

In jeder Phase der Teamentwicklung gibt es Besonderheiten, die hier exemplarisch an Hand des Modells von Tuckman dargestellt werden. Es sind oft dieselben Themen, mit denen sich die Teammitglieder und der Teamleiter auseinander setzen müssen.

- **Forming**

Beispiel

Auf der HNO-Station soll eine neue Kollegin aus der Gynäkologie das Team ergänzen. Die Stationsleitung Frau Renner informiert ihr Team bei einer Stationsbesprechung über den bevorstehenden Wechsel. Sie gibt klar zu verstehen, dass sie davon überzeugt ist, das Pflegerin Anita Süß hervorragend in das Team passt und fordert alle Teammitglieder auf, der »Neuen« den Einstieg so einfach wie möglich zu machen und organisiert sogleich eine Mentorin für deren Einarbeitung.

Da diese Phase von Unsicherheit und Konzentration auf gewohnte Rollen und Verhaltensweisen gekennzeichnet ist, passiert es häufig, dass Teams dazu neigen, Zusammenhalt durch Ausschluss von Andersartigkeit zu erreichen (»Die passt nicht zu uns.«). Damit müssen sie sich nicht mit der Andersartigkeit auseinander setzen. Da Vorurteilen in Anfangsphasen oft besonderes Gewicht beigemessen wird, ist hier Vorsicht geboten.

Im HNO-Team aus dem obigen Beispiel ließ die Stationsleitung von Anfang an keinen Zweifel daran, dass die neue Kollegin ins Team passt. Da sich die Teammitglieder in dieser Phase stark an der Leitung orientieren, kommt ihrer Meinung hier besondere Bedeutung zu. Das Vorgeben klarer Strukturen und das Signalisieren von Sicherheit durch die Leitung fördert ihre Akzeptanz im Team. Anfängliche Erfolge erleichtern die spätere Zusammenarbeit.

Anforderungen an den Teamleiter Vom Team wird in dieser Phase erwartet, dass der Teamleiter führt und anleitet. Der Teamleiter muss klare und eindeutige Strukturen anbieten, sozusagen einen Rahmen geben. Außerdem muss er unterstützen, ermuntern und informieren. Dadurch werden Unsicherheiten im Team abgebaut und das Zusammengehörigkeitsgefühl gefördert. Neben der Struktur ist es zusätzlich wichtig, den Teammitgliedern Aufmerksamkeit zu schenken, sie wollen wahrgenommen werden. Das bezieht sich nicht nur auf die Person, sondern auch auf die Arbeit.

> **Vergessen Sie keine Person in ihrem Team und sprechen Sie auch die stillen Mitglieder im Team an.**

In dieser Phase ist es wichtig mit einem vertrauensvollen Grundgefühl und einem freundlichen Verhalten auf die Gruppe zuzugehen. Die Gruppe spürt, wenn die Einstellung des Leiters von Misstrauen geprägt ist, das blockiert die weitere Entwicklung extrem.

■ **Storming**
Beispiel
Rollenkonflikte und informelle Führer: Paula Gerken ist MPG-Beauftragte und für alle Geräte auf Station und für die Einweisung der Kollegen an diesen Geräten zuständig. Ihr Kollege Thorsten Kreuzer, der technisch sehr interessiert ist und Details liebt, überschreitet immer wieder seine Kompetenzen, indem er die Kollegen in die Handhabung der Geräte (z. B. Spritzenpumpe) einweist. Als Frau Gerken längere Zeit krank ist, übernimmt er ungefragt ihren Aufgabenbereich. Das hat zur Folge, dass die Kollegen, obwohl Frau Gerken wieder da ist, nur noch ihn ansprechen und ihm auch das entsprechende positive Feedback geben (»Du machst das viel besser als Paula.«, »Du hast so eine tolle Art technische Dinge zu erklären.«). Thorsten Kreuzer fühlt sich in seinem Verhalten bestätigt.

Auf den ersten Blick gibt es hier oft Auseinandersetzungen auf der Sachebene, auf den zweiten Blick handelt es sich jedoch um Kontroversen auf der Beziehungsebene. Es geht nicht um die Sache, es geht um Macht und Anerkennung. Konflikte, Meinungsverschiedenheiten und Positionskämpfe sind in dieser Phase völlig normal. Wichtig ist, dass sie geklärt werden und es keinen Gewinner und Verlierer gibt. Zudem ist es unabdingbar eine Vertrauensbasis aufzubauen und Regeln für ein faires

Miteinander aufzustellen. Je besser sich die Teammitglieder kennen, desto eher können sie Kollegen mit Eigenarten akzeptieren und von alten Rollen loslassen.

Dieser Phase ist von Rollenkonflikten geprägt. Insbesondere wenn die Aufgaben der Teammitglieder nicht klar definiert sind oder nicht von allen akzeptiert werden: »Dafür wäre doch Thomas viel besser geeignet gewesen.«. Ein ganz besonderer, nicht zu unterschätzender Rollenkonflikt tritt auf, wenn ein Teammitglied die Teamleitung für unfähig hält und sich selbst zum informellen Führer erhebt: »Da könnt ihr ruhig mich fragen.« (selbsternannter Experte) oder wenn die Gruppe formuliert: »Da fragen wir lieber Monika, die hat viel mehr Ahnung als unsere Leitung!«. Besonders viele Konflikte treten auf, wenn es in der Gruppe einen oder mehrere informelle Führer gibt. Dann sind Machtkämpfe vorprogrammiert, welche zu konkurrierenden Untergruppen führen, die ihre jeweiligen Kandidaten unterstützen. Dem Teamleiter muss bewusst sein, dass Macht und Einfluss in dieser Phase eine zentrale Rolle spielen. Er sollte auf jeden Fall seinen eigenen Anteil an den Konflikten reflektieren.

Anforderungen an den Teamleiter Auf der einen Seite muss der Teamleiter in dieser Phase aushalten können, dass er selbst kritisiert wird, seine Autorität wird angezweifelt und die fachlichen und sozialen Fähigkeiten werden kritisch beäugt. Auf der anderen Seite muss er auch den Mut zu einem konfrontierenden Wort finden, hier ist Authentizität und ein gutes Konfliktmanagement gefordert. Das Verhalten des Teamleiters muss immer eindeutig sein.

■ **Norming**
Nach und nach öffnen sich die Teammitglieder. Das Streben nach Harmonie ist groß. In dieser Phase beginnt die Gruppe sich selbst zu steuern, nun entsteht ein positives Gemeinschaftsgefühl innerhalb der Gruppe. Es bilden sich gemeinsame Regeln und Normen heraus und die Gruppe vermittelt den Teammitgliedern Sicherheit, das »Wir-Gefühl« entsteht. In dieser Phase ist es deshalb verlockend, Konflikte »unter den Teppich« zu kehren.

Beispiel
In einem Labor gab es immer wieder Probleme mit der Ordnung. Die für die tägliche Arbeit benötigten Sachen lagen nicht an ihrem Platz und so wurde die Arbeit immer wieder durch ein freundliches Fragen und anschließendes Suchen unterbrochen. Kein Teammitglied sprach dieses Thema so richtig an.

Das Beispiel ist für diese Phase typisch, da die Gruppenmitglieder oft glauben, dass höfliche Umgangsformen und Konfrontation einander ausschließen (»Das kann ich doch nicht ansprechen, wir verstehen uns doch hier im Labor alle so gut.«, »Ach, so schlimm ist das doch gar nicht.«).

Jede Zusammenarbeit verursacht hin und wieder Probleme. Wird dieses nicht mit den Personen geklärt, die betroffen sind, bleibt das Team in dieser Phase stecken und kann sich nicht weiterentwickeln. Die Unordentlichkeit einzelner Teammitglieder in dem Laborbeispiel muss angesprochen werden, da es die Arbeit aller im Laborteam behindert. Durch Auseinandersetzung entsteht auch Intimität, dadurch das Konflikte angesprochen und geklärt werden, lernen sich die Teammitglieder wieder ein Stück besser kennen.

Anforderungen an den Teamleiter In dieser Phase ist Klarheit wichtig. Oft dient der Teamleiter als Modell, wie spricht er Probleme an und wie geht er mit Konflikten um. Wichtig ist hier, dass trotz aller Harmonie und »Wir-Gefühl« Passivität oder »Probleme-unter-den-Teppich-kehren« nie langfristig zum Erfolg führen. Auseinandersetzungen und Schwierigkeiten gehören genauso zum Teamalltag wie eine gute Stimmung. Das positive Gemeinschaftsgefühl wird durch kleine Gesten und Aufmerksamkeiten des Teamleiters gefördert, z. B. außer der Reihe Eis, Süßigkeiten oder Obst mitzubringen. Ihrer Phantasie sind hierbei keine Grenzen gesetzt.

- **Performing**

Beispiel
Die Station 3 lernt es nie! Im Rahmen der Einführung von Case Management wurden für die Innere Abteilung eines Krankenhauses sog. Behandlungspfade entwickelt. Mit der Einhaltung solcher Be-handlungspfade sollte die mittlere Verweildauer eingehalten werden, um kosteneffizient zu arbeiten. Auf Station 7 kommen die Behandlungspfade häufig zum Einsatz, was sich positiv auf die Verweildauer auswirkt. Während es auf Station 3 immer wieder zu verlängerten Liegezeiten kommt, die letztlich kostenintensiv sind. Während das Team der Station 7 das Team der Station 3 für unfähig hält, beklagt sich das Team der Station 3: »Station 7 hat nur die leichten Fälle und wir die schweren, zeitintensiven, komplikationsträchtigen…«.

Im obigen Beispiel kommt es zu einer Überbewertung der eigenen Gruppe in Abgrenzung von der anderen. Dies ist typisch für die Performingphase.

Anforderungen an den Teamleiter In dieser Hauptarbeitsphase muss der Teamleiter über gute Problemlösungstechniken verfügen, wenn Störungen auftreten. Unterbinden Sie »Höhenflüge« ihres Teams, die auf Kosten von anderen Teams gehen. Der Teamleiter selbst sollte natürlich auch alles unterlassen, was dieses Verhalten noch fördert (»Da waren wir aber wieder schneller und besser als die andere Abteilung!«). Denken Sie an ihre Vorbildfunktion und achten Sie auf ihre Sprache.

- **Adjourning**
Immer wieder wird es vorkommen, dass ein Mitglied das Team verlässt oder ein Team aufgelöst wird.

Beispiel
Sonja Schmitz geht nach 2-jähriger Tätigkeit in der Kinderarztpraxis ins Ausland, um dort in der Entwicklungshilfe zu arbeiten. Der Praxisinhaber und die Kolleginnen haben gemeinsam eine kleine Abschiedsfeier geplant, während der nochmals Lob und Anerkennung für die geleistete Arbeit und die gute Zusammenarbeit ausgesprochen und ein Abschiedsgeschenk, eine Mappe mit fröhlichen Kinderbildern der kleinen Patienten, und ein Blumenstrauß überreicht wird.

Anforderungen an den Teamleiter In dieser Phase wird der Teamleiter von den Teammitgliedern, die in der Gruppe bleiben ganz genau beobachtet. Was sagt er zum Abschied, findet er die richtigen Worte, die wirklich das ausdrücken, was das Besondere an diesem Mitarbeiter war. Floskeln oder auswendig gelernte Abschiedsreden kommen immer schlecht an. Denken Sie auch an einen Blumenstrauß, das klingt zwar banal, aber darauf wird geachtet (»Der hat noch nicht einmal ein kleines Blümchen für Christiane mitgebracht.«).

Wenn eine Person das Team verlässt, ändert sich das Gruppengefüge. Das Team muss nun neu zusammen finden, die Lücke füllen oder eine neue Person aufnehmen. Hier passiert es sehr leicht, dass das Team in die Stormingphase zurückfällt, da Hierarchien durch den Weggang eines »höhergestellten Teammitglieds« in Frage gestellt werden. Rollen- und Statusbehauptungen sind zu beobachten. Diese können das Gruppenklima erheblich beeinflussen, denn es geht um Themen die sich auf der Beziehungsebene (Rivalität, Neid, Abwehr, Statusverteidigung) und nicht auf der fachlichen oder sachlichen Ebene abspielen. Beobachten Sie als Teamleiter Ihr Team und seien Sie wachsam, wenn sich solche Tendenzen abzeichnen. Gerade Themen wie Neid und Konkurrenzverhalten führen zu Misstrauen und behindern die Weiterentwicklung des Teams.

Das Modell von Tuckman findet sich im Managementtraining oft als »Teamentwicklungsuhr« wieder (Francis und Young 2007). So kann grafisch dargestellt werden, in welcher Phase sich das Team befindet, und auch, wo es stagniert oder in eine frühere Phase zurückfällt.

3.2.2 Phasenmodel nach Garland, Jones & Kolodny

Ein weiteres Phasenmodel, das der Vollständigkeit halber hier genannt werden soll, ist das von Garland, Jones & Kolodny, welches Ende der 1960er Jahre entwickelt wurde (Schmidt-Grunert, 2002). Es beschreibt ebenso 5 Phasen der Teamentwicklung:
- Orientierung,
- Machtkampf und Kontrolle,
- Vertrautheit und Intimität,
- Differenzierung,
- Trennung.

3.2.3 Sozialpsychologische Betrachtung

Sozialpsychologisch betrachtet lassen sich 5 Beziehungsformen unterscheiden, die in der zeitlichen Entwicklung einer Gruppe auftreten (Rechtin, 2003):
- Fremdheit,
- Orientierung,
- Vertrautheit,
- Konformität,
- Auflösung.

Bei dieser Betrachtung wird zusätzlich die sozioemotionale Ebene in den einzelnen Phasen besonders herausgehoben. In der ersten Phase (Fremdheit) sind das Ängstlichkeit, Zurückhaltung oder (als Kompensation) besonders forsches Auftreten. In der zweiten Phase (Orientierung) ist Selbstbehauptung das vorherrschende Motiv und Macht. Für das Entstehen einer gut ausgeprägten Beziehungsstruktur ist diese Zeit von großer Bedeutung. In der Phase der Vertrautheit (dritte Phase) kommt es zu der Bildung von kleinen Gruppen und Paaren. Bei einem guten Verlauf der Orientierungsphase kommt es zu einer Herausbildung von Gruppennormen, einer Gruppenstruktur, Rollen- und Kommunikationsstrukturen und der Herausbildung von einem »Wir-Gefühl«. In der vierten Phase (Konformität) lassen sich Tendenzen zur Überbewertung der eigenen Gruppe und Abwertung fremder Gruppen erkennen. In der letzten Phase (Auflösung) löst sich die Gruppe auf. Auf der emotionalen Ebene ist das Thema Abschied, der als Erleichterung empfunden werden kann oder sich als Trauer ausdrückt.

Dieses Modell ist nicht statisch, auch hier ist eine Rückkehr zu früheren Phasen möglich, z. B. wenn mehrere neue Mitarbeiter das Team einer Station ergänzen, kann das Team von der bereits erreichten Phase der Vertrautheit in die Phase der Orientierung zurückgehen. Der Stationsleitung kommt hier eine besondere Aufgabe zu, denn neue Mitarbeiter, Schüler oder Praktikanten ergänzen oft das bestehende Team und sorgen für Dynamik. Schüler müssen trotz der kurzen Praxiseinsätze auf den Stationen ihre Rolle im Team finden und brauchen klare Strukturvorgaben.

Literatur

Francis D, Young D (2007) Mehr Erfolg im Team. Essen, Wind-mühle Verlag

Margerison C, McCann D (1990) Team Management. Practical New Approaches. Mercury, London

Rechtin W (2003) Gruppendynamik. In: Auhagen AE, Bierhoff HW (Hrsg) Angewandte Sozialpsychologie. Das Praxis-handbuch. Beltz, Weinheim

Rosini S (1996) Erwachsenengerechtes Lernen in der Gruppe. emwe, Nürnberg

Schmidt-Grunert M (2002) Soziale Arbeit in Gruppen. Eine Einführung. 2. Auflage. Lambertus, Freiburg

Teamalltag

4.1   Wahrnehmung im Team – 20
4.1.1   Wahrnehmung von Personen – 21

4.2   Sprache im Team – 22
4.2.1   Kommunikationshygiene – 23
4.2.2   Selbstbild/Fremdbild – 24
4.2.3   Das JOHARI-Window – 24

4.3   Sprache transportiert Inhalte – 26
4.3.1   Versteckte Widersprüche – 27
4.3.2   Vorgeschobene Sachzwänge – 27
4.3.3   Halbsätze (Disclaimer) – 28
4.3.4   Kränkung – Das Dramadreieck – 28

4.4   Kommunikation – 30
4.4.1   Kommunikationsmodell – 30
4.4.2   Kommunikationsprobleme und kulturelle Besonderheiten – 31
4.4.3   Kommunikationsstile – 33
4.4.4   Stimme – 35
4.4.5   Körpersprache – 36
4.4.6   Berührungen – 37
4.4.7   Blickkontakt – 39

4.5   Verhalten – 40

4.6   Burnout – 42
4.6.1   Was ist Burnout – 42
4.6.2   Wie verhalte ich mich als Führungskraft? – 44

4.7   Positives Denken – 45
4.7.1   Gewohnheiten und Denkmuster – 46
4.7.2   Positive Haltung der Teamleitung – 48
4.7.3   Positive Haltung (in schwierigen Situationen) – 49
4.7.4   Die Anleitung von Mitarbeitern – 49
4.7.5   Negative Denkgewohnheiten – Ziel: Flexibilität im Denken und Handeln – 51
4.7.6   Das Einreden negativer Emotionen – 53

Literatur – 55

© Springer-Verlag Berlin Heidelberg 2016
S. Möller, *Erfolgreiche Teamleitung in der Pflege*,
DOI 10.1007/978-3-662-50288-4_4

4.1   Wahrnehmung im Team

» Der Mensch findet zuletzt in den Dingen nichts wieder, als was er selbst in sie hineingesteckt hat. (F. Nietzsche) «

Wie nehmen Sie Vorgesetzte, Kolleginnen, Mitarbeiter und Patienten wahr. Warum verhalten Sie sich anders, wenn Sie jemanden sympathisch finden. Wieso reagieren Sie zurückhaltend oder mit Vorurteilen, obwohl Sie eine Person noch gar nicht kennen. Warum wachsen Ihnen manche Patienten spontan ans Herz und andere nicht. Warum haben Sie bei bestimmten Menschen ein ungutes Gefühl?

Wir erleben und nehmen mehr wahr, als wir begreifen. Wir müssen es nur wahrhaben wollen (Oppelt, 2004).

Unsere Wahrnehmung wird von unseren Vorerfahrungen und Vorannahmen geprägt. Wir setzen unsere Sinne selektiv ein, z. B. achtet eine Person nur darauf wie jemand aussieht und nicht darauf, was die Person sagt. Dieses Teilbild wird dann mit unseren Erwartungen, Vorerfahrungen und Annahmen über die Realität ergänzt. Das wiederum bildet unsere eigene Wirklichkeit ab, die wir wahrnehmen. Unsere Urteile über Menschen sind immer subjektiv (»Den neuen Kollegen kann ich nicht leiden.«). Dieser Prozess läuft in einem Bruchteil von 10 Millisekunden ab (Matschnig, 2008). Wir sprechen hier von der **Dominanz des ersten Eindrucks** (Zimbardo et al., 2008).

■ Der erste Eindruck

Das schnelle Urteil über eine Person ist dauerhaft und relativ resistent gegen neue Informationen, die die womöglich ungerechtfertigte Meinung korrigieren könnten. Die Sozialpsychologin H. Grant Halverson (2015) spricht hier von »kognitiven Geizhälsen«, da so wenig mentale Energie wie möglich eingesetzt wird, wenn wir einen Menschen kennenlernen. So kann die Fülle an Informationen bewältigt werden. Das Phänomen der Bestätigungstendenz ist ein Beispiel dafür. Wenn wir gehört haben, dass eine Person liebenswürdig ist, oder weil sie auf einem Foto so aussieht, werden wir Anzeichen dieser Eigenschaft in ihrem Verhalten aufspüren, egal wie sie sich verhält. Die Tendenz besteht, das nicht wahrzunehmen, was zu der bereits gefassten Meinung passt oder es als unbedeutend herunter zu spielen.

Bedingt durch den ersten Eindruck wird in uns auch eine bestimmte Erwartung über den anderen Menschen hervorgerufen. Diese Erwartung beeinflusst nicht nur unsere weitere Wahrnehmung, sondern auch unser Urteil über diesen Menschen. Unser Urteil ist dadurch schon vorher positiv oder negativ beeinflusst. Dieser Effekt wird als »**first impression error**« (Dougherty et al., 1994) bezeichnet. Dieser Fehler kann Ihnen als Führungskraft unterlaufen, wenn sich z. B. auf Ihrer Station eine Schülerin in ihren Leistungen verbessert, Sie diese Verbesserung aber nicht wahrnehmen, weil der erste Eindruck negativ war. Mitunter ist der erste Eindruck einflussreicher für unsere Beurteilung, als das momentan gezeigte Verhalten. Achten Sie als Führungskraft im Alltag, in Bewerbungsgesprächen und auch besonders in Situationen, in denen unter Zeitdruck beurteilt werden muss, auf den Einfluss, den Ihre Voreinstellung haben kann.

Wahrgenommene Ähnlichkeit fördert die Sympathie. Wenn wir jemanden mögen, nehmen wir bevorzugt positive Verhaltensweisen wahr. Im umgekehrten Fall achten wir bevorzugt auf negative Verhaltensweisen und richten unseren Focus auf diese, wenn uns jemand unsympathisch ist. Besonders in Konfliktsituationen lässt sich dieses Verhalten beobachten. Bei Kollegen oder Vorgesetzten, die uns sympathisch sind, sind wir großzügiger bei Fehlern und reagieren mit mehr Geduld. Ist uns ein Kollege oder eine Kollegin auf den ersten Blick unsympathisch, dann nehmen wir unangenehme Eigenschaften verstärkt wahr. Unsere negative Voreinstellung lässt uns ein besonderes Augenmerk auf ihre Fehler legen. Man spricht in diesem Zusammenhang von **Wahrnehmungsverstärkern** (Zimbardo et al., 2008).

Buchtipp:
▬ Banaji M R, Greenwald G (2015) Vor-Urteile. Wie unser Verhalten unbewusst gesteuert wird und was wir dagegen tun können. München, Dtv

Lesenswerte Studie über vorurteilsbeladenes Denken und Handeln. Oft spielen uns »unbewusste Kognitionen« einen Streich, wenn wir über andere soziale Gruppen urteilen, wie beispielsweise Menschen anderer Nationalitäten, Senioren,

Behinderte. Viele Experimente und Beispiele werden in diesem Buch referiert. Warum zum Beispiel weiße amerikanische Ärzte, die sich ausdrücklich für vorurteilsfrei halten, schwarzen Patienten bei bestimmten Erkrankungen teure Medikamente vorenthalten.

4.1.1 Wahrnehmung von Personen

Beispiel
Jeanette Kaiser (AIP) ist groß und hat lange braune Locken, sie ist sehr hübsch und sympathisch, fachlich überzeugt sie nicht, ihr unterlaufen immer wieder Anfängerfehler. Stationsarzt: »Die ist doch so nett, warten wir mal ab.«.

Sebastian Kurz (AIP) ist ein kleiner, gedrungener Mann mit starker Akne und rötlichen Haaren. Seine Arbeit macht er gut, ihm unterlaufen nur selten Fehler. Stationsarzt: »Ob der wirklich zu uns passt, gestern hatte ich nicht so den besten Eindruck, der kommt nicht so gut an, da springt der Funke nicht über.«.

- **Sympathie**
Wie man andere einschätzt und sich ihnen gegenüber verhält, hängt ganz besonders davon ab, ob man sie sympathisch oder unsympathisch findet. Wahrgenommene Ähnlichkeit fördert die Sympathie, dadurch kommen sympathische Menschen auch oft besser bei der Einschätzung weg als unsympathische.

- **Selbstbild**
Auch das Bild, das man von sich selbst hat, spielt eine Rolle. Hält man sich für sehr einfallsreich, so wird man auch dem anderen, den man für sympathisch erachtet, eher überdurchschnittlichen Einfallsreichtum zuschreiben.

- **Halo-Effekt und Hof-Effekt**
Wenn man andere Personen nach mehreren Eigenschaften einschätzt, wird diese Beurteilung gewöhnlich von einem allgemeinen guten Eindruck beeinflusst. Legt man z. B. Wert auf gutes Benehmen und stellt fest, dass jemand höflich ist, so ist man eher geneigt, ihn ebenso als freundlich, aufrichtig und intelligent zu beurteilen. Besonders herausragende Eigenschaften, Leistungen oder

Verhaltensweisen strahlen sozusagen auf andere Merkmale aus und verfälschen die Einschätzung.

- **Horn-Effekt**
Das Schließen von einer negativen Eigenschaft auf andere negative Eigenschaften nennt man Horn-Effekt.

- **Ähnlichkeitseffekt**
Man findet solche Menschen sympathisch, die einem selbst ähnlich sind (gleicher Werdegang, Hobbys etc.). Man mag Menschen mit ähnlichen Einstellungen, sie erhalten einen Sympathiebonus. Besonders in Bewerbungsgesprächen überschattet dieser Effekt oft das komplette Interview (»…hat auch wie ich die Ausbildung an der Uniklinik in Göttingen absolviert, war auch in der Unfallambulanz tätig, trägt die gleiche Uhr wie ich…«). Wenn wir jemanden mögen, nehmen wir bevorzugt positive Verhaltensweisen wahr (▶ Kap. 10, »Einstellungsinterviews«).

- **Logischer Fehler**
Hier nimmt der Wahrnehmende an, dass bestimmte Eigenschaften immer gemeinsam auftreten. Typische Beispiels hierfür sind: wer höflich ist, ist auch klug; wer freundlich ist, ist auch ehrlich; wer stark ist, ist auch aktiv; wer fröhlich ist, ist auch hilfsbereit usw.

- **Kontrasteffekt**
Eine durchschnittliche Pflegeschülerin wird sehr viel positiver beurteilt, wenn sie mit einer schwachen Teamkollegin zusammen arbeitet.

- **Körperliche Attraktivität**
Physisch attraktive Menschen werden gewöhnlich als geselliger, dominanter, mental gesünder, intelligenter und sozial kompetenter wahrgenommen als physisch wenig attraktive Personen (Feingold, 1992). Die »beauty is good«-Annahme findet sich auch in der Leistungsbeurteilung von Professoren wieder. Die Professoren, die von den Studenten als attraktiv wahrgenommen werden, erhalten bessere Lehrevaluationen als unattraktive Professoren (Riniolo et al., 2006). Warum bevorzugen wir Schönheit? Ein Grund dafür liegt darin, dass wir die stereotype Vorstellung haben, Schönes sei auch gut. Daher erscheinen uns schöne Menschen auch als intelligenter, erfolgreicher, freundlicher und

glücklicher als andere, selbst wenn es für diese Einschätzungen keine objektive Grundlage gibt.

Stufen Sie ein Teammitglied als unsympathisch ein, sollten Sie sich zunächst Klarheit über Ihre eigene Einstufung verschaffen: »Warum finde ich Sebastian Kurz unsympathisch?«. Diese Reflexion ermöglicht es, die Wahrnehmung und das Verhalten gegenüber dieser Person positiv zu verändern. Ein Abgleich mit Ihrem Bild oder die Prüfung, wo das negativ wahrgenommene auch nützlich sein kann, versetzt Sie in die Lage, diese Situation exzellent zu meistern. Hilfreich für eine gute Teamarbeit ist, dass die einzelnen Mitglieder automatisch die eigenen Gedanken und das eigene Verhalten reflektieren. So tragen alle zu einem positiven Gesamten bei.

> **Übung**
> **Plus-Minus-Übung**: Bitte notieren Sie sich jeweils ihre Annahmen über einen Kollegen, Vorgesetzten oder Mitarbeiter. Differenzieren Sie bitte in positive und negative Annahmen. Sollten Sie negative Annahmen haben, suchen Sie eine positive Annahme dazu oder finden Sie eine Situation, wo diese negative Annahme nützlich und förderlich ist.

4.2   Sprache im Team

» Wenn die Worte nicht stimmen, dann ist das Gesagte nicht das Gemeinte. Wenn das, was gesagt wird, nicht stimmt, dann stimmen die Werke nicht. Gedeihen die Werke nicht, so verderben Sitte und Künste. Darum achte man darauf, dass die Worte stimmen. Das ist das Wichtigste von allem. (Konfuzius) «

Voraussetzung für erfolgreiche Teamarbeit ist die Sprache, das bedeutet Klarheit in dem Gesprochenen (Inhalt), der Stimme (Tonalität) und in der Körpersprache.

Die Sprache ist der individuelle Ausdruck des Sprechers und wird vom Hörer subjektiv wahrgenommen. Dies hat zur Folge, dass es sich auf beiden Seiten, »Sender« und »Empfänger«, um einen interpretationsfähigen Informationsaustausch handelt. Mit unserer Sprache drücken wir nicht nur Gedanken, sondern auch Gefühle aus. Beim Sprechen codieren und verknüpfen wir unsere Erfahrungen, Annahmen und Überzeugungen, die wir dann mit anderen Personen austauschen. Dazu gehören nicht nur das gesprochene Wort, sondern auch die Stimme und die Körpersprache.

Die Kommunikation findet auf zwei Wegen statt. Die **verbale Kommunikation** beinhaltet die Sprache und den Inhalt. Zur **nonverbalen Kommunikation** gehören Mimik (Gesichtsausdruck), Blickkontakt, Gestik (Körperhaltung, Körperbewegung), Stimme, Tonalität, räumlicher Abstand zu anderen Menschen (hier bestehen starke kulturelle Unterschiede, eine Armlänge Abstand entspricht unserer natürlichen Distanzzone), körperliche Berührung und das Aussehen (Frisur, Kleidung etc.); (Günther, 2003).

Beispiel
Am Schluss der Dienstbesprechung auf der chirurgischen Station meldet sich Frau Schneider zu Wort. Sie senkt den Blick zu Boden und sagt mit leiser Stimme:»Entschuldigung, ich möchte nur noch eine Frage stellen: Haben wir eigentlich noch genügend Drainagebeutel?« Sie sitzt ganz nah am Besprechungstisch und während des Sprechens hält sie die Arme unter dem Tisch verschränkt. Die Körperhaltung erscheint dadurch eingefallen. Keines der anderen Teammitglieder antwortet bzw. nimmt Frau Schneider wahr. Frau Schneider fühlt sich, wie so oft, nicht beachtet und verlässt am Ende frustriert die Besprechung.

Betrachten wir dieses Beispiel:
- **Verbale Kommunikation**: Die Frage von Frau Schneider war mit vielen unnötigen Abschwächungen gekoppelt. Zuerst die Entschuldigung und die Konjunktivformulierung »Ich möchte«, statt »Ich habe noch eine Frage«.
- **Nonverbale Kommunikation**: Der mangelnde Blickkontakt und die fade Stimme schwächen die Aussage zusätzlich ab. Die Zurückhaltung wird nicht nur durch die »zurückgenommene«, drucklose Stimme, sondern auch durch die fehlende Gestik und die eingefallene Körperhaltung abgeschwächt.

Menschen sind sich oft nicht darüber bewusst, dass Aussagen nur deshalb nicht überzeugen oder falsch verstanden werden, weil sie abgeschwächt wurden und die Wirkung des nonverbalen Verhaltens (z. B. fehlender Blickkontakt, zu Boden schauen), der Stimme oder der Formulierung den Überzeugungsprozess enorm beeinflusst.

Achten Sie als Führungskraft auf die Stimmigkeit von verbalen und nonverbalen Äußerungen ihrer Mitarbeiter. Wurden ihre Anweisungen verstanden (fragender Blick, Stirnrunzeln, einen Schritt zurück gehen)? Welche Gefühle haben Sie bei ihrem Gegenüber ausgelöst (wendet den Blick ab, Gesichtsrötung)? Sprechen Sie Unstimmigkeiten an (»Ich sehe Ihnen an, dass Sie sich bei der Übernahme dieser Aufgabe nicht wohl fühlen, welche Bedenken haben Sie?«). Oftmals brauchen Mitarbeiter einen kleinen Anstoß, um sich zu äußern.

4.2.1 Kommunikationshygiene

Was passiert, wenn die verbale und nonverbale Kommunikation inkongruent sind und den Gesprächspartner verunsichern, wird im folgenden Beispiel deutlich.

Beispiel
Lisa Böckl (Schülerin auf der Inneren Station) soll im Beisein einer anderen Kollegin erklären, was bei der Übergabe zum Nachtdienst zu beachten ist. Sie antwortet: »Die Krankheitsbilder aller Patienten, die Untersuchungen und Eingriffe des Tages und das aktuelle Befinden der Patienten, die ärztlichen Anordnungen für die Nacht, wie z. B. die Vitalzeichen kontrollieren, Medikamente und Infusionen verabreichen … Während Lisa Böckl spricht, runzelt die Stationsleitung die Stirn und kneift die Augen zusammen. Das verunsichert die Schülerin und sie fragt, ob sie weitermachen soll. Die Leitung antwortet: »Ja, natürlich«. Lisa Böck fährt leise fort: … und über geplante Untersuchungen und Eingriffe an nächsten Tag informieren«. Die Stationsleitung antwortet: »Gut gemacht, weiter so!«.

Die Inkongruenz von verbalen und nonverbalen Äußerungen verunsichert allgemein sehr stark und besonders Personen, die noch in der Ausbildung sind. Bei der Schülerin bleibt der Eindruck, dass sie gar nicht so genau weiß, woran sie ist. In einer

solchen Situation kann Feedback helfen, vielleicht ist sich die Stationsleitung gar nicht bewusst darüber, wie sie mit ihrer Mimik die Schülerin verunsichert hat. Es ist relativ unwahrscheinlich, dass die Schülerin dieses Feedback gibt. Hilfreich wäre hier ein Feedback von der Kollegin, die auch mit im Zimmer war.

Rosenbusch (2004) spricht hier von Kommunikationshygiene. »Kommunikationshygiene ist das Bemühen um Kommunikation ohne vermeidbare Unverständlichkeiten, Verzerrungen und Störungen. Der eine drückt aus, was er will, und der andere versteht, was er meint.«

Generell ist es wichtig, insbesondere für Führungskräfte, einen Gleichklang zwischen ihrer Körpersprache und ihren verbalen Äußerungen herzustellen. Beobachten Sie Ihre eigene Körpersprache und passen Sie sie ggf. an. Sieht man Ihnen sofort an, wenn Sie frustriert oder gelangweilt sind, sprechen Sie schneller und lauter, wenn Sie verärgert sind? Die nonverbale Kommunikation ist eindeutiger als das gesprochene Wort.

> **Tipp**
>
> Holen Sie sich Feedback bezüglich ihrer Körpersprache von Personen ein, die Ihnen nahe stehen und denen Sie vertrauen.

Reflektieren Sie selbst folgende Punkte:
- Welche Gesten sind in welcher Situation typisch für Sie?
- Wie verändert sich Ihre Mimik, wenn Sie kritisiert werden?
- Welchen Eindruck vermittelt Ihre Körperhaltung, wenn Sie einen Raum betreten?
- In welchen Situationen verändert sich Ihrer Stimme und Ihr Sprechtempo (lauter, leiser, hektisch, schnell, ruhig)?

Beispiel
Sabine Schober: »Wenn man dich kritisiert, ziehst du sofort die Schultern hoch.«

Diese Strategie kann aus einem frühkindlichen Beziehungsmuster resultieren, d. h. in der Kindheit hilfreich gewesen sein, um z. B. körperliche Gewalt abzuwehren oder sich einfach nur zurück zuziehen.

Beispiel

Robert Meissner: »Wenn du aufgeregt bist, verhaspelst du dich oft und suchst lange nach den richtigen Worten.«

Die unbewusste Ursache für die Artikulationsschwierigkeit kann darin liegen, dass die Person in der Kindheit von ihren Eltern oder später von anderen Autoritätspersonen permanent unterbrochen wurde. Ebenso kann es eine Folge von lang anhaltendem psychischem Stress sein.

4.2.2 Selbstbild/Fremdbild

» Mach das Beste aus dir, etwas Besseres kannst du nicht tun. (R.W. Emerson) **«**

Ein Thema, das regelmäßig in Führungskräftetrainings angesprochen wird, ist die Selbst- und Fremdwahrnehmung. Wie sehe ich mich (Selbstbild) und wie wirke ich auf andere (Fremdbild). Durch die Selbsteinschätzung der Teilnehmer und dem Feedback aller anderen Trainingsteilnehmer kann so ein Abgleich zwischen dem Selbstbild und Fremdbild stattfinden. Das folgende Beispiel aus einem Training verdeutlicht dies.

Beispiel

Bernd Rosenberg (stellvertretende Stationsleitung): »Ich bin immer sehr angespannt, wenn ich in eine neue Gruppe komme. Das Belastende für mich ist, dass es alle gleich sehen.« Feedback von der Gruppe: »Wir haben dich als ruhige Person wahrgenommen, deine Nervosität merkt man dir nicht an.«.

Meistens sieht eine Person sich selbst viel kritischer, als die Umwelt sie sieht. Das Selbstbild deckt sich oft nicht mit dem Bild, das andere von Menschen von der Person haben. Unsicherheit und Angst basieren oft auf einem negativen Selbstbild und damit einhergehend einem geringen Selbstbewusstsein.

Die eigene Körpersprache zu lesen ist für die meisten Menschen nicht leicht. Außenstehenden gelingt es dagegen problemlos, auf Grund unserer Körpersprache (selbstsicherer Gang, hochgezogene Schultern, Unruhe, nervöse Augenbewegungen etc.) auf versteckte Persönlichkeitsmerkmale und Überzeugun-

gen zu schließen. »Wir sind regelrecht blind, wenn es darum geht, unser eigenes unbewusstes Selbst durch das Beobachten unserer Mimik und Körpersprache zu erforschen.« (Hofmann et al., 2009).

Goleman (2003) weist in diesem Zusammenhang darauf hin, dass gerade Führungskräfte in der Selbsteinschätzung Defizite haben. Er sagt: »Je höher eine Führungskraft in der Hierarchie aufgestiegen ist, desto weniger zutreffend ist ihre Selbsteinschätzung.« (Goleman, 2003).

4.2.3 Das JOHARI-Window

»Verkleinern Sie Ihren »blinden Fleck«.

Für Menschen in leitenden Funktionen ist es wichtig, Feedback zu bekommen. Zum einen von vertrauten Personen, zum anderen von ihren Mitarbeitern. Die Rückmeldung dient dazu den »blinden Fleck« zu verkleinern. Dabei hilft ein psychologisches Modell, das graphisch vier Verhaltensbereiche (4 Fenster) einer Person darstellt.

Das JOHARI-Window (◻ Abb. 4.1), benannt nach den Autoren Joe Luft und Harry Ingham (Luft, 1993), soll verdeutlichen, wie sinnvoll es ist, von anderen Personen Feedback bezüglich des eigenen Verhaltens oder wie im o. g. Fall, der Körpersprache, einzuholen. Es zeigt auf, wo eine Person ihren »blinden Fleck« hat. Damit sind die unbewussten Motive für Verhaltensweisen gemeint. Das Ziel des Einholens von Feedback besteht darin, den »blinden Fleck« der Person zu verkleinern, d. h., dass sie sich Klarheit über die Motive Ihres Verhaltens verschafft.

Das JOHARI-Window teilt sich in die vier Bereiche »öffentliche Person«, »blinder Fleck«, »Privatperson« und »Unbekanntes« auf:

a. Öffentliche Person
   – Dieser Verhaltensbereich ist sowohl der Person als auch anderen bekannt. Er umfasst die öffentlichen Aktivitäten einer Person, hier spielt sich der freie und offene Austausch von Informationen und sichtbaren beobachtbaren Verhalten ab (Ausdruck, Offenheit, Erfahrungsaustausch, Vertrauen, Toleranz).

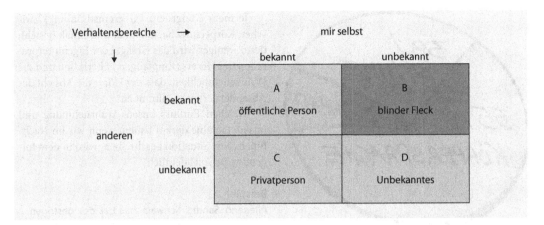

Verhaltensbereiche →

mir selbst

bekannt   unbekannt

bekannt

anderen

unbekannt

A
öffentliche Person

B
blinder Fleck

C
Privatperson

D
Unbekanntes

☐ **Abb. 4.1** JOHARI-Window.

– Sonja Brüning: »Wenn ich gestresst bin, esse ich auf der Station Unmengen an Schokolade.«.

b. Blinder Fleck
  – Das ist der Teil der Außenwirkung einer Person, den sie selbst nicht kennt, d. h. Verhaltensweisen, die ihr nicht bewusst sind, jedoch anderen. Die betroffene Person ist sich nicht darüber bewusst, was ihr Verhalten bei anderen auslöst bzw. wie dies interpretiert wird. Das sind Gesten, Mimik, Gewohnheiten, Vorurteile und die Reaktionsweisen der Person in bestimmten Situationen (Mitarbeitergespräche, Verhandlungen, Arbeit unter Zeitdruck etc.), die andere an ihr durch Beobachten wahrnehmen.
  – Nicole Schmitt zu Carina Rödel: »Wenn du einen guten Einfall hast, dann leuchten deine Augen, aber du hältst dir sofort die Hand vor den Mund.«.

c. Privatperson
  – Dieser Teil umfasst alle privaten Verhaltensmuster und Handlungen, die nur der Person selbst bekannt sind. Dritte erhalten keinen Einblick in diesen Bereich. Es sind Gedanken, Handlungen und Eigenschaften, die anderen nicht mitgeteilt werden, weil sie entweder zu intim sind oder die Person verletzbar machen (Fassade, Neigungen, Gefühle, private Rollen).

– Henry Gartner: »Zu Hause spiele ich zur Entspannung im Keller mit meiner Modelleisenbahn.«.

d. Unbekanntes
  – Dieser Bereich umfasst Vorgänge, die weder der Person selbst, noch Dritten bekannt sind (Unbewusstes).

Nutzen Sie als Führungskraft alle Möglichkeiten (aktives Einholen von Feedback von vertrauten Personen und Mitarbeitern, Teilnahme an Führungskräftetrainings, Seminare zur persönlichen Weiterentwicklung/Selbstreflexion etc.), um ihren »blinden Fleck« zu verkleinern. Ein großer »blinder Fleck« behindert eine effiziente Zusammenarbeit im Team.

> **Tipp**
>
> Bitten Sie einen vertrauten Kollegen Ihnen nach der nächsten Besprechung, die Sie leiten, ein Feedback über Ihr Verhalten zu geben. Fordern Sie Feedback bewusst von anderen ein. Bin ich jemand, der nur schwer mit Kritik umgehen kann, suche ich mir einen »Kritikpartner«, mit dem ich regelmäßig Feedback vereinbare.

Teilen Sie auch Ihren Mitarbeitern etwas von Ihrer »Privatperson« mit (Offenheit), wenn es für die Zusammenarbeit wichtig ist/erscheint.

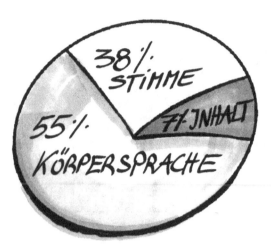

Abb. 4.2   Kommunikation. 55% Körpersprache, 38% Stimme, 7% Worte

Beispiel

Mara Günther (Stationsleitung): »Seit gestern wohnt meine schwerkranke Schwiegermutter bei uns, ich habe die ganze Nacht nicht geschlafen. Wenn ich heute etwas abwesend erscheine oder etwas vergesse, sprechen Sie mich bitte an.«.

Eine Person die sich aktiv mit sich selbst auseinander setzt, indem sie Feedback einholt, kann sich danach neu ausrichten. Dazu gehört auch, dass sie lernt ihre Gefühle und ihre Ausstrahlung richtig einzuschätzen und mit dem Bild, das anderen Menschen ihr haben abzugleichen.

Dem Begriff Selbstbewusstsein kommt hier eine ganz neue Bedeutung zu, dass sich die Person ihrer Selbst-bewusst ist. Das setzt eine gute Selbst-Wahrnehmung voraus.

> **Kommunikation ist mehr als die Übermittlung von Worten.**

Wir kommunizieren auf drei Kanälen (Mehrabian, 1967): Unsere Kommunikation besteht aus 55% Körpersprache, 38% Stimme und 7% Inhalt. Wenn wir eine Übereinstimmung aller drei Kanäle feststellen, so glauben wir dem Sprecher (☐ Abb. 4.2; (Mehrabian, 1967).

Das Gesamtpaket wird vom Empfänger ausgewertet und interpretiert. Authentizität, Ironie, Unsicherheit, Glaubwürdigkeit, Selbstsicherheit usw. wird aus dem Gesamten abgeleitet.

Je mehr Kongruenz (Übereinstimmung) zwischen Körpersprache, Tonalität und Inhalt besteht, desto weniger wird das Gesagte der Eigeninterpretation des Hörers (Empfängers) überlassen und die Wahrscheinlichkeit, dass der Hörer die Absicht des Absenders erkennt, nimmt zu.

Welchen Einfluss unsere Wahrnehmung und unsere Gefühle darauf haben, wenn wir im Nachhinein eine Situation beschreiben, wird in dem folgenden Beispiel deutlich.

Beispiel

Pflegerin Sandra Schwarz hat bei der gestrigen Dienstbesprechung gefehlt. Die Kollegen Thorsten Sieb und Maren Keller berichten unabhängig voneinander von dieser Besprechung.

Pfleger Thorsten Sieb: »Auf der gestrigen Dienstbesprechung war richtig dicke Luft. Anita hat uns wieder Anweisungen vorgestammelt, an die sie selbst nicht glaubt und Robert hat in seiner unnachahmlichen Art einen ironischen Kommentar nach dem anderen abgegeben. Anita stand völlig unglaubwürdig da und das Ergebnis lässt auch zu wünschen übrig.«.

Pflegerin Maren Keller: »Gestern wurde endlich mal konkret über die offenen Punkte der letzten Dienstbesprechung diskutiert. Robert und Anita haben sich natürlich wieder etwas »gekabbelt«, aber das kennen wir bei den beiden ja schon, das meinen sie ja nicht böse. Mit dem Ergebnis waren fast alle zufrieden, schön, dass wir jetzt so weit sind.«.

4.3   Sprache transportiert Inhalte

Nicht alles, was wir sagen, ist das, was wir meinen. In unseren Gedanken sind viel mehr Informationen als wir tatsächlich in Worte übersetzen. Der Satz »Kannst Du das bitte ins Labor bringen?« enthält zwar eine Frage, die jedoch auch als eine Anweisung gedacht sein kann. Weder über die Zeit noch über die Wichtigkeit wird eine Aussage gemacht. Der Hörer könnte auf diesen Satz mit »Ja« antworten und nichts weiter tun, schließlich ist er grundsätzlich in der Lage die Proben zum Labor zu bringen oder aber sofort loslaufen, da er den Satz als dringliche Aufforderung verstanden hat.

In unserem Unterbewusstsein sind eine Vielzahl von Annahmen, Wünschen und Wahrnehmungen, die wir, wenn wir sie äußern, nur in gekürzter Version wiedergeben. Deshalb reduzieren (digitalisieren) Worte die Information und jeder Mensch interpretiert die Worte anders. Den Begriff **»Digitalisierung«** nutzte Paul Watzlawick, um dieses Phänomen zu verdeutlichen (Watzlawik et al., 1969). Das Gesagte ist immer nur die bestmögliche Annäherung an das Gemeinte. Es ist eine »Digitalisierung«, der Versuch, etwas Komplexes mit einfachen Zeichen (Worten) zu übermitteln.

Im ersten Moment denken wir zu wissen, was der andere meint, z. B.: »Bei uns steht die gute Zusammenarbeit im Vordergrund.«. Was gute Zusammenarbeit bedeutet wird hier nicht weiter erläutert und jeder versteht etwas anderes darunter. Die eine Person interpretiert: »Jeder hilft jedem!«, die zweite Person denkt: »Wie muss ich mich denn da verhalten?« und die dritte überlegt: »Mit wem denn?«.

Über **Verallgemeinerungen** werden Wahrheiten kreiert, die über den aktuellen Gegenstand hinausgehen und dazu führen sollen, nicht mehr hinterfragt zu werden. Dabei wird die Subjektivität der Wahrnehmung ausgeblendet: »Alle auf Station machen das so.«, »Jeder macht immer diesen Handgriff zuerst.«.

Allein durch die Wortwahl werden Rückschlüsse auf die Ernsthaftigkeit der Aussage getroffen. Wenn Ziele nur »vielleicht« und »eigentlich« erreicht werden »sollten«, dann ist eine sehr starke Unverbindlichkeit erkennbar, welche der Hörer mindestens unterbewusst wahrnimmt. Arbeitsanweisungen, die derartige »Weichmacher« enthalten, werden oft nicht vollständig oder nur unzureichend umgesetzt. »Weichmacher« weichen die Aussage auf.

4.3.1 Versteckte Widersprüche

Eine weitere Variante ist der versteckte Widerspruch. Häufig werden Fragen beantwortet mit dem klassischen »Ja, aber …« Die zuerst positive Antwort wird dann nachträglich ins Gegenteil verkehrt: »Mir geht es gut, aber…«, »Ich will dir ja nicht wehtun, aber …«, »Das ist richtig, aber …«, »Ja, aber ich weiß nicht, …«.

Mit einem »aber…« setzt man seiner Aussage sofort etwas dagegen, d. h. man behindert sich selbst. Es gibt zwei Möglichkeiten, die »Aber-Gewohnheit« abzulegen.

Birgit Mayr: »Diese Aufgabe möchte ich ja gerne übernehmen, aber …«

- Setzen Sie gedanklich einen Punkt. Verzichten Sie auf »Aber-Nachsätze« und sprechen Sie dann den Satz aus. Birgit Mayr: »Diese Aufgabe möchte ich gerne übernehmen.«.
- Ersetzen Sie »aber« durch »und«. Birgit Mayr: »Diese Aufgabe möchte ich gerne übernehmen und ich werde mir die dafür erforderlichen Kenntnisse aneignen.«.

Auch Teambesprechungen und Gespräche werden lebendiger und positiver, wenn »Ja und« anstelle von »aber« verwendet wird.

> **Tipp**
>
> Probieren Sie das einmal in der nächsten Besprechung und im Alltag aus. Bei jedem »Ja, aber…«, das Ihnen auf den Lippen liegt, formulieren Sie einen Satz mit »Ja, und …«.

4.3.2 Vorgeschobene Sachzwänge

Mit der Sprache erschaffen sich Menschen ihre Wirklichkeit. »Ich würde ja gerne, aber »Sachzwang XY« hindert mich daran«.

Beispiel
Beate Riedel (stellvertretende Stationsleitung) hat heute ein Gespräch mit der Pflegedienstleitung. Sie bekommt das Angebot die Stationsleitung der Privatstation des Hauses zu übernehmen. Auf der einen Seite freut sie sich, auf der anderen Seite kommen Zweifel, ob sie dieser Aufgabe gewachsen ist. In ihrer Rolle als stellvertretende Leitung fühlt sie sich wohl. Sie beginnt damit Gründe anzuführen, warum sie diese Aufgabe nicht übernehmen kann und schränkt sich damit selbst ein.

Beate Riedel: »Das ist ein sehr interessantes Angebot, die Leitung der Station zu übernehmen, aber ich komme doch aus der Orthopädie und ich war noch nie auf einer Privatstation tätig…«.

Beate Riedel führt äußere Umstände an, warum es nicht geht. Sie wälzt es um auf äußere »unveränderbare Umstände« ab, bevor sie sich wirklich intensiv damit auseinander setzt.

Eine Person hat immer die Wahl (Selbstverantwortung). Mit vorgeschobenen Sachzwängen blockiert sie ihren Handlungswillen, ihre Energie und ihre Kreativität. Wenn eine Person schon von vornherein sagt, warum es nicht geht (Sachzwang XY), wird sie die Chancen in ihrer beruflichen Entwicklung nicht nutzen.

Sagen Sie entweder ganz klar ja oder nein oder was Ihnen noch konkret fehlt.

4.3.3 Halbsätze (Disclaimer)

Auch abwiegelnde Bemerkungen, die eine Person in ein »gutes Licht« rücken soll, gehen oft in die falsche Richtung.

Beispiel
Amelie Lorenz bringt einen Patienten zur Sonographie, da kommt eine Kollegin um die Ecke mit den Worten: »Ich möchte ja nicht unhöflich sein, aber wärest du so nett und würdest mich mit meinem Patienten beim Sono vorlassen« und drängelt sich vor. Amelie Lorenz ärgert sich und hält ihre Kollegin für ziemlich unhöflich, da sie sich, ohne ihre Antwort überhaupt abzuwarten, vorgemogelt hat. Doch warum ist das so? Sie hat doch extra noch gesagt, dass sie nicht unhöflich sein möchte.

Durch vorbeugende Sätze versuchen Menschen die Wirkung ihres eigenen Verhaltens auf andere Personen positiv zu beeinflussen (El-Alayli et al., 2008). Doch das Gegenteil ist der Fall. Durch Halbsätze (sog. Disclaimer) wie »Ich möchte ja nicht unhöflich sein, aber …«, »Ich möchte ja nicht arrogant wirken …«, »Ich will ja nicht stören …«, »Ich möchte mich ja nicht einmischen, aber…«(ein Klassiker), »Ich bin ja nicht nachlässig, aber …« wird die Aufmerksamkeit unseres Gegenübers besonders dafür sensibilisiert. Sie achtet auf all das, was den zu vermeidenden Eindruck bestätigen könnte. Wenn sich dann der Kollege tatsächlich nachlässig verhält, fällt dies besonders auf. Auch

nicht eindeutige Verhaltensweisen von ihm werden eher als Nachlässigkeit interpretiert. Die durch den Halbsatz aufgebaute Erwartung legt Nachlässigkeit als Erklärung besonders nahe.

❯ Klarheit in der Kommunikation ist das »A und O« auf dem Weg zu einer authentischen Führungskraft. Achten Sie auf Ihre Sprache, kommunizieren Sie immer klar und verständlich.

Ändern Sie ganz bewusst Ihre Sprache und verzichten Sie auf Interpretationen, Verallgemeinerungen, Weichmacher, versteckte Widersprüche, vorgeschobene Sachzwänge und Halbsätze (Disclaimer).

❯ Durch Klarheit Ihrer Wünsche und Absichten sind Sie jederzeit in der Lage, eindeutig und verbindlich auf allen Ebenen zu kommunizieren.

Je unklarer Sie sind und je mehr Sie offen lassen, desto mehr wird von anderen Personen in Ihre Aussagen hinein interpretiert. Sagen Sie konkret was Sie wollen und wohin es gehen soll: »Ich schlage vor, dass …«, »Ich möchte, dass ab sofort …«.

Durch Klarheit in der Sprache verhindert eine Person Fehlinterpretationen in der Wahrnehmung ihrer eigenen Person.

4.3.4 Kränkung – Das Dramadreieck

Beispiel
Anna Janssen (Nachtwache) bereitet immer, obwohl es nicht ihre Aufgabe ist, die Infusionen für die Tagesschicht vor. Dadurch bekommt sie viel Anerkennung von der Tagesschicht. Marina Kurz (Nachtwache, alleinerziehend) schafft das nicht, da sie sehr pünktlich die Station verlassen muss, um ihre Kinder zu versorgen, außerdem gehört es nicht zu Ihrem Aufgabengebiet. Die Infusionen müssen von der Tagesschicht gestellt werden. Bei der Übergabe sagt Frau Mairhofer (Tagesschicht) im vorbeigehen zu Frau Kurz: »Wo sind denn die Infusionen, Anna hat sie immer fertig!«.

Frau Kurz fühlt sich dadurch gekränkt und interpretiert die Aussage von Frau Mairhofer als entwertend.

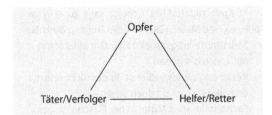

◘ Abb. 4.3   Dramadreieck.

Anhand des »Dramadreiecks« wird die oben genannte Situation betrachtet: Die Ursache für Frau Kurzs Gefühl, gekränkt worden zu sein, liegt bei ihr.

Indem eine Person einer anderen Person die Schuld dafür gibt, dass sie sich gekränkt, zurückgewiesen oder entwertet fühlt, wird sie dadurch den Konflikt nicht lösen, sondern eher noch verstärken. Wenn die Person die Verantwortung dem anderen zuschreibt, statt sie für sich selbst zu übernehmen, denkt sie in einer Täter-Opfer-Kategorie, dem sog. »Dramadreieck«.

Dieser Begriff stammt aus der Transaktionsanalyse, die von Berne (1970) entwickelt wurde. Er bezeichnet die Dynamik innerhalb dieses Dreiecks als »Spiele«. Täter, Opfer und Helfer sind die drei Rollen, die im »Drama-Dreieck« eingenommen werden (◘ Abb. 4.3).

Fühlt sich, wie im Beispiel Frau Kurz von Frau Mairhofer gekränkt, stempelt sie sich zum Opfer und sie zum Täter.

Opfer, Täter und Helfer können sich folgendermaßen äußern:

- Opfer: »Ich werde so hingestellt, als würde ich es nicht schaffen!«.
- An den Täter adressiert: »Wie können Sie mir nur so etwas sagen?«.
- Frau Mairhofer kann nun in der Täterrolle bleiben und sie zurechtweisen: »Regen Sie sich doch nicht so auf!«.
- Oder sie geht in die Helferrolle und versucht sie zu retten: »Bin ich Ihnen jetzt zu nahe getreten?«.
- Oder sie wird selbst zum Opfer: »Ich wollte ja nur darauf hinweisen, dass das etwas Gutes ist, wenn die Infusionen schon vorbereitet sind und jetzt sind Sie mir böse. Ich wollte Ihnen ja nichts antun.«.

Die einzelnen Rollen sind nicht festgelegt, sondern variabel. Aus dem Täter kann ein Opfer werden, wenn sich, wie im obigen Beispiel, Frau Mairhofer selbst bemitleidet. Ein Opfer kann zum Täter werden, wenn es den Täter zurechtweist. Jeder kann jede Rolle annehmen.

Charakteristisch an dieser Opfer-Täter-Helfer-Dynamik ist jedoch die Schuldfrage. Jeder gibt dem anderen die Schuld und reagiert so, als würde innerlich ein bestimmtes Drehbuch (ein wunder Punkt, der verletzt wurde) ablaufen.

- Das Opfer nimmt die Rolle des hilflosen Menschen ein, der dem anderen ausgeliefert ist und sich nicht wehren kann.
- Der Täter wiederum verfolgt die anderen. Indem sich Frau Mairhofer über Frau Kurz stellt und auf ihre Unzulänglichkeit hinweist, agiert sie aus der Verfolgerrolle und lädt ihre Kollegin dazu ein, in die Opferrolle zu gehen.
- Der Helfer will nichts anderes als retten, er steht dem anderen bei. Das macht er auch, wenn er gar nicht darum gebeten wurde. Er setzt sich für andere ein, auch wenn es für ihn große Anstrengung bedeutet. Ein Ende gibt es in der Opfer-Täter-Konstellation dadurch aber auch nicht, weil auch der Helfer nicht neutral, sondern Teil des »Dramadreiecks« ist. Er kann sich auf die Seite des Opfers stellen und ihm Recht geben oder sich mit dem Täter verbünden und dem Opfer die Schuld geben.

Das »Spiel« innerhalb des »Dramadreiecks« kann nur beendet werden, wenn einer der Beteiligten seine Rolle verlässt, indem er Verantwortung für sich selbst übernimmt, statt die Schuld dem anderen zu geben.

Wie könnte das im oben genannten Fallbeispiel aussehen?

Frau Kurz könnte es ganz unterlassen ihrer Kollegin Frau Mairhofer die Schuld für ihre Kränkung zuzuschreiben. Frage: »Warum fühle ich mich durch diese Äußerung gekränkt?«, »Welchen »Knopf« (Trigger) hat die Kollegin bei mir gedrückt?«.

Eine Kritik ist keine Kränkung, sie wird bei Frau Kurz nur zu einer, weil sie sich unterlegen fühlt und verletzt reagiert. Die Aussage: »Frau Mairhofer hat mich gekränkt!« müsste eigentlich heißen: »Ich fühle mich gekränkt«, denn dann kann sie die Verantwortung für ihre eigenen Gefühle übernehmen und muss nicht Frau Mairhofer die Schuld geben.

Frau Mairhofer könnte mit einer Entschuldigung die Sache auflösen: »Ich wollte Sie auf keinen Fall damit verletzen. Es tut mir leid, dass das so bei Ihnen ankam.«.

Sie kann sich auch eine Rückmeldung einholen im Sinne einer Selbstreflexion: »Was war es, das Sie so gekränkt hat (Auftreten, Tonfall).« Dadurch lernt sie wieder etwas über sich.

Im (Berufs)alltag ist es hilfreich einmal zu reflektieren, wie schnell gehe ich in welche Rolle?

Mit Schuld kann eine Person andere Menschen manipulieren (»Du bist Schuld!«). Leiden ist leichter als Handeln und immer passiv. Stellen Sie sich die Frage (lenken Sie Ihr Bewusstsein): Bin ich Opfer oder Gestalter meines Lebens? Sie haben immer die Wahl zu entscheiden.

4.4   Kommunikation

4.4.1   Kommunikationsmodell

Die Grundlage des Kommunikationsmodells von Schulz von Thun (1981) ist, dass eine Aussage gleichzeitig vier Aspekte enthält:
- Selbstmitteilung,
- Beziehung,
- Sache,
- Appell.

Der **Selbstmitteilungsaspekt** (Ich-Seite, Persönlichkeit, Inneres, Charakter) drückt etwas über den Sprechenden aus.

Der **Beziehungsaspekt** (Du-Seite, Rollen, Klima, Kontakt) charakterisiert die Beziehung, in der beide Gesprächspartner zueinander stehen.

Der **Sachaspekt** (Inhalt, Sache, Fakten, Thema, Problem) beschreibt einen Sachverhalt, über den der Gesprächspartner informiert wird.

Der **Appellaspekt** (Handlungsaufforderung, Sollen) soll den Zuhörer in eine bestimmte Richtung bewegen.

Beispiel
Zwei Kollegen kommunizieren miteinander quer über den Flur:

Pflegefachkraft Mike Schultz sagt zu seinem Kollegen Fred Meier: »Du Fred, der Tropf ist durch!«.
- Selbstmitteilungsaspekt: »Mir fällt alles sofort auf.«, »Ich bin genau.«.
- Beziehungsaspekt: »Siehst du das nicht selbst.« oder »Das musst du doch sehen.«.
- Sachaspekt: »Das Mittel in der Flasche ist leer.«.
- Appellaspekt: »Bitte hänge eine neue Infusion an!«.

Wichtig ist aber: Fred Meier entscheidet selbst, wie er die Nachricht interpretiert.

Der Sender kann darauf keinen direkten Einfluss nehmen. Was der Empfänger aufnimmt, hängt stark von seiner inneren Haltung und der Beziehung zu seinem Kollegen ab. Missverständnisse beruhen oft darauf, dass der Zuhörer auf einen ganz bestimmten Aspekt achtet und dabei den, den der Sender »eigentlich« meint, überhört. Selbst, wenn der Sprecher denkt, er habe sich »deutlich ausgedrückt«, ist es nicht selbstverständlich, dass der Zuhörer dies auch so wahrnimmt.

Übung
Achten Sie doch einmal darauf, welches Ihr »Lieblingsohr« ist?
Verändert sich Ihr »Lieblingsohr«, wenn Sie unter Stress stehen?

Kleiner Tipp: Ganz selten ist es das »Sachohr«!

Im folgenden Beispiel kommuniziert eine Ärztin mit einer Pflegeschülerin im ersten Ausbildungsjahr, die seit einer Woche auf der internistischen Station ist. Die Ärztin berichtet von einem Patienten.

Beispiel
Der Patient stellte sich in einem reduzierten AZ und grenzwertig normalen EZ mit bestehender Belastungsdyspnoe vor. Er berichtete über Dysphasie, zunehmende Übelkeit und zeitweise Emesis. Die Kommunikation mit dem Patienten gestaltet sich wegen einer beginnenden Demenz als etwas schwierig.

Bestimmte medizinische Fachtermini können bei Pflegekräften und insbesondere Pflegeschülern nicht vorausgesetzt werden. Auf Grund der stark ausgeprägten hierarchischen Krankenhausstruktur besteht oft eine zu hohe Hemmschwelle nachzufragen und so Wissenslücken zu offenbaren. Daraus resultierend können häufig relevante Informationen verloren gehen.

Die Kommunikation spielt gerade im beruflichen Alltag von Pflegenden eine wichtige Rolle. Die Qualität der Kommunikation beeinflusst in hohem Maße den Beziehungsprozess zu Patienten, Klinikmitarbeitern und Ärzten (Arnold, 1999). Kommunikative Kompetenzen sind wichtig, um eine gute Pflege bereitstellen zu können (Darmann, 2000). Störungen in der Kommunikation und Interaktion wirken sich daher negativ und belastend auf die Pflege und die Arbeit im Team aus. Durch die enge Zusammenarbeit mit dem ärztlichen Bereich und der Kooperationen mit anderen Stationen und Funktionsabteilungen, kommt der Kommunikation auf der Intensivstation eine ganz besondere Bedeutung zu. Sie trägt hier hauptsächlich für ein gutes Klima und eine gute Zusammenarbeit bei. Die Bedeutung der interdisziplinären Kommunikation sowie die Barrieren der Kommunikation werden auch in internationalen Studien diskutiert (Reader et al., 2007). Dabei werden der guten Kommunikation auf der Station in der Wirkung sogar bessere Patientenergebnisse zugeschrieben (Wheelan et al., 2003).

Als zusätzlicher Aspekt kommt hinzu, dass neue Mitarbeiter insbesondere in hochspezialisierten Bereichen, wie z. B. im OP, sowohl den Kommunikationsstil der eigenen Berufsgruppe (Gynäkologie, Chirurgie, Anästhesie, HNO etc.) als auch die gegenseitigen Vorurteile übernehmen, um schnell zur Gruppe dazuzugehören. Daraus resultiert eine Konformität und Dauerhaftigkeit der Kommunikationsstile und gegenseitigen Vorurteile. Diese beiden Faktoren erschweren bereits im Routinebetrieb die Zusammenarbeit (Pettinari, 1988).

4.4.2 Kommunikationsprobleme und kulturelle Besonderheiten

Insbesondere in Krankenhäusern ist das Thema »Diversity« von besonderer Bedeutung. Auf Grund des Fachkräftemangels werden seit Jahren gezielt Pflegekräfte und Ärzte aus anderen Ländern angeworben (www.focus.de (2011) Bundesagentur wirbt

um Fachkräfte aus Krisenregionen; www.aerztezeitung.de (2012) Hessen wirbt um Pflegekräfte in Spanien; www.aerztezeitung.de (2013) Kliniken kranken am Personalmanagement).

Laut G. Jonitz, Präsident der Berliner Ärztekammer, gibt es zunehmend Beschwerden von Patienten, die sich nicht mehr auf Deutsch mit ihrem Arzt in der Klinik verständigen können (www.focus.de/gesundheit/news [01.01.2013] Ärztekammerpräsident schlägt Alarm: Viele Ärzte mit mangelnden Deutschkenntnissen).

Auf Grund der oben geschilderten Situationen kann es zu Kommunikationsproblemen und Konflikten kommen, die zeitnah gelöst werden müssen. Dieser Sachverhalt wird auch in Gesprächen mit Gesundheits-und Krankenpflegern immer wieder thematisiert.

Beispiel

Gudrun Hauff (Stationsleitung):»Bei uns auf der Station arbeitet ein Assistenzarzt aus Japan, der kaum Deutsch versteht und spricht. Wenn die Patienten Fragen haben, nickt er freundlich und verlässt dann das Zimmer. Das ist eine große Belastung für das Team, die Patienten fragen bei uns nach, aber wir verstehen ihn auch nicht. Zwei Kolleginnen kommen aus Osteuropa, Zurufe auf dem Flur sind nicht möglich, da sie »Face to Face« von den Lippen ablesen müssen. Wenn es schnell gehen muss, gerät man dadurch noch mehr unter Druck.«.

Angelika Schwenner (Gesundheits- und Krankenpflegerin):»Bei uns im Krankenhaus arbeitet kaum noch ein Arzt, den die Patienten oder wir verstehen. Oft können wir noch nicht einmal lesen, was sie anordnen. Der Versuch, die Ärzte telefonisch zu erreichen scheitert oft und wenn wir sie erreichen, verstehen wir sie nicht. Die erfahrenen Kollegen schreiben dann (aus Not) mit einem roten Stift darüber, was ihrer Meinung nach gemeint sein könnte, damit wir überhaupt weiter arbeiten können.«.

Die Sprachbarrieren und kulturellen Hürden sind neben dem »Alltagsgeschäft« auf den Stationen nicht zu unterschätzen. Weltoffenheit allein reicht da nicht. Die Fähigkeit sich in fremde Kulturen hinein zu versetzen, Flexibilität, eine gute Kommunikationsfähigkeit, gute Englischkenntnisse, ein gutes Konfliktmanagement, Fingerspitzengefühl und soziale Kompetenz werden hier von der Stationsleitung und dem Team erwartet. Neben dem Tagesgeschäft sind das Aufgaben, die nur schwer zu bewältigen sind. Hinzu kommen Engpässe im Team, die immer wieder kommuniziert und koordiniert werden müssen. Der Pflegenotstand ist Realität (www.aerzteblatt.de/nachrichten [14.03.2012] Pflegenotstand ist Realität).

■ **Interkulturelle Kommunikationssituationen führen vielfach zu Missverständnissen und Irritationen**

In intensiven Arbeitsphasen ist es mitunter schwer, »Kreuz-und-Quer-Kommunikation« über den Flur zu vermeiden. Diese Kommunikation kann im normalen Ablauf schon zu Hör- und Verständnisfehlern führen, die Konsequenzen haben. Missverständnisse in der Kommunikation kommen beinahe täglich vor. Selbst zwei Personen, die sich gegenüber stehen und in derselben Sprache unterhalten, stellen oft fest, dass das, was gemeint wurde, nicht im selben Sinne verstanden wurde. Hinzu kommt, dass Menschen, wenn sie unter Stress und Zeitdruck stehen, dazu tendieren schneller zu sprechen.

Auch die körpersprachliche Wahrnehmung ist in hohem Maße kulturell geprägt. Wenn dieses kulturelle Wissen fehlt, kann die Beziehungsebene schnell gestört werden.

In südlichen Ländern stehen Menschen im Gespräch sehr viel näher aneinander als in Deutschland. Ein Zurückweisen wird von einem Südländer als unhöflich empfunden, während eine sehr geringe Distanz bei uns als aufdringlich gilt (Nichteinhaltung der Intimzone). Gleiches gilt für den Händedruck. In Deutschland erwartet man von seinem Gegenüber einen festen Händedruck mit Blickkontakt, während in Frankreich ein weicher, lockerer Händedruck mit einem kürzeren Blickkontakt normal ist. Die linke Hand gilt in arabischen Ländern als unrein. Asiaten verbeugen sich bei der Begrüßung, lächeln häufig aus der Unsicherheit heraus und auch das Konfliktverhalten variiert zwischen ihnen und Deutschen.

Kulturunübliche Signale können Konflikte verursachen, z. B. ein Stirnrunzeln gegenüber einer Person, für die Lächeln gewissermaßen Pflicht ist. Auch der Blickkontakt wird nicht immer und überall so positiv bewertet wie in Westeuropa. Italiener,

Spanier und Südamerikaner begleiten das, was sie sagen, durch eine intensive nonverbale Kommunikation und auch die Sprachmelodie, die Lautstärke und Dynamik ist eine ganz andere. Auch Gesten werden unterschiedlich gedeutet. Die geschlossene Faust mit ausgestrecktem Daumen und kleinem Finger (»Surfergruß«) bedeutet für einen Hawaiianer und Australier »hang loose«, in anderen Ländern »Lass uns telefonieren!«.

Selbst in derselben Muttersprache kommt es zu Missverständnissen. Regionale Besonderheiten (Dialekt, Mundarten) erschweren die Kommunikation untereinander. In Norddeutschland sagt man »Da nich für.«, was so viel bedeutet wie »Gern geschehen!«, das versteht schon in Süddeutschland keiner mehr. In Baden-Württemberg heißt eine Jacke Kittel. In Bayern sagt man Fuß, wenn das ganze Bein gemeint ist. Gerade, wenn Menschen unter Stress stehen, fallen sie unbewusst in ihren Dialekt zurück. Auch Metaphern, Sprichwörter, moderne Wörter, Jugendsprache und Wörter mit Mehrfachbedeutungen, die kulturgebunden sind, bergen Potenzial für Missverständnisse.

Aufgrund dieser losen Anzahl von Beispielen, sehen Sie wie vielfältig die Möglichkeiten für Missverständnisse sind. Daher ist es enorm wichtig, die kulturellen Besonderheiten der Kollegen zu kennen und umgekehrt (▶ Abschn. 6.3.2).

In einem multikulturellen Team zu arbeiten kann eine Bereicherung sein, es müssen jedoch die Rahmenbedingungen stimmen, sonst wird es eher zu einer zusätzlichen Belastung.

Teamfähigkeit beschreibt die Bereitschaft und Fähigkeit, mit anderen Menschen produktiv und zielorientiert zusammenzuarbeiten, die anderen Teammitglieder zu respektieren und sich gegenseitig zu unterstützen. Auch, sich in eine Gruppe einordnen zu können, ohne seine Individualität dabei völlig aufzugeben. Dabei steht eine offene und wertschätzende Kommunikation im Vordergrund, jedoch sind in der interkulturellen Kommunikation und Interaktion Störfälle kaum zu vermeiden.

Buchtipp:
- von Bose A (2014) Bunte Vielfalt. Interkulturelle Zusammenarbeit in Gesundheitsberufen. Berlin/Heidelberg, Springer
- Kumbier D, Schulz von Thun F (2006) Interkulturelle Kommunikation: Methoden, Modelle, Beispiele. Reinbek, rororo

Kulturelle Besonderheiten im Stationsalltag

Die Versorgung von Flüchtlingen in der Klinik erfordert flexible Führungskräfte, umsichtiges Handeln und das zusätzliche Organisieren und Koordinieren von Arbeitsabläufen neben der eigentlichen Arbeit.

Mit Patienten aus unterschiedlichen Kulturkreisen umzugehen, setzt Fingerspitzengefühl, gesunden Menschenverstand, Aufgeschlossenheit, Humor, Flexibilität und Empathie voraus. Neben den fachlichen Kompetenzen sind außerdem fachübergreifende Kompetenzen (Fremdsprachenkenntnisse, Auslandserfahrung) gefragt. Die Interaktion und Kommunikation zwischen Patient und Pflegekraft/Arzt stellt an die beteiligten Personen weitaus höhere Anforderungen als im »normalen Alltag«. Verständigungsprobleme und auch Missverständnisse gehören dazu. Die Flüchtlinge sprechen teilweise englisch, aber auch französisch, afrikanisch, arabisch, Farsi, Dari, Tigrinya und die Amharische Sprache, um nur einige zu nennen. Selbst wenn der Patient englisch spricht und die Pflegekraft/Arzt auch, ist es für beide nicht die Muttersprache und kann zu Verständigungsproblemen führen und die Arbeit belasten. Multikulturelle Teams sind hier eine Bereicherung. Die Investition in Fort- und Weiterbildungen in interkultureller Kompetenz und Sprachkurse sind lohnende Qualifizierungen.

Die aktuelle Flüchtlingsthematik, gesellschaftliche Fragestellungen, wie etwa Vielfalt und Migration und die Sicherung der Pflege von älteren Menschen mit und ohne Migrationshintergrund sind einige der Zukunftsthemen unserer Gesellschaft.

Mit dem Thema »kultursensible Pflege« beschäftigt sich der Dokumentarfilm »Bittersüße Reise« von Tasman und Schwarz (2015). Er schildert die aktuelle Situation pflegebedürftiger Migrantinnen und Migranten in Altenheimen in Deutschland. Tasman berichtet u.a. darüber, dass Fehldiagnosen aufgrund mangelnden interkulturellen Verständnisses ein großes Problem darstellen.

Buchtipp:
- von Bose A, Terpstra J (2012) Muslimische Patienten Pflegen – Handbuch Betreuung und Kommunikation. Berlin/Heidelberg, Springer
- Angelovski I (2012) Sie sind ja Ausländer!: Ein Handbuch für die Ausbildung in kultursensibler Pflege und Medizin. Hannover, Schlütersche Verlagsgesellschaft

4.4.3 Kommunikationsstile

Wir drücken unsere innersten Gefühle über Kommunikation und Körpersprache, gewollt oder ungewollt, aus. In der Interaktion mit Kollegen und Vorgesetzten hat dies einen nicht unerheblichen Einfluss. Unbewusst werden mit jedem Kommunikationsstil bestimmte Absichten verfolgt, z. B. steuern, lenken, einen guten Eindruck machen usw.

Nach Schulz von Thun (1989) gibt es 8 Kommunikationsstile, die einen Einfluss auf die Persönlichkeitsentwicklung haben.

Der selbstlose Stil
Beispiel
Dr. Andrea Schlüter ist eine sehr liebe Kollegin, die alles für ihre Kolleginnen und Kollegen gibt. Von ihr hört man oft Aussagen wie: »Ich übernehme gerne diesen Wochenenddienst für dich.«, »Das macht mir nichts, wenn ich noch eine Stunde länger bleibe, auf mich wartet zuhause sowieso niemand.«, »Ich kann auch einen Bus später nehmen, kein Problem.«, »Ich hoffe, es ist so recht, ich kann es auch morgen gern noch einmal überarbeiten.«.

Durch ihre Art zu kommunizieren nimmt Andrea Schlüter eine unterwürfige Stellung ein: »Ich selbst bin unwichtig, nur im Einsatz für dich und für andere kann ich zu etwas nütze sein.«.

Der selbstlose Stil ist gekennzeichnet durch eine stetige Suche nach Anerkennung durch Selbstentwertung, die das Selbstwertgefühl befriedigen soll. Um nicht unangenehm aufzufallen, vermeidet der Selbstlose jegliche Art von Konflikt und nimmt Belastungen auf sich. Dieses servile, aufopfernde Verhalten bewirkt, dass sich sein Gegenüber ihm verpflichtet fühlt.

Der bedürftig-abhängige Stil
Die von diesem Stil geprägten Personen haben das Bedürfnis, sich an jemanden anzulehnen, der Schutz und Geborgenheit vermittelt und hilfreich zur Seite steht. Solche Menschen geben sich hilflos und unsicher. Beim »Kommunikationsempfänger« entsteht so das Gefühl, er müsse sich für den »Bedürftig-abhängigen« einsetzen.

Beispiel

Sabrina Zacher (Altenpflegerin): »Kannst du bitte noch einmal schauen, ob ich alles richtig gemacht habe, der Patient ist doch immer so schwierig.«, »Ich bin mir nicht ganz sicher, ob ich das schon alleine kann, kommst du bitte noch einmal mit ins Zimmer?«.

- **Der helfende Stil**

Den helfenden Stil weisen Personen auf, die immer ein offenes Ohr für die Probleme anderer haben und die eigenen Probleme zu vergessen scheinen.

Eine gewisse Verwandtschaft besteht zwischen dem helfenden und dem selbstlosen Stil, denn auch bei diesem (▶ Der selbstlose Stil) besteht das Grundmuster darin, für andere da zu sein, sich in ihren Dienst zu stellen. Der Unterschied besteht darin, dass der Selbstlose eine unterwürfige Stellung einnimmt und somit auch ein Zeichen von Schwäche ausdrückt. Dies ist beim helfenden Stil nicht der Fall.

Diese Personen reagieren auch sehr schnell auf indirekte Formulierungen, wie: »Hier müsste mal jemand die Pflegeschränke auffüllen.«. Sie fühlen sich sofort angesprochen, weil sie den Satz auf sich beziehen.

- **Der aggressiv-entwertende Stil**

Der »Aggressiv-Entwertende« behandelt sein Gegenüber von oben herab und sucht nach dessen Fehlern und Schwächen. Schulz von Thun vergleicht diesen Charakter mit dem Typ des sog. Radfahrers (Schulz von Thun, 1989). Gemeint ist eine Person, die nach oben hin »buckelt« und nach unten hin tritt. Dieses Verhalten soll die aus eigener Erfahrung resultierenden Kränkungen des Selbstwertgefühls ausgleichen.

Beispiel

Antonia Matthes (Gesundheits- und Krankenpflegerin): »Unsere Stationsleitung/Stationsdrachen macht die jungen Ärzte richtig fertig. Das äußert sich in Aussagen, wie: »Sie sollten lieber etwas anderes studieren.«, »Immer muss ich Ihnen hinterher laufen.«, »Sie können auch gar nichts!«, »Versager!« usw. Neue Teammitglieder und Schüler werden kaum beachtet und bei kleinsten Fehlern vorgeführt und angeschrien: »Sie haben hier nichts zu melden, nur zuzuhören. Ich arbeite hier schon länger als Sie und weiß, das alles was ich mache, richtig ist!« Wenn der Chefarzt kommt. steht sie stramm.«.

- **Der sich beweisende Stil**

Die Sorge um das eigene Selbstwertgefühl steht hier im Vordergrund. Viel Mühe wird unternommen, um sich in den schönsten Farben darzustellen, um ja keinen schlechten Eindruck zu machen. Ein ungemein großer Druck lastet auf den Schultern des sich Beweisenden, der nach außen bemüht ist, immer eine perfekte Erscheinung abzugeben.

- **Der bestimmende-kontrollierende Stil**

Kontrolle ist hier das Leitmotiv. Nur ja nicht von spontanen Ideen überrascht werden. Der »Bestimmende-kontrollierende« will am liebsten, dass alles so ist, wie er es sich vorstellt. Seine Prinzipien stehen an erster Stelle und sollten nicht von anderen in Frage gestellt werden. Nur seine Meinungen und Handlungsweisen gelten. Dieses Verhaltensmuster erinnert sehr an den aggressiv-entwertenden Stil. Selbstdisziplin ist gefragt.

- **Der sich distanzierende Stil**

Dieser Kommunikationsstil trifft auf Personen mit extremer Kontaktscheue zu. Es handelt sich hierbei gewöhnlich um Menschen, die es als unangenehm empfinden, sich körperlich und geistig in Abhängigkeit zu begeben, ohne den beruhigenden Sicherheitsabstand zu halten. Ihr Gegenüber gewinnt schnell den Eindruck, abweisend behandelt und nicht gemocht zu werden. Die sachliche Ebene der Beziehung ist intensiver ausgeprägt als die persönliche. In der Kommunikation äußert sich dieses Verhalten besonders durch den mangelnden Gebrauch des Wortes »Ich«. Wie bei fast allen Stilen hat der Betroffene einen Schutzschild aufgebaut, um seine inneren Gefühle nicht zu verletzen.

- **Der mitteilungsfreudig dramatisierende Stil**

Ein aufmerksames Publikum ist für den »Mitteilungsfreudig-dramatisierenden« das Wichtigste. Er liebt es, seine Gefühle in besonderer Dramatik offen auszubreiten, um seine Zuhörer zu faszinieren. Der Gesprächspartner wird für diese Zwecke ausgenutzt, da es hier nicht wichtig ist, mit wem man sich unterhält, sondern dass man überhaupt die Gelegenheit hat, sich zu präsentieren und mitzuteilen.

Beispiel

Jaqueline Huber (Altenpflegerin): »Ich muss Euch unbedingt etwas erzählen – das glaubt Ihr nicht, Frau Schwarz auf Zimmer 32 war ja wieder unmöglich, aber da habe ich natürlich …«. Herrn Gartner aus der Verwaltung habe ich das auch gleich erzählt, …!« Es wird jede Gelegenheit genutzt um »ins Bild zu springen.«.

4.4.4 Stimme

» Im rechten Ton kann man alles sagen, im falschen nichts. (J.B. Shaw) **«**

Menschen schließen aus der Art der Stimme auf die Emotion des Sprechers (Scherer, Walbott, 1979). Selbst am Telefon, wenn man den Gesprächspartner nicht sieht, hört man an der Stimme, in welcher Stimmung der andere ist. Daher lautet der erste Merksatz beim Telefontraining: »Lächeln Sie immer, wenn Sie einen Kunden anrufen, dann klingt ihre Stimme sympathischer.«. Auch hier hat der erste Eindruck eine enorme Wirkung. Unbewusst werden folgende Eigenschaften mit einer fremden Stimme am Telefon assoziiert: angenehm, lustlos, gestresst, arrogant oder unsympathisch. Intuitiv wird eine Person als freundlich und hilfsbereit oder als unmotiviert und ablehnend empfunden. Es werden sofort auf der Beziehungsebene Schlüsse gezogen und so kommt es dazu, dass eine Person z. B. sagt: »Er klang so gelangweilt, da bestelle ich lieber bei einer anderen Firma.«, »Sie hat sich überhaupt nicht für mich interessiert.«.

Je nachdem, ob die Stimme angenehm auf uns wirkt oder nicht (»der Ton macht die Musik«), stufen wir die Sache ein. Nonverbale und verbale Elemente stehen beim Sprechen immer in einer Wechselwirkung. Auch wenn beim Telefonieren die Körpersprache für die andere Person nicht sichtbar ist, hat sie doch einen erheblichen Einfluss. Je lebendiger die Gestik und Mimik sind, desto dynamischer und ausdrucksstärker ist die Stimme. Am Telefon haben Sie immer eine repräsentative Funktion, denn für die Patienten sind Sie oft die erste Kon-

taktperson und oft entscheidet das erste Gespräch darüber, ob die Patienten sich für die Praxis oder Klinik entscheiden oder nicht.

Beispiel

Physiotherapeut Simon Reinke murmelt mit leiser und vorsichtiger Stimme, welcher Arbeitsablauf geändert werden soll. Reaktion der Kollegen: »Der steht doch nicht hinter dem, was er sagt.«.

Stationsleitung Laura Schulenberg erklärt mit klarer, deutlicher und freundlicher Stimme, wer heute welche zusätzlichen Aufgaben übernehmen muss, da eine Kollegin krank geworden ist. Reaktion der Kollegen: »Da brauchen wir gar nicht mit ihr zu diskutieren.«.

Nach Stolze ist die Stimme viel mehr als akustisch realisierter Text. Nonverbale Informationen werden durch den Rhythmus, die Melodie und den Klang der Stimme gebildet und geben dadurch das Wollen, das Denken und das Fühlen des Sprechenden bekannt (Stolze, 2007). Als Paralinguistik wird die Art und Weise, wie etwas gesprochen wird, bezeichnet. Dazu gehören Tonfall, Schnelligkeit oder Langsamkeit der Sprache, Rhythmus, Betonung, Lachen, Seufzen und Pausen. Durch Gefühle wird das Sprachverhalten beeinflusst. Wenn Menschen nervös sind, tendieren sie dazu schneller zu sprechen, ohne dass es ihnen selbst in dem Moment bewusst ist. Weitere Phänomene sind mitunter ein »Räusperzwang« und die »Hms« und »Ähs«, die sich in Stresssituationen einschleichen.

> **Achten Sie bewusst auf Ihre Stimme. Wenn Sie gestresst sind oder sich über etwas geärgert haben hat das eine Auswirkung auf Ihre Stimme (zittrig, leise, fahrig, dumpf, aufgeregt, laut, aggressiv). Stimme und Stimmung wirken unmittelbar aufeinander.**

Aggressive Menschen sprechen meist sehr laut und oft neigt der Gesprächspartner dazu, sich im Tonfall und in der Lautstärke anzupassen, weil er sonst das Gefühl hat »unterlegen« zu sein. Je nach Situation, kann es sinnvoll sein, bewusst leise zu sprechen. Da Ihr Gesprächspartner etwas anderes erwartet, kann dieses ungewohnte Verhalten, diese unerwartete Reaktion dazu führen, dass der aufgeregte Gesprächspartner aus dem Streitgespräch aussteigt und so eine konstruktive Wendung herbeigeführt wird.

Haben Sie es in einer Diskussionsrunde mit aggressiven, unangenehmen Diskussionspartnern zu tun, hören Sie sich den »Einwand« an (oft ist das Ziel nur Provokation) und geben dann den Einwand an die anderen Teilnehmer weiter: »Sehen die anderen das auch so?« oder Sie begegnen dem Einwand mit: »Das lassen wir einmal unkommentiert stehen.«. Wichtig ist, dass Sie flexibel sind und sich nicht von einer einzigen Person vorführen lassen. Bleiben Sie ruhig und sachlich.

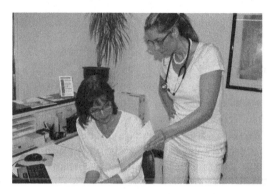

◘ **Abb. 4.4**   Autoritäre Körpersprache.

4.4.5   Körpersprache

» Was jemand denkt, merkt man weniger an seinen Ansichten als an seinem Verhalten. (I. B. Singer) **«**

Das Meiste drücken wir mit der Sprache unseres Körpers aus (Mehrabian, 1967). Sie ist die älteste Sprache der Welt. Wir kommunizieren auf einem Kanal, der lautlos ist und nur über die visuelle Wahrnehmung verstanden werden kann. Daher ist die Art und Weise wie wir kommunizieren ausschlaggebend und weniger das, was wir kommunizieren. Unsere Körpersprache bestimmt, wie wir bei dem anderen ankommen (◘ Abb. 4.4).

Die Informationsmenge, die nonverbal übertragen wird (Körpersprache und Tonalität) ist erheblich größer als der Inhalt (De Paulo, Friedmann, 1998). Alle Gedanken und Emotionen sind untrennbar mit dem Körper als Ausdrucksmittel verbunden. Wir kommunizieren mit unserer Körpersprache wichtige Informationen über unsere innere Haltung und Einstellung. Oft zeigt sich eine Diskrepanz zwischen der gesprochenen Sprache und den körpersprachlichen Signalen, z. B. den Kopf schütteln und »Ja« sagen. Auch ein inhaltlich noch so guter Vortrag wirkt lasch und farblos, wenn der Redner unsicher ist und seine Worte leise in Richtung Boden murmelt. Umgekehrt erhöht sich die Authentizität einer Person, wenn alle Signale die gleiche Sprache sprechen, z. B. eine klare Aussage, ein fester Stand und eine ausdrucksvolle Stimme.

Es kommt im Team nicht nur darauf an, was jemand sagt, sondern immer auch darauf, was er dabei macht.

Beispiel
Eine MTA an der Anmeldung in der Radiologie kehrt dem Pfleger, der ihr einen Patienten im Rollstuhl zum Röntgen bringt, den Rücken zu und wirft nur kurz mit den Worten: »Stell mal darüber!« einen Blick über die rechte Schulter. Sie zeigt mit ihrer Körpersprache ein deutliches Desinteresse. Diese Interaktion ist auch für den Patienten unangenehm, da er sich in diesem Fall ebenso nicht wahrgenommen und angenommen fühlt.

Unsere Sprache können wir beenden, unsere Körpersprache nicht. Männer senden oft, noch bevor sie etwas sagen, sog. Rangbotschaften aus, das sind Gesten, wie sich ausbreiten oder Unterlagen großzügig auf dem Besprechungstisch um sich herum verteilen. Die meisten Körperbewegungen laufen automatisch ab. Sie gelten als weniger durch den Sender kontrollierbar (das Ohrläppchen reiben, erröten, an den Haaren oder am Schmuck fummeln, mit einem Fuß wippen usw.), deshalb wird der Körpersprache, wie Experimente zeigen, mehr Glauben geschenkt als verbalen Botschaften (Mehrabian, Weiner, 1967). Die Körpersprache setzt immer vor dem gesprochenen Wort ein (Püttjer, Schnierda, 2003). So wird vor einem verbalen Angriff der Kopf nach vorne geneigt, um sich größer zu machen, sich aufzubauen. Auch Abneigung wird deutlich gezeigt, bevor jemand spricht. Der Oberkörper geht nach hinten, die räumliche Distanz wird vergrößert. Das bedeutet, dass wir bevor wir etwas sagen, schon mit dem anderen Menschen kommunizieren und dieser sich bereits seine Meinung darüber bildet.

Die Effektivität und Glaubwürdigkeit unserer Kommunikation ist dementsprechend stark davon abhängig, ob der Empfänger der Botschaft die Möglichkeit hat, unsere Körpersprache als Kommunikationsmedium zu nutzen. Einwände und Bedenken lassen sich in der Regel anhand von körpersprachlichen und sprachlichen Inkongruenzen erkennen. Ein unzufriedener Kollege sagt: »Ich werde morgen auf Frau Michel zugehen und sie ansprechen.«, geht aber, während er dies sagt, zwei Schritte zurück. Oder der Verwaltungschef sagt: »Das ist der wichtigste Punkt unserer Vereinbarung.«, macht aber währenddessen eine abfällige Handbewegung. Je wichtiger die Botschaft ist, desto mehr ist die authentisch wahrnehmbare Körpersprache der Indikator dafür, dass der Hörer die Nachricht in der gewollten Art und Weise empfängt und versteht.

> ❯ Eine Überprüfung der Kommunikationswege hat einen dementsprechend großen Einfluss auf den erwünschten Erfolg.

Neue Kommunikationsmittel beeinflussen unsere Art zu kommunizieren, der Beziehungsaspekt fehlt und auch eine gewisse Unverbindlichkeit ist gang und gäbe (Zienterra, 2015). Kommunizieren wir über E-Mail, Brief, Aushänge und SMS, so hat der Empfänger nur den Inhalt für seine Auswertung zur Verfügung. Hierbei entsteht ein maximaler Spielraum für die Interpretationen durch den Empfänger. Ironie, Glaubwürdigkeit, Sicherheit und Dringlichkeit bleiben rein der Interpretation des Empfängers überlassen. Bei der Kommunikation mit der Sprache, d. h. per Telefon, ist ein weiterer Weg freigeschaltet und der Hörer kann das Gesagte mit dem Klang der Stimme zusätzlich abgleichen. Im ersten Fall wären es nur die 7%, die die Kommunikation ausmachen und im zweiten Fall (Inhalt und Stimme) wird immerhin 45% erreicht. Das bedeutet, dass nicht einmal die Hälfte der »Kommunikationspower« ausgenutzt wurde. Erst durch das Hinzunehmen der Körpersprache, das Erscheinen oder das persönliche Gespräch, erhält die Kommunikation ihre volle Kraft.

Achten Sie sorgfältig darauf, welche Signale Sie aussenden, wenn Sie Gespräche führen.

Positive, vertrauensbildende, nonverbale Signale sind:
- Zur Begrüßung aufstehen, lächeln und (allen) die Hand geben,
- Blickkontakt halten,
- offene Gesten (z. B. einladende Handbewegungen),
- eine aufrechte und offene Körperhaltung,
- ein freundlicher Tonfall,
- volle Aufmerksamkeit auf den Gesprächspartner (z. B. zustimmendes Nicken).

Übung
Schauen sie sich im Fernsehen eine Talkshow an und schalten Sie den Ton ab. Beobachten Sie nur die Körpersprache der Personen. Sie erkennen sehr bald schon vorher an der Mimik und Gestik, wer wem als nächstes ins Wort fällt, wer sich »breit« macht oder beleidigt zurückzieht. Die Körpersprache setzt immer vor dem gesprochenen Wort ein. Mit welchen Handbewegungen werden die anderen Personen »kalt gestellt« und welche einladenden Handbewegungen gibt es. Wer taxiert den anderen mit Blicken und wer schaut hilfesuchend nach oben.

4.4.6 Berührungen

Eine zentrale Rolle in der menschlichen Beziehung spielt die Berührung. Unsere Haut ist das größte Organ, begrenzt den Körper nach außen und liefert als Sinnesorgan verschiedenste Informationen (Wärme, Kälte, Schmerz etc.). Der Tastsinn ist der älteste und feinste Sinn des Menschen. Menschen reagieren sehr sensibel auf Berührungen. Über die Berührung treten wir in Kontakt und Kommunikation mit anderen Menschen. Wir erhalten über Berührung Trost, Zuneigung und Unterstützung.

Berührungen werden als Zeichen von Freundlichkeit angesehen. Wenn Menschen berührt werden, sind sie eher bereit, ihre persönlichen Gefühle mitzuteilen (Jourard, Friedman, 1970). Wenn chi-

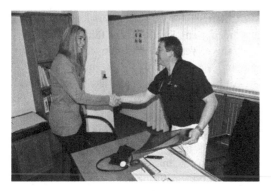

◘ Abb. 4.5   Patienten offen und freundlich empfangen.

rurgische Patientinnen von einer Pflegerin angefasst werden, die ihnen ihre Operation erklärt, weisen diese Patientinnen weniger Angst auf – was sich sowohl in ihren verbalen Reaktionen als auch in ihren Blutdruckwerten zeigt, die vor und nach der Operation gemessen werden. Sie machen sich geringere Sorgen über postoperative Komplikationen als Patientinnen, die nicht berührt werden, obwohl die von der Pflegerin gegebenen verbalen Erklärungen identisch sind (Whitcher, Fischer, 1979).

Im Klinikalltag werden Berührungen oft intuitiv zur richtigen Zeit von den Pflegenden und den Ärzten eingesetzt (trösten, in den Arm nehmen, am Oberarm berühren, den Kopf halten, die Hand streicheln). Junge Ärzte berichten, dass sie mitunter unsicher sind, ob es »richtig« bei den Kollegen ankommt, wenn sie spontan einen Patienten mit einer Berührung trösten. Sie unterdrücken in diesen Situationen den intuitiven Impuls, um vor den Kollegen nicht »sentimental« zu erscheinen.

Prof. D. Grönemeyer zeigt in seinem Buch »Mensch bleiben« auf, wie wichtig es ist, Qualitäten wie Trost, Mitgefühl, Nähe und Liebe in seiner ärztlichen Praxis Raum zu geben. Mehr Menschlichkeit, den Patienten mit allen Sinnen anzusprechen und auch einmal in den Arm zu nehmen hat positive Auswirkungen (Grönemeyer, 2003).

Schon im ersten Arzt-Patienten-Kontakt kann allein durch den Händedruck und einen offenen und freundlichen Blick viel Positives erreicht werden, nämlich eine Reduktion von Angst und Unsicherheit (◘ Abb. 4.5).

Unangemessene Berührungen

In der täglichen Arbeit kommt es immer wieder zu körperlichen Grenzüberschreitungen von Seiten der Patienten und berufsmäßig bedingt durch Pflegekräfte (beim Waschen des Patienten, Behandlungen an der medialen Leiste, Brustbereich etc.). Körperliche Nähe kann zu Missverständnissen seitens des Patienten führen. Gesundheits- und Krankenpflegekräfte müssen sich im Berufsalltag immer wieder mit den Themen Nähe und Distanz auseinandersetzen und damit professionell umgehen. Oft müssen Gefühle wie Ekel, Angst und Scham überwunden werden, um die nötige Nähe bei der Behandlung, Lagerung und Aufsetzen herzustellen. Es ist oft eine Balance zwischen »sich einlassen« und »sich abgrenzen«. Professionelle Nähe und Distanz schützt sowohl die Patienten als auch die Pflegekräfte.

Sexuelle Belästigungen drücken sich vielfältig aus. Das können Worte, Blicke, Gesten und Handlungen sein.

Jasmine Dobler (Schülerin im 2. Jahr): »Ein Patient hat mir die Hand gegeben und dabei seinen Zeigefinger an meiner Handfläche gerieben«

Oft beginnt es mit harmlosen Zeichen, die sich steigern können bis zum körperlichen Übergriff:

- Duzen – gerade bei jüngeren Gesundheits- und Krankenpflegekräften
- Anspielungen (»Bei mir gibt es noch ganz andere Kontaktpunkte«)
- Anzüglichen Bemerkungen (»Ihre kalten Hände machen mich ganz heiß«)
- Zufällige Berührungen
- Taxierende, anzügliche oder heiße Blicke
- Erzählen von anzüglichen Geschichten
- Verharmlosungen (»Verstehen Sie denn keinen Spaß«, »Sie sind aber prüde«)
- Nötigung – Erzwingen sexueller Handlungen (zu sich heranziehen)

❯ Unterbinden Sie solche Dinge sofort und bestimmt!

Beispiel

Verena Koch (Schülerin auf einer Inneren Station) hilft einem 55-jährigen Patienten sich im Bett aufzusetzen. Der Patient berührt ihren Arm mit den »süffisanten« Worten: »Sie fühlen sich ja gut an!«. Verena Koch errötet und verlässt peinlich irritiert, ohne etwas zu sagen, das Zimmer. So eine Situation hat sie noch nie erlebt, sie steht auf dem Flur und überlegt, was sie tun soll. Sie möchte bei der Leitung auf keinen Fall als »Sensibelchen« abgestempelt werden, muss aber später wieder in das Zimmer von Herrn Lüllmann. Sie beschließt ihre Stationsleitung zu informieren.

Hier sind Sie als Stationsleitung gefordert, den Patienten anzusprechen und dieses Verhalten sofort zu unterbinden. Sprechen Sie mit Ihrem Team darüber, dass solche Vorfälle immer zeitnah bei Ihnen gemeldet werden (Vertrauen). Jüngeren Schülerinnen fehlt oft noch das entsprechende Verhaltensrepertoire und die Erfahrung mit solchen Situationen umzugehen (vor Schreck nichts sagen können, Scham, erröten, den Blick abwenden, nicht darüber sprechen).
Sprechen Sie diesen Vorfall im Team an. Was haben andere Teammitglieder schon erlebt, wie haben sie darauf reagiert, was haben sie erwidert und wie haben sie sich verhalten? So kann Frau Koch als Schülerin ihr eigenes Verhaltensrepertoire erweitern.

Beispiel

Henriette Klose (Gesundheits- und Krankenpflegerin): »Ich drücke in solchen Fällen sofort die Klingel, dann kommt doch gleich einer von euch und ich habe Unterstützung.«.

Paula Heumann (Gesundheits- und Krankenpflegerin): »Wenn ich neue Schülerinnen oder Kolleginnen einarbeite, thematisiere ich gleich beim Erstgespräch, was hier auf der Station passieren kann und das sie solche Vorfälle unverzüglich melden sollen.«.

Jasmin Kohlhöker (Gesundheits- und Krankenpflegerin): »Während einer Anwendung am Patienten im Bett hat der Patient zu mir gesagt: »Ich wüsste gerne mal, was sie drunter tragen?«. Ich habe gleich selbstbewusst entgegnet: »Das verbitte ich mir!«. Weitere anzügliche, ekelige Bemerkungen folgten und ich habe das Zimmer verlassen. Anschließend habe ich sofort den Chefarzt informiert, der hat veranlasst, dass der Patient in ein anderes Krankenhaus verlegt wird. Klare Linie – Sachen packen und raus. In das Zimmer musste ich nicht mehr hineingehen, dass hat eine ältere Kollegin übernommen. Das Verhalten meines Chefs habe ich in dem Moment bewundert, er hat mir und meiner Aussage vertraut und sich auf keine Diskussion mit dem Patienten eingelassen.«.

In den genannten Beispielen geht es darum selbstsicher aufzutreten und sofort etwas zu entgegnen und zu handeln (2-mal Klingel drücken/Alarm, Kollegen und Stationsleitung informieren, einen Arzt zu Hilfe holen).

Spielen Sie im Team oder, wenn möglich in einer Supervisionsgruppe, solche und andere Situationen durch. Hier eignet sich gut die Methode des Rollenspiels. Das Nachspielen der Situation bringt Sicherheit und eine Veränderung der Gefühle mit sich. Ein Kollege und eine Kollegin können die Situation stellvertretend nachspielen, danach kann, wie im oben genannten Beispiel die Schülerin Verena Koch die Rolle übernehmen. Das Gefühl von Ausgeliefertsein sein und Peinlichkeit wird zu einem Gefühl der Stärke und Gelassenheit. Die Schülerin erlebt sich nicht mehr als hilflos und erweitert so ihre Handlungskompetenz. Des Weiteren erlebt sie den Zusammenhalt und die Unterstützung ihres Teams und ihrer Stationsleitung.

■ **Rollenspiele**

Beobachten ist für eine Verhaltensänderung Kernstück der Theorie des sozialen Lernens (Bandura, 1979). Nach dieser Theorie wird menschliches Verhalten überwiegend durch Beobachtung gelernt. Die Beobachtung kann dabei sowohl aktuelles Verhalten in realen Situationen betreffen, als auch in Filmen oder Rollenspielen stattfinden.

Das Rollenspiel dient dabei als Modell einer realen Problemsituation. Solche Problemsituationen können für die betreffende Person mehr oder weniger bevorzugte Lösungen enthalten. Sie erweitert auf jeden Fall ihr Verhaltensrepertoire für ähnliche Situationen, wie der oben geschilderten.

4.4.7 Blickkontakt

>> Ein Blick sagt mehr als tausend Worte. «

Pinker (2015) beschreibt in ihrem Buch, wie elementar wichtig persönliche Kontakte für unser Leben sind. Oft ersetzt die Online-Kommunikation die arbeitsintensivere, aber auch viel belohnendere persönliche Interaktion, in der man die Reaktionen und die Gefühle des Gegenübers in Echtzeit analysieren muss. Bei dieser gestrafften Form des

Informationsaustausches geht der reichhaltigste Teil der Kommunikation verloren, der Blick, der Tonfall und die Fähigkeit, die Gefühle und Körpersprache der anderen Person zu spiegeln. Der persönliche Kontakt ist die einzige Kommunikationsform, die zu messbaren Vorteilen bei Gesundheit, Lebensdauer und psychischem Empfinden führt. Im Führungsalltag sollte daher, wenn es um Kommunikation geht, der persönliche Kontakt im Vordergrund stehen. Der Blick ist eines der häufigsten und wirksamsten nonverbalen Signale.

> **Blickentzug ist Kommunikationsentzug.**

Jemandem ins Gesicht zu schauen bedeutet, ihm Aufmerksamkeit zu schenken. Unser Gehirn identifiziert mögliche Emotionen insbesondere in den Augen, den umgebenden Muskeln und in der Stellung des Mundes (Newberg, Waldmann, 2013, S.113). Blickkontakt gilt als Zeichen der Anziehung und ruft Sympathie und Hilfsbereitschaft hervor. Ein offener und ruhiger Blick weckt Vertrauen. Personen, die den Blickkontakt meiden, werden als schüchtern und unsicher beschrieben. An die Decke schauen drückt Missbilligung aus, demonstratives Wegschauen signalisiert Langeweile und auf den Boden schauen steht als Zeichen von Unsicherheit. Anstarren und »bohrende Blicke« sind für einen guten Gesprächsverlauf nicht förderlich und werden als aufdringlich und unangenehm empfunden. Ein längerer Blickkontakt wird häufig sogar als Bedrohung angesehen (Matschnig, 2008). Blickkontakt hat eine Art Verstärkerfunktion, die mein Gegenüber aktiviert, etwas zu tun.

Beispiel

In einer kniffeligen Situation einem jüngeren Kollegen mit den Augen zu signalisieren »Du schaffst es!« gibt Mut und Vertrauen.

Während der Visite der Kollegin durch einen bestimmten Blick signalisieren »Wir müssen draußen noch etwas besprechen, nicht hier vor dem Patienten.«.

In Teambesprechungen ist es wichtig, dass der Teamleiter immer wieder freundlich einen Blick »in die Runde« wirft, um die Gesamtstimmung aufzunehmen. Augenkontakt verstärkt gewöhnlich die Vertrauenswürdigkeit und fördert die zukünftige Zusammenarbeit bei Menschen (Newberg, Waldmann, 2013, S.107). Außerdem fühlen sich dann

alle angesprochen und beachtet. Das ist ein Zeichen von Wertschätzung. Besonders für neue Teammitglieder und für Schüler ist der Blickkontakt enorm wichtig. Schaut die Teamleitung bei der Begrüßung ihre Mitarbeiter an, so kann sie auf der einen Seite ggf. sofort sehen, wenn etwas nicht stimmt, auf der anderen Seite fühlen sich die Teammitglieder beachtet. Eine Teamleitung sollte nie ihre Mitarbeiter oder Schüler auf der Station mit Blickentzug und Nichtachtung strafen. Das Führungsverhalten der Stationsleitung hat einen enormen Einfluss auf die Mitarbeiter, das Gefühl nicht wahrgenommen zu werden belastet die Teammitglieder nachhaltig.

4.5   Verhalten

> »Man kann sich nicht nicht-verhalten«. (P. Watzlawick) «

Verhalten bezeichnet das, was an einer Person von außen beobachtet werden kann. Typische Verhaltenselemente sind Körperhaltung, Gesten, Worte, die Art des Redens, das Handeln, Bewegungen. Wird ein Verhalten immer wieder gezeigt, reden wir von einem **Verhaltensmuster**. Das Verhaltensmuster ist die konstante Reaktion und Aktion eines Menschen und wird in unterschiedlichen Situationen gezeigt. Die meisten Verhaltensmuster werden in früher Kindheit erlernt und enthalten z. B. Muster für Ablehnung, Veränderung und Anerkennung, die dann später automatisch gezeigt werden. Menschen greifen auf alte Verhaltensmuster und Strategien zurück (»Damals konnte ich Vater auch immer charmant um den Finger wickeln.«, »Mit Schreien habe ich immer alles bekommen.«), ohne zu prüfen, ob das für die aktuelle Situation überhaupt passend und angebracht ist. Auch in der Kommunikation mit anderen werden unsere Wertvorstellungen und zusätzlich viele erlernte Beziehungsmuster aus der Vergangenheit aktiviert (»Zuhause durfte ich auch nie ausreden.«, »Bei uns wurde nie diskutiert.«). Somit reagieren Menschen gleich, ob es in der Kinderzeit die Ablehnung von der Mutter war oder später die Ablehnung durch die Vorgesetzen ist (Sandler et al., 2009).

In der Familie werden die ersten Teamerfahrungen gemacht. Das Verhalten der Eltern, Großeltern, Geschwister und weiterer Bezugspersonen bietet dem Kind ein Modell für sich selbst. Die Wahrneh-

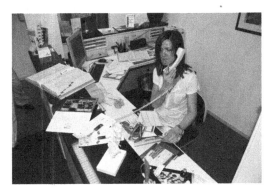

◻ Abb. 4.6   Chaotischer Arbeitsstil.

mung von Personen, die als Modell (Modelle) dienen und ihr Verhalten (Modellverhalten) leiten unser Verhalten (Bandura, 1969). Das gesamte Verhalten von Bezugspersonen bildet das Muster ab, welche das Kind für sich interpretiert und übernimmt. Dadurch werden die Grundlagen dafür gebildet, wie man in der Welt mit anderen umgeht und wie man etwas macht (◻ Abb. 4.6). Nach Lipton (2007) sind diese Verhaltensweisen im Unterbewusstsein gespeichert und werden durch entsprechende Reize gewohnheitsmäßig abgerufen. Sie wirken oft wie »Trigger«, so als hätte man bei der betreffenden Person »einen Knopf« gedrückt. Dadurch wiederholen sich die Verhaltensmuster für soziale Beziehungen, die in der Familie erlernt wurden, unbewusst in anderen Gruppen (Arbeitsstelle, Gremien, Vereine etc.).

Beispiel
Die medizinische Fachangestellte Kerstin Schwarz kommt aus einer total chaotischen Familie, in der alles sehr großzügig und spontan gehandhabt wurde.

Die medizinische Fachangestellte Christa Ottken ist sehr pedantisch und plant gerne im Voraus. In ihrer Familie wurde peinlichst genau auf Ordnung und Gewissenhaftigkeit Wert gelegt.

Kerstin Schwarz reagiert auf Christa mit den Worten: »Die redet ja mit mir wie meine Lehrerin.« und rebelliert gegen Christa Ottken wie ein Teenager. Christa Ottken hingegen sagt: »Mit so einer Chaotin kann ich nicht zusammen arbeiten, die weiß ja gar nicht, wo vorne und hinten ist.« und macht alles selbst, denn sie traut Kerstin Schwarz nichts zu.

Nach Lipton (2007) können diese unterbewusst ablaufenden Verhaltensmuster verändert werden.

Dazu müssen Sie ein Verhalten bewusst überdenken, um es dann zu unterbrechen und eine neue Reaktion zu entwickeln. Dies setzt bewusstes Handeln voraus, ansonsten läuft nur das unterbewusste Programm ab. Das wird im folgenden Beispiel noch einmal deutlich.

Beispiel
Herr Bäumer (Abteilungsleiter in der Klinikverwaltung) merkt, dass ihm die Arbeit über den Kopf zu wachsen beginnt. Er denkt daran, einiges an seine Kollegin Frau Hausmann zu delegieren. Beim letzten Mal reagierte Frau Hausmann jedoch sehr ungehalten, als er ihr eine Aufgabe übertrug. Zudem enthielt die fertige Arbeit drei Fehler. Wie soll er sich verhalten?

Wenn er ihr die Aufgabe überträgt, riskiert er, dass sie wieder unwirsch reagiert und auch wieder Fehler macht. Deshalb entscheidet er sich (ein altes Verhaltensmuster greift): »Bis ich das jetzt lange erklärt habe, mache ich es doch gleich selbst.«. Den inneren Konflikt löst Herr Bäumer auf die gewohnte Weise, indem er die Aufgabe selbst erledigt. Er meidet die Aussprache mit Frau Hausmann, delegiert die Aufgabe nicht und gerät somit noch mehr unter Zeitdruck.

Der innere Konflikt und die bewährte symptomatische Lösung sind meist viel stärker als die Vernunft. Solche Verhaltensmuster sind bei vielen Menschen stark ausgeprägt und rationaler Einsicht selten zugänglich. Auch Angst kann dazu führen, dass alte Verhaltensmuster aus der Kindheit aktiviert werden. Wenn Menschen sich in ihrem Selbstwert bedroht fühlen, reagieren sie oft mit Angst (Satir, 2009). Unbewusste Notprogramme werden ausgelöst. So kann es passieren, dass eine Person plötzlich »losheult« und die Teambesprechung verlässt. Verhaltensmuster laufen ab, mit denen die Person als Kind erfolgreich war, in dem angesprochenen Fall also wie als kleines Kind hilflos fortlaufen. Angst tritt immer dort auf, wo wir uns in einer Situation befinden, der wir nicht oder noch nicht gewachsen sind (Riemann, 2009).

Ein ausgeprägtes Harmoniebedürfnis (Vermeiden der Aussprache mit der Kollegin), hohe Anforderungen an die eigene Person, Leistungsorientierung mit perfektionistischen Tendenzen (ich muss es selbst machen, das kann ich nicht delegieren) und ein ausgeprägtes Verantwortungsgefühl wirken in Verbindung mit zunehmenden Arbeits- und Zeitdruck auf Dauer belastend. Dieses Verhalten führt bei Leitungskräften allmählich zu einer ständigen Überforderung, die im Extremfall im Burnout endet.

4.6   Burnout

4.6.1   Was ist Burnout

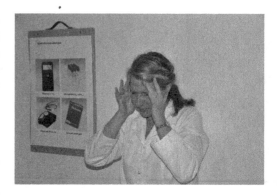

▢ Abb. 4.7   Burnout.

Der Begriff Burnout (engl. »to burn out«, ausbrennen) wird als Zustand seelischer, geistiger und körperlicher Erschöpfung beschrieben. Ende der 1960er Jahre wurde zunächst der Begriff »Flameout« benutzt. Der Psychoanalytiker H. Freudenberger hat 1974 den Begriff Burnout geprägt und für helfende Berufe wie Ärzte, Pfleger, Rettungspersonal, Sozialarbeiter und Erzieher verwendet. Bei diesen Berufsgruppen beobachtete er relativ häufige Krankschreibungen und Frühverrentungen nach einem »Ausbrennen« durch besonders hohe Arbeitsbelastung bei besonders hohem Engagement (Freudenberger, 1974).

Das Burnoutsyndrom hat sich in jüngster Zeit missbräuchlich zu einem Statussymbol des beruflichen Engagements entwickelt. Burnout ist ein Modebegriff für Zusammenbruch, Überforderung, Belastung und Depression geworden. »Ich habe Burnout« spricht sich leichter aus als »Ich bin depressiv«. Betroffene berichten im Coaching auch von der Angst, der beschleunigten Welt nicht mehr gewachsen zu sein. Das Springen zwischen On- und Offline (moderne Kommunikationsmittel), das Zunehmen von Geschwindigkeit und Dringlichkeit, zusammen mit Zeitdruck und Zeitnot wirken belastend. Die Grenzüberschreitungen zwischen Arbeit und Freizeit sind fließend, die Struktur geht verloren. »Powernapping« statt Mittagsschlaf, das Vergessen von Pausen, ein gesteigerter Arbeitseinsatz, Überstunden, das Puschen mit Medikamenten und das Überhören von körperlichen Signalen über einen längeren Zeitraum sind keine Seltenheit. Besonders Führungskräfte im mittleren Management, die ihren Mitarbeitern Entscheidungen »verkaufen« sollen, hinter denen sie nicht stehen, sind hiervon betroffen.

Über kaum ein Thema ist in den letzten Jahren mehr geschieden worden. Burnout nimmt einen immer größeren Raum ein und betrifft mittlerweile viele Berufsgruppen. Es gibt nicht eine Ursache für Burnout. Burnout ist ein Komplex, der durch anhaltende emotionale Erschöpfung durch Überbeanspruchung eigener Ressourcen, dadurch reduzierter Leistungsfähigkeit und zunächst subtiler persönlicher Veränderungen einhergeht. Die Betroffenen sind oft perfektionistisch, harmoniebedürftig und wollen es allen Recht machen. Typisch ist ein hohes Bedürfnis nach Wertschätzung und Anerkennung.

Abgrenzung und »Nein sagen« fällt den Betroffenen schwer. Oft haben sie früh gelernt, für andere da zu sein. Gerade die Mitarbeiter, die immer funktionieren und auf die sich die Leitung verlassen kann, werden häufig darum gebeten, zusätzliche Aufgaben zu übernehmen. Als Leitung darf man diese Mitarbeiter nicht überfordern, da sie auf lange Sicht gesehen sonst ausfallen.

Überhöhte innere Ansprüche und auch äußere Faktoren, wie ein schlechtes Arbeitsklima, unklare Arbeitsaufträge, mangelnde Transparenz, Entscheidungen, die als unfair angesehen werden, fehlende Anerkennung, kaum Gestaltungsspielräume, Umstrukturierungen, Personalabbau und Personalmangel auf unbestimmte Zeit wirken belastend.

Folgende Verhaltens- und Persönlichkeitsveränderungen sind von den Kollegen wahrzunehmen (▢ Abb. 4.7). Häufige Krankmeldungen, sozialer Rückzug (kommt nicht mehr mit in die Kantine), plötzlich weniger von sich aus erzählen, keine Gefühle mehr zeigen können, keinen Spaß mehr mitmachen, sich an nichts freuen können, Dienst nach

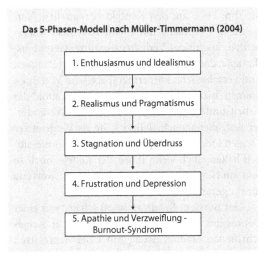

Das 5-Phasen-Modell nach Müller-Timmermann (2004)

1. Enthusiasmus und Idealismus

2. Realismus und Pragmatismus

3. Stagnation und Überdruss

4. Frustration und Depression

5. Apathie und Verzweiflung -
Burnout-Syndrom

☐ **Abb. 4.8** 5-Phasen-Modell nach Müller-Timmermann.

Vorschrift (Patientenzimmer werden abgearbeitet), emotionale Erschöpfung, keine Begeisterung, alles ist gleichgültig, das Mitgefühl nimmt ab, Selbstzweifel, Angst und Reizbarkeit.

Es wird zwischen Burnout als Prozess und Burnout als Syndrom unterschieden. Der Prozess (Phase 1 bis 4) ist als Weg zum Syndrom zu sehen. Manchmal wird er mehrmals im Leben durchlaufen, wenn nicht frühzeitig gegengesteuert wird.

- **Das 5-Phasen-Modell nach Müller-Timmermann (2004)**
☐ Abb. 4.8

Phase 1 In der ersten Phase stürzen sich die Betroffenen in die Arbeit. Sie bleiben länger in der Firma und nehmen auch noch Arbeit mit nach Hause. Familie, Freunde und Hobbys werden vernachlässigt. Die Identifikation mit der Arbeit ist so stark, dass alles andere untergeordnet wird.

Phase 2 Es kommt zu Realismus und Pragmatismus, die Ziele werden realistischer eingeschätzt und die Bedeutung des Privatlebens, der Familie wird erkannt. Dieser Ablauf ist relativ normal und muss nicht unbedingt zum Burnout führen.

Phase 3 Diese Phase ist durch Selbstkritik und auch Versagensängste gekennzeichnet. Sie treten immer mehr in den Vordergrund. Die anstehen-

den Aufgaben scheinen nicht mehr zu bewältigen, Frustration stellt sich ein. Dieser innerliche Stress, der immer präsent ist, führt zu den ersten körperlichen Auswirkungen, wie Schlafstörungen, Anspannung, Müdigkeit und Kopfschmerzen. Durch kurze positive Phasen zwischendurch, denken die Betroffenen sie haben die Krise überwunden.

Phase 4 Sie zeichnet sich durch Resignation aus. Der Betroffenen schleppt sich energielos zur Arbeit, um die Aufgaben zu erledigen, die erledigt werden müssen. Aus Selbstschutz kommt es zu einem Rückzug, andere Menschen werden nicht mehr herangelassen. Wegfall von sozialen Unterstützungsparametern. Der Betroffenen baut eine »Schutzmauer« auf. Hilfe von außen kann nicht angenommen werden und der Verlauf der Krankheit wird dadurch beschleunigt.

Phase 5 In der letzten Phase kommt es dazu, dass die Betroffenen sich selbst ablehnen und mit dem Gefühl kämpfen völlig versagt zu haben. Es kann zu Depressionen kommen, mitunter auch zu Alkohol- und Medikamentenmissbrauch.

Oft ist es der Dauerstress, der durch vielfältige soziale, arbeitsbedingte und persönliche Faktoren entsteht. Dazu können arbeitsbedingte Stressoren wie permanente Über- oder Unterforderung, ständige Konfrontation mit Problemen, unvollständige Informationen, Leistungs- und Zeitdruck, fehlende Anerkennung, schlechtes Betriebsklima und Führungsstil, unregelmäßige Arbeitszeiten und Überstunden führen.

Beispiel

Helga Budde (58 J., Stationsleitung): »Ich beobachte zunehmend, dass junge Kranken- und Gesundheitspfleger, die gerade ihre Ausbildung abgeschlossen haben und voller Freude und Begeisterung ihre erste Stelle antreten, schon nach kurzer Zeit wegen akuter Erschöpfung krankgeschrieben werden. Wir arbeiten täglich mit zu wenig Personal, können oft keine Mittagspause machen, Schokoriegel zwischendurch müssen reichen. Es bleibt keine Zeit für Gespräche oder ausführliche Erklärungen. Der Druck ist immens und eine junge Kollegin beschrieb es mir mit den Worten: »Jetzt ist aus meinem Traumberuf ein Alptraum geworden, ich kann nicht mehr schlafen, ich freue mich nicht mehr auf die Arbeit, ich kann einfach nicht mehr.«. So etwas in meinem Team zu hören, belastet mich, ich versuche die junge Kollegin so gut wie möglich zu unterstützen, sie ist menschlich und fachlich eine extrem gute Mitarbeiterin, doch manchmal sind mir auch die Hände gebunden, wir brauchen einfach mehr Personal.«.

Mitarbeiter im Gesundheitswesen werden tagtäglich emotionalem Stress ausgesetzt. Sie haben ein hohes Maß an intensivem persönlichem Kontakt zu Menschen, die an körperlichen, persönlichen und sozialen Problemen leiden. Hinzu kommen lange Arbeitszeiten. Oft sind diese Kontakte von schwieriger und aufwühlender Natur, wie z. B. der Kontakt mit Sterbenden (Catalan et al., 1996). Das führt auf Dauer zu emotionaler Erschöpfung, Depersonalisation und reduziertem persönlichen Engagement. Burnout geht mit höheren Fehlzeiten am Arbeitsplatz, mit häufigerem Wechsel, schlechteren Leistungen im Beruf, eingeschränkten Beziehungen zu Mitarbeitern, familiären Problemen und schlechter persönlicher Gesundheit einher (Maslach et al., 2001, Schaufeli et al., 1993).

4.6.2 Wie verhalte ich mich als Führungskraft?

» In dem Maße, in dem wir aufhören, gegen Unsicherheit und Ungewissheit anzukämpfen, indem Ausmaß löst sich unsere Furcht auf. (Pema Chödrön) «

Bemerken Sie als Führungskraft Anzeichen eines Burnouts bei einem Teammitglied, versuchen Sie zunächst mit dem Kollegen ein vertrauliches Gespräch unter vier Augen zu führen (je nach betriebsinterner Regelung die PDL mit einbeziehen). Gehen Sie behutsam vor und versichern Sie dem Kollegen, dass das Besprochene in dem Raum bleibt. Sprechen Sie offen die Dinge an, die Ihnen aufgefallen sind (nicht um den »heißen Brei« herum). Verzichten Sie auf Vorwürfe, wie: »Warum haben Sie denn nichts gesagt!« oder Parolen: »Da müssen sie sich zusammen reißen!«.

Informieren Sie den Kollegen über professionelle Hilfen (Betriebsarzt, Hausarzt, Dipl.-Psychologen, psychosoziale Beratungsstelle) und bieten Sie Ihre Hilfe an, den Kontakt herzustellen. Vertrauliche Gespräche mit einem Arzt oder Therapeuten, kognitives Verhaltenstraining, Gesprächstherapie, das Erlernen von Entspannungstechniken und verschiedene körpertherapeutische Verfahren können hier helfen. Auch die Modifikation des Arbeitsumfelds im möglichen Rahmen (veränderter Aufgabenbereich, Teilzeit). Sie als Vorgesetzter können hier nicht über eine längere Zeit professionell helfen, auch wenn ihnen der Kollege noch so sehr am Herzen liegt. Sie tragen die Verantwortung für ihr gesamtes Team.

Das Burnout-Syndrom ist oft schwer von einer Depression zu unterscheiden und tritt in fortgeschrittenen Stadien häufig mit einer depressiven Episode auf (Gleichgültigkeit, Perspektivlosigkeit, Suizidgedanken) und auch mit körperlichen Symptomen, die nicht immer einwandfrei zu diagnostizieren sind (Somatisierungsstörung).

Dr. W. Kissling, Leiter des Centrums für Disease Management am Klinikum rechts der Isar der TU München, schildert, dass die häufigsten Erkrankungen am Arbeitsplatz Depression, Angststörungen und Suchterkrankungen sind. Burnout kann in eine Depression übergehen, die Übergänge sind fließend. Zeichen einer Depression sind u. a. gedrückte Stimmung, Interessenverlust und Freudlosigkeit. Da Depression als Zeichen von Schwäche gilt, wollen sich Führungskräfte nicht eingestehen, dass sie an einer Depression leiden – »Burn-out klingt besser« (www.sueddeutsche.de/karriere/psychische-erkrankung, 2011).

Burnout geht nicht allein Ärzte, Betreuungs- und Beratungspersonal an, es zeugt vielmehr von einer Fehlfunktion in der Organisation, die durch ein Überdenken von Zielen, Werten, Arbeitspensum und Belohnungsstrukturen korrigiert werden muss (Leiter, Maslach, 2005).

Angesichts des Fach- und Führungskräftemangels wollen und können es sich immer weniger Unternehmen erlauben, gute Mitarbeiter durch Burnout oder andere psychische Erkrankungen zu verlieren.

Buchtipps:
- Kraemer H (2012) Soforthilfe bei Stress und Burnout – das Praxisbuch. Kösel, München
- Nelting M (2014) Burn-out. Wenn die Maske zerbricht. München, Goldmann
- Quernheim G (2010) Nicht ärgern, ändern – raus aus dem Burnout. Springer, Heidelberg

4.7   Positives Denken

❯❯ Eines Tages besucht ein Hund den Tempel der tausend Spiegel. Er steigt die hohen Stufen hinauf, betritt den Tempel, schaut in die tausend Spiegel, sieht tausend Hunde, bekommt Angst und knurrt. Mit gekniffenem Schwanz verlässt er den Tempel in dem Bewusstsein: Die Welt ist voller böser Hunde. Kurze Zeit später kommt ein anderer Hund in den gleichen Tempel, auch er steigt die Stufen empor, geht durch die Tür und betritt den Tempel der tausend Spiegel. Er sieht in den Spiegeln tausend andere Hunde, freut sich darüber und wedelt mit dem Schwanz. Tausend Hunde freuen sich mit ihm und wedeln zurück. Dieser Hund verlässt den Tempel in dem Bewusstsein: Die Welt ist voller freundlicher Hunde. (aus Indien) ❮❮

Eine positive mentale Einstellung beeinflusst Ihr Verhalten und entsprechend Ihrer Einstellung werden Sie auch von den anderen Teammitgliedern wahrgenommen. Mit positiven Gedanken werden positive Gefühle erzeugt. Wir reagieren auf andere Menschen so sensibel, dass sie häufig selbst dann einen beträchtlichen Einfluss auf unser Verhalten ausüben, wenn es gar nicht in ihrer Absicht steht. Den Effekt, den die Gegenwart anderer auf uns hat, nennt man soziale Verhaltensförderung (»social facilitation«; (Zimbardo et al., 2008).

Beispiel
Die Pflegeschülerin Miriam Hoffmann beschreibt ihre Stationsleitung: »Frau Sand reißt durch ihre fröhliche und positive Art immer alle mit, es macht Spaß auf der Station zu arbeiten, egal wie viel zu tun ist.«.

Eine negative Stimmung ist immer eine Folge einer bestimmten Art zu denken. Negative Einstellungen und Emotionen wie Ärger, Angst, Schuld, Eifersucht oder Neid sind Gründe für Versagen und Unzufriedenheit. Sie rauben Energie und Freude für die tägliche Arbeit. Negative Gedanken gehen uns länger und ausführlicher durch den Kopf (»Wie konnte das passieren?«), wir können uns nicht mehr so gelassen auf andere Dinge konzentrieren und uns unterlaufen schneller Fehler. Es bildet sich eine Abwärtsspirale negativer Einstellungen und Emotionen (»Ich schaffe das bestimmt nicht.«, »Das wird schwierig.«, »Andere schaffen das mit links.«, »Ob das gut geht?«).

Da es sich jeweils um eine Annahme hinsichtlich Ihrer Zukunft handelt, macht die Einstellung klar welche negative Erwartung Sie haben. Annahme bedeutet, dass die Erwartung noch nicht eingetreten ist – wir rechnen nur damit, dass dies so geschieht. Unsere Wahrnehmung richtet sich nach all unseren Annahmen aus. Machen Sie sich derer bewusst und prüfen Sie, ob es positive Annahmen geben könnte.

Übung
Plus-Minus-Übung: Bitte notieren Sie zehn Annahmen über eine zukünftige Situation, vor der Sie Angst haben. Differenzieren Sie bitte in positive und negative Annahmen. Sollten Sie negative Annahmen haben, suchen Sie eine positive Annahme dazu oder finden Sie eine Situation, wo diese negative Annahme nützlich und förderlich ist.

Positives Denken ist deshalb wirksam, weil die Menschen, die positiv denken, sich mit dem beschäftigen, was sie erreichen wollen. Sie richten ihre Gedanken auf das, was sie sich wünschen und bewegen sich darauf zu (»Was andere schaffen, schaffe ich auch.«, »Sicherlich geht es gut.«). Unsere Stimmung bestimmt in entscheidender Weise mit, was wir wahrnehmen und wie wir uns verhalten. Fokussieren wir Negatives, so verschließen wir uns gegenüber positiven Signalen und geben dem anderen keine Chance. Negative Emotionen sind wie »Energiefresser«, sie schränken das Denk-Entscheidungs- und Innovationsvermögen ein.

Fredrickson (2011) weist darauf hin, dass negative Gedanken (»Ich schaffe es nicht!«, »Nichts mache ich richtig!«) den Alltag beeinflussen und das Urteilsvermögen durchdringen. Sie beeinflussen die Kommunikation mit der Familie, ebenso wie die mit Kollegen und machen jeden guten Willen zunichte. Eine ungebremste negative Haltung führt zu gesundheitsschädlichen Gefühlen, zu Wut, Verachtung, bis hin zu Depressionen, die letztlich den ganzen Körper beeinflussen.

Wer schon einmal verliebt war, weiß, dass Gefühle massiv unser Denken beeinflussen. Sie gehen beschwingter zur Arbeit und selbst der unfreundlichste Patient wird freudig begrüßt und zum Lächeln gebracht. Auch die Körperhaltung ändert sich und Sie gehen viel offener durch den Tag. Wenn wir verärgert sind, fallen uns in einer Teambesprechung die besten Argumente nicht ein. Im Auto, auf dem Weg nach Hause, wenn wir im entspannten Zustand sind, haben wir dann oft kreative Einfälle und gute, passende Antworten. Wenn wir uns gut fühlen, lassen wir uns eher auf unser Gegenüber ein und haben kreative Ideen.

Positives Denken und positive Gefühle erweitern den Wahrnehmungshorizont. Unter dem Einfluss guter Gefühle sind die Menschen wacher und aufmerksamer. Fredrickson (2005) konnte in ihren Untersuchungen nachweisen, dass positive Gefühle den Aufbau und die Pflege sozialer Beziehungen und Bindungen begünstigen. Sie fördern das Lernen, die Kreativität und alle Intelligenzleistungen, die Problemlösungen auf einem höheren Niveau erlauben. Sie wirken sich positiv auf die körperliche Gesundheit aus. Stressreaktionen werden gemildert und schneller abgebaut. Sie verbessern die Qualität unserer psychischen Fähigkeiten, wie Resilienz (Widerstandskraft), Zielgerichtetheit und Optimismus, und sie festigen die Identität. In weiteren Untersuchungen zeigte Fredrickson (2009), dass sich positiv gestimmte Menschen mit anderen Menschen wesentlich enger verbunden fühlen und sich hilfsbereiter verhalten. Dieser Effekt konnte in den unterschiedlichsten Kulturkreisen nachgewiesen werden. Barbara Fredrickson ist Professorin für Psychologie an der University of North Carolina und forscht seit Jahren über den Einfluss und die Wirksamkeit positiver Gefühle auf das menschliche Verhalten, die Psyche und die Gesundheit.

Buchtipp:
– Fredrickson BL (2011) Die Macht der guten Gefühle. Wie eine positive Haltung ihr Leben dauerhaft verändert. Campus, Frankfurt New York

4.7.1   Gewohnheiten und Denkmuster

» Die Dinge sind nicht so, wie sie sind. Sie sind immer das, was man aus ihnen macht. (Mies van der Rohe) «

■ **Glaubenssätze**

Glaubenssätze sind Annahmen in unseren Köpfen. Sie helfen dabei, uns zu orientieren und das Leben zu organisieren. Sie bestehen meistens aus (un)bewussten Verallgemeinerungen über uns selbst, die anderen Menschen und die Welt, von deren Wahrheit wir überzeugt sind (Dilts, 2006). Glaubenssätze beeinflussen stark das eigene Verhalten in Bezug auf andere Menschen.

Es wird zwischen Glaubenssätzen unterschieden, die die Möglichkeiten des Lebens erweitern, wie z. B.: »Das schaffe ich!«, »Ich kann das!«, und solchen, die sie einschränken: »Das klappt sowieso nicht.«, »Ich bin zu alt, zu ängstlich, zu jung, zu …«.

Seelische Blockaden entstehen aus einschränkenden Glaubenssätzen, der gedanklichen Bewertung von Lebensereignissen, sowie aus den daraus entstehenden, wiederkehrenden negativen Emotionen, wie z. B. Angst, Wut, Hass, Sorgen, Ärger, Schuldgefühle und Neid.

Negative Glaubenssätze über sich selbst sind Aussagen über vermeintliche Unvollkommenheit, Mängel bzw. Fehler, die sich als Überzeugungen verfestigt haben und im Unterbewusstsein verankert sind.

Welche unbewussten Glaubenssätze (»Ich bin nur etwas wert, wenn ich etwas leiste«) einen perfektionistischen Menschen leiten, beschreibt der Neurowissenschaftler Bonelli (2014). Als Wurzel des perfektionistischen Handelns beschreibt er die tiefe Angst, getadelt zu werden, kritisiert zu werden, nicht zu genügen, nicht zu gefallen, und die Angst vor der Entwertung der eigenen Person.

❯ **Wir neigen dazu, unser Glaubenssystem immer mit den Informationen zu verstärken, die in unser Denkmuster passen.**

In Seminaren und im Einzelcoaching fällt oft der Satz: »Na ja, da kann man nichts machen, Augen zu und durch!«.

Dies ist ein persönlicher Glaubenssatz, der sich in dem Kopf einer Person festgesetzt hat. Je öfter er wiederholt wird, desto mehr wird er zu einer Überzeugungen. Wird er ständig vor dem Team geäußert, kann er im Team zu einem kollektiven Glaubenssatz werden, der die tägliche Arbeit unbewusst belastet. Auch das zukünftige Verhalten richtet sich danach aus, das Engagement, etwas zu ändern nimmt ab. Sprüche wie: »Da muss ich durch, nur noch acht Jahre bis zur Rente!« sind

◘ Tab. 4.1 Änderung im Verhaltensmuster	
Ungünstige Verhaltensweise	**Positives Verhalten in der Zukunft**
Ich werde in Gesprächen schnell ungeduldig	Ich lasse meinen Gesprächspartner in Ruhe ausreden
Ich gehe Konfliktpartnern lieber aus dem Weg	Je schneller ich den Konflikt anspreche und löse, umso leichter geht es
Ich reagieren schnell mit Vorwürfen	Ich sage, was ich mir wünsche

keine Seltenheit«. Glaubenssätze existieren nur in unserem Kopf, es sind Annahmen über Etwas.

❯ Besser »Augen auf und dabei!« statt »Augen zu und durch!«.

■ **Alte Verhaltensmuster**

Dem Verhalten einer Person liegt immer eine Einstellung zugrunde. Versuchen Sie, Ihre Einstellung bewusst zu überdenken und nicht (wie sonst) auf Knopfdruck zu reagieren – das alte Verhaltensmuster abzuspulen (◘ Tab. 4.1).

Wenden Sie eine Visualisierungstechnik als Hilfe an, indem Sie sich z. B. sofort ein rotes Stopp-Zeichen vorstellen, wenn Sie vermeintlich in das alte Verhaltensmuster (z. B. Vorwürfe machen) zurückfallen. Visualisieren ist eine spezielle Methode aus dem Bereich des mentalen Trainings. Die Visualisierung motiviert für die Erreichung des Ziels. Auch mentale Bilder helfen, neue Verhaltensmuster schneller zu integrieren.

Übung
- Reflektieren Sie Ihr Verhalten!
- Welche Verhaltensmuster bezeichnen Sie selbst als »ungünstig«, d. h. welche stehen Ihnen im Weg?
- Schreiben Sie das bitte auf ein Blatt, dann visualisieren Sie es zusätzlich und lesen Sie diesen Satz einmal laut vor.
- Was können Sie jetzt schon verändern?
- Welches positive Verhalten möchten Sie in Zukunft zeigen?
- Gehen Sie erst »ein Thema« an und üben Sie im Alltag. Versuchen Sie nicht, alles auf einmal umzusetzen. Entscheiden Sie sich bewusst dafür das alte Verhalten durch ein neues positives Verhalten zu ersetzen.

Beispiel
Mona Walldorf: »Wenn ich kritisiert werde, ziehe ich mich beleidigt zurück.«. Sie will ihr Verhalten ändern und in zukünftig folgendermaßen auf Kritik reagieren: »Ich bedanke mich für das Feedback und denke in einer ruhigen Minute oder abends noch einmal darüber nach.«.

■ **Neue Verhaltensmuster**

Formulieren Sie das Verhalten in der Zukunft immer positiv. Artikulieren Sie, was Sie wollen und nicht, was Sie nicht wollen.

Beispiel
Herr Hansen von der HNO-Station trifft auf dem Flur seine frühere Kollegin Sarah Schneider aus der Unfallchirurgie. Ein Smalltalk beginnt und die beiden reden über den bevorstehenden Urlaub.

Benedikt Hansen: »Wo möchtest du in diesem Jahr deinen Sommerurlaub verbringen?«.

Sarah Schneider: »Ich möchte nicht in die Türkei fliegen.«.

Jetzt weiß der Kollege, was seine Kollegin nicht will, aber nicht, wohin sie wirklich möchte. Klarheit in der Kommunikation heißt zu formulieren, was ich will und nicht was ich nicht will.

Wenn Sie als Stationsleitung mit ihrem Team kommunizieren, sagen Sie konkret was Sie wollen, wo es hingehen soll. Wenn Mitarbeiter im Team benennen, was sie nicht mehr wollen, fragen Sie als Leitung nach. Hier bietet sich das Wort »stattdessen« an: »Was möchten Sie stattdessen?«.

Übung
Achten Sie heute einmal bewusst darauf, wie oft Sie und ihre Kollegen das Wort »nicht« verwenden, besonders wenn Wünsche und Ziele formuliert werden.

4.7.2 Positive Haltung der Teamleitung

>> Lehre tut viel, aber Aufmunterung tut alles. (J.W. von Goethe) <<

Durch ein konsequent positives Verhalten können Sie als Führungskraft Mitarbeiter, Kollegen aus anderen Funktionsabteilungen und Patienten zu einem positiven Verhalten anregen. Mit einer positiven Einstellung kann eine Führungskraft auch ihre Mitarbeiter anregen, sich Gedanken über ihre Arbeit, ihre Kollegen und die Station zu machen. Die Rahmenbedingungen müssen allerdings stimmen, d. h. das Team muss in sich integer und »gesund« sein.

Leitungen, die mit viel Enthusiasmus und einer positiven Haltung ihren Mitarbeiter gegenübertreten, den Kontakt zu ihnen pflegen und Wert auf eine direkte Kommunikation legen, ermutigen damit ihre Teammitglieder es ihnen gleich zu tun. Ermutigung (Empowerment) ist als ein wichtiges Konzept in die Pflege eingegangen (Dennis, 1991). Die Kernkompetenz von Führungskräften ist Kommunikation.

Example
Margarete Weber (Stationsleitung seit 13 Jahren): »Ich bin mit Leib und Seele Stationsleitung und Krankenschwester. Ich liebe meinen Beruf und die Menschen und so gehe ich auch auf mein Team zu. Wichtig ist mir, dass wir im Team immer im Gespräch bleiben.«.

Die eigene Einstellung ist ausschlaggebend für das Verhalten der anderen. Wenn Sie mit einer negativen Erwartungshaltung auf die Station oder in ein Gespräch gehen, wirkt sich das auf Ihr Team, Ihren Gesprächspartner und den Verlauf des Tages und des Gesprächs aus. Eine positive Erwartungshaltung und eine natürliche, positive Ausstrahlung bewirkt das Gegenteil. Ab dem Moment, wo Sie anfangen, ihre Einstellung zu ändern, stellen Sie fest, dass sich auch Ihr Umfeld ändert.

Dazu gehört auch eine positive und wertschätzende Kommunikation. Menschenführung und Kommunikation sind eng miteinander verbunden. Der Führende nimmt durch seine Worte und den sprachlichen Ausdruck einen entscheidenden Einfluss auf die Verhaltensweisen der Mitarbeiter, die er führt. Wer nicht kommuniziert, kann auch nicht führen.

▪ Besprechungen
Eine Kommunikation sollte immer geprägt sein von einem Miteinander und nicht von einem Gegeneinander. Sagen Sie lieber: »Lassen Sie uns beginnen…« statt: »Ich fange jetzt an, Ihnen das zu erklären!« (Lehrerverhalten).

Druck erzeugt Gegendruck und das Gespräch wird immer unsachlicher. Mit diesen negativen Formulierungen erreichen Sie, dass Ihr Gesprächspartner in eine Verteidigungshaltung geht und auch emotional blockiert:
- »Passen Sie mal auf!«,
- »Wenn Sie mir richtig zugehört hätten, …«,
- »Sie müssen …«.

Auch unter Zeitdruck, in Konferenzen und Teambesprechungen den richtigen Ton zu treffen und den Mitarbeitern nicht »über den Mund« zu fahren oder sie immer wieder zu unterbrechen, kann erlernt werden. Wenn eine Führungskraft einen Mitarbeiter immer wieder unterbricht, ist das in etwa so, als würde man einer Person, die gerade beim Mittagessen ist, immer wieder den Teller wegziehen, irgendwann hat sie keine Lust mehr weiter zu essen. Ebenso verhält es sich auch mit den Mitarbeitern, die sagen irgendwann gar nichts mehr.

▪ Vorwürfe
Eine Führungskraft sollte sich mit pauschalen Vorwürfe, wie: Sie sind immer unpünktlich!« zurückhalten. Auch spitze Bemerkungen und Anspielungen auf die Schwächen der Mitarbeiter rufen Spannungen und Abwehr hervor. Bleiben Sie auf der sachlichen Ebene: »Sie sind schon zweimal nicht rechtzeitig zur Teambesprechung gekommen, ich möchte, dass wir pünktlich anfangen können, teilen Sie sich ihre Zeit dementsprechend ein.«.

> Nehmen Sie ihre Führungsrolle wahr (Klarheit), das Team beobachtet ihr Verhalten ganz genau.

Eine Führungskraft kommuniziert immer, auch ohne Worte. Wenn die Führungskraft frustriert ist (Gesichtsausdruck, Haltung, Sprache), aus welchen Gründen auch immer, demotiviert sie damit auch andere. Wenn sich Aufgabe und Hoffnungslosigkeit verbreiten, geht dem Team auch die Hoffnung verloren. Gefühle haben die (un)günstige

Eigenschaft, dass sie sich leicht auf den anderen übertragen.

4.7.3 Positive Haltung (in schwierigen Situationen)

» Die Dinge, die wir wirklich wissen, sind nicht die, welche wir gehört oder gelesen haben. Vielmehr sind es Dinge, die wir erlebt, erfahren, empfunden haben. (C.M. Woodwards) «

Gehen Sie positiv und offen in Gespräche oder Verhandlungen und erwarten Sie nicht schon vorher, dass Ihre Arbeit kritisiert wird oder Ihnen Vorhaltungen gemacht werden. Wer bereits vor einer Verhandlung, Prüfung, der ersten Blutentnahme oder der ersten Operation über seine Niederlagen nachdenkt, wird sich relativ schnell schlecht fühlen. Diese schlechte Stimmung wirkt sich dann auch auf das Verhandlungsgeschick, die Körpersprache und die Konzentration aus.

Negative Gedanken und Angst blockieren das Denken. Durch selbst gemachte, im Kopf inszenierte Denkblockaden bremsen Sie sich aus. Eine positive Erwartungshaltung löst positive Gedanken und Gefühle aus, die zu einem besseren Verhalten führen. Der Gedanke vor einer Verhandlung »Ich bin mir sicher, die PDL ist fair und ich habe schon ganz andere Situationen gut gemeistert.« oder »Ich habe schon eine ähnliche Operation durchgeführt und da ist auch alles gut gegangen.« ist weitaus günstiger für den Erfolg. Konzentrieren Sie sich immer auf das, was Sie können und nicht auf das, was Ihnen fehlt.

Beispiel
Valerie Leroc (Medizinische Fachangestellte in der Ausbildung): »Mein Chef ist immer positiv eingestellt. Ich hatte solche Angst davor jemanden Blut abzunehmen, da hat er mir seinen Arm hingehalten und gesagt: »So machen Sie mal, wer schreiben kann, kann auch Blut abnehmen!«, da musste ich so lachen und meine Angst war verflogen. Die Blutentnahme bei meinem Chef verlief problemlos. Seine positive Art und das Vertrauen in mich, dass ich alles schaffen kann, begleiten mich jeden Tag.«.

- **Warum ist eine positive Einstellung wichtig?**
Eine positive mentale Einstellung und Haltung ist der entscheidende Faktor, wie eine Person als Teammitglied oder als Teamleiter auftritt, handelt und von den anderen Teammitgliedern wahrgenommen wird. Der Alltag wird von dem bestimmt, was Sie denken und wie Sie denken. Wenn Sie sich selbst positiv wahrnehmen, kontrollieren Sie Ihr eigenes Leben. Wenn Sie sich negativ wahrnehmen, haben Sie keine eigene Kontrolle, sondern werden von außen bestimmt.

Menschen, die in guter Stimmung sind, fällt es oft leichter, eine weite mentale Perspektive einzunehmen und den Blick auf das große Ganze zu lenken (Fredrickson, 2011).

- **Die Kraft der Gedanken**

Übung
Versetzen Sie sich bitte gedanklich in folgende Situation: Sie sitzen an einem schönen, weißen Sandstrand und beißen in eine saftige Ananas. Haben Sie jetzt einen süßen und saftigen Geschmack im Mund, ohne in die Ananas gebissen zu haben? Wie schmeckt Ihnen der Gedanke?

Gedanken zeigen immer ihre Wirkung und haben einen Einfluss auf den ganzen Körper. Positive Gedanken beeinflussen nicht nur die Stimmungen von Personen, sie bestimmen ihr ganzes Verhalten.

Mit einer positiven und optimistischen Grundeinstellung können Menschen eine positive Wirkung auf ihr Umfeld ausüben. Dadurch wird das Arbeitsklima und das Verhalten anderer im Team beeinflusst.

4.7.4 Die Anleitung von Mitarbeitern

» Sehen ist anders als erzählt bekommen. (aus Kenia) «

Jeder Mensch lernt anders und benötigt auch andere Arbeitsanleitungen, um Dinge zu verstehen. Konzentrieren sie sich darauf, welchem »Kanal« (visuell, akustisch, kinästhetisch) ihre Kollegen bevorzugen. Gerade bei der Anleitung von Schülern ist es sinnvoll darauf zu achten. Die eine Person muss etwas anfassen (kinästhetisch), um es zu verstehen, die andere muss es zweimal hören (akustisch) und die dritte Person muss es vor sich sehen oder lernt schneller mit einem Schaubild (visuell).

Auch an der Sprache der Mitarbeiter kann die Führungskraft heraushören, welchen Wahrnehmungskanal eine Person bevorzugt.

- **Visuell** orientierte Menschen wenden ihre Aufmerksamkeit hauptsächlich Sichtbaren zu. Sie sagen: »Ich muss das vor Augen haben.«, »Solange ich das nicht sehe, verstehe ich es nicht.«, »Wo kann ich das noch einmal nachlesen?« oder »Der Vorgang erscheint mir klar.«.
- **Akustisch** orientierte Menschen achten stärker auf Hörbares: »Ich verstehe das nicht.«, »Mir muss das noch einmal jemand mit anderen Worten erklären.« oder »Das klingt gut.«.
- **Kinästhetisch** (tasten, haptische Wahrnehmung) orientierte Menschen äußern z. B.: »Ich muss den Verband einmal selber anlegen, dann kann ich es.«, »Das fühlt sich gut an.« oder »Wenn ich darüber streiche, weiß ich, dass es richtig sitzt.« Diese Person muss Dinge in die Hand nehmen, um sie im wahrsten Sinne des Wortes zu »be-greifen«.

Einem Schüler, der sich z. B. nicht merken kann (akustischer Kanal), welche Spätfolgen Diabetes haben kann, hilft es die betreffenden Körperstellen (Augen, Zähne, Haut, Nieren, Herz, Unterschenkel, Fuß usw.) bei sich selbst zu berühren (kinästhetisch) oder auf einem Schaubild zu sehen (visuell).

So kann Sätzen wie: »Haben Sie das immer noch nicht verstanden!«, »Ich sage Ihnen das jetzt ein letztes Mal!« oder »Wie oft wollen sie sich denn das noch anschauen!« entgegen gewirkt werden. Stress und Angst erzeugen eine negative Lernatmosphäre und beeinträchtigt die geistige Leistung.

Prinzipiell ist es beim Lernen wichtig alle Sinneskanäle anzusprechen, damit das Gelernte besser sitzt. Arbeiten Sie wenn möglich mit Bildern, so können abstrakte Informationen besser behalten werden. In einer positiven und vertrauensvollen Atmosphäre lernt es sich leichter.

Beispiel

Jeder lernt anders – Unterschiede berücksichtigen!

Sabine Meischner (Stationsleitung, 22 J. Berufserfahrung): »Ich habe die Erfahrung gemacht, dass junge Pfleger oft nicht so schnell sind wie die Schülerinnen. Deshalb müssen sie anders behandelt werden, sensibler, da muss man feinfühlig sein, sonst verlassen sie schnell wieder das Haus und geben ihren Beruf auf. Sie sind nur anfangs langsamer, dass gibt sich aber mit der Zeit, danach sind keine Unterschiede mehr festzustellen. Das lernt man durch Beobachtung und dem vorurteilsfreien und wertschätzenden Umgang mit ihnen. Jeder Schüler und jede Schülerin kommt mit unterschiedlichen Erfahrungen und einem anderen, auch familiären, Hintergrund auf die Station. Auch die individuellen Werte sind bei der jüngeren Generation ganz andere. Man darf die Schüler nicht gleich verurteilen, man sollte sich Zeit lassen, vorsichtig sein, ein Gespür für sie entwickeln, sich auch einmal zurücknehmen und genau hinhören.«.

Das oben genannte Beispiel zeigt, wie wichtig es ist, Toleranz zu üben. Menschen sind unterschiedlich und die eigenen Werte sind nicht automatisch für alle gültig. Wenn wir dies verstehen, tolerieren und akzeptieren, dann haben wir nicht länger den Wunsch, andere so zu ändern, wie wir sie gerne hätten. Das Zusammenarbeiten wird dann für jeden eine Bereicherung, wenn wir voneinander und miteinander lernen.

» Behandle die Menschen so, als wären sie, was sie sein sollten, und du hilfst ihnen zu werden, was sie sein können. (J.W. von Goethe) «

Beispiel

Herr Löwe wartet in seinem Bett darauf, dass er zum OP gefahren wird. Es ist seine erste Operation und er ist ziemlich angespannt. Die Tür öffnet sich und Frau Roth, eine Schülerin betritt das Zimmer, gefolgt von ihrer Kollegin Frau Bauer, einer examinierten Schwester. Zusammen mit Frau Bauer soll sie den Patienten zum OP bringen. Herr Löwe sagt: »Ah, da kommt ja der Hol- und Bring-Service.«

Frau Roth antwortet schnippisch: »Ich arbeite doch nicht beim Pizza-Service!« Frau Bauer versucht die Situation zu retten und geht freundlich auf Herrn Löwe ein. Bis zum OP entspannt sich die Lage.

Erst auf dem Rückweg wendet sich Frau Bauer der Schülerin zu und erklärt ihr ruhig und sachlich,

❏ Tab. 4.2 Negatives – positives Denken	
Überforderungsdenken	**Positives Denken**
»Ich schaffe das alles nicht!«	»Ich arbeite alles in Ruhe nacheinander ab.«
»Ich drehe noch durch!«	»Das bringt mich nicht aus meinem Konzept.«

das es Patienten gibt, die versuchen sich betont »locker« zu geben und durch Sprüche, Witze oder auch durch »ganz viel reden« ihre Angst zu kompensieren. Frau Roth entschuldigt sich und die Sache ist erledigt.

Analyse:
- Das vorbildliche Verhalten von Frau Bauer hat dazu geführt, dass ein Vorführen der Schülerin vor dem Patienten vermieden wurde.
- Pauschale Vorwürfe wurden vermieden (»Das hättest du doch wissen müssen!«).
- Frau Bauer kritisiert nicht die Person, sondern spricht das Kommunikationsverhalten von Frau Roth an.
- Sie gibt der Schülerin eine Erklärung für das Verhalten von Herrn Löwe.
- Sie spricht mit der Schülerin auf einer Ebene.
- Die Schülerin reflektiert ihr Kommunikationsverhalten.
- Keine »Vergiftung« der weiteren Zusammenarbeit.

4.7.5 Negative Denkgewohnheiten – Ziel: Flexibilität im Denken und Handeln

» Ich tue ständig Dinge, die ich nicht kann – auf diese Weise lerne ich sie. (P. Picasso) «

Negative Denkgewohnheiten rauben den Menschen Energie, neue Gedanken zu denken und neue Verhaltensweisen auszuprobieren. Diese Menschen blockieren sich selbst mit ihren Bedenken (z. B. Angst, Sorgen, »Das geht nicht, weil …«) und das Treffen von Entscheidungen fällt schwer.

In den Gedanken steckt unglaublich viel Kraft, denn die Art, wie sie ein Ereignis deuten, verursacht die Emotion. Das Ereignis hat an und für sich keinen emotionalen Inhalt.

Beispiel
Herr Propper sperrt sich morgens auf dem Weg zur Arbeit aus, der Autoschlüssel liegt in der Wohnung. Gedanke: »Oh nein, ich komme zu spät zur Schicht!«, Gefühl: Unruhe, Panik. Wenn Sie hier ihren Gedanken verändern (»ich bestelle mir ein Taxi«), verändert sich auch das Gefühl (Ruhe).

Dieses zeigt, wie schnell Menschen mit negativen Gefühlen reagieren, obwohl das Ereignis relativ unspektakulär ist. Hinzu kommt, dass dieses negative Gefühl (»der Tag fängt ja schon gut an«) oft den weiteren Verlauf des Tages beeinflusst.

Wie machen sich Menschen ihre negativen Gedanken/Denkblockaden bewusst? Indem Sie auf ihre Sprache achten (❏ Tab. 4.2).

Virgina Satir (1916-1988; Vertreterin der Humanistische Psychologie) hat sich in ihrer langjährigen Arbeit als Familientherapeutin intensiv mit Kommunikationsstrukturen in Familien beschäftigt. Diese Kommunikationsmuster, festgefahrenen Kommunikationsabläufe und Haltungen (Mimik, Gestik) können sich später in anderen Gruppen und Beziehungen unbewusst wiederholen. Nach Satir (2009) gibt es vier sich negativ auswirkende Kommunikationsmuster:
1. Beschwichtigen
   - Diese Person beschwichtigt auf Kosten ihres eigenen Selbstwertgefühls, die eigenen Gefühle werden missachtet.
   - Aussage: »Ich mache immer alles falsch!«.
   - Sprache: Benutzt häufig Konjunktive (sollte, könnte, müsste). Entschuldigt sich oft.
   - Tendenz zum »Gedankenlesen«.
2. Anklagen
   - Um sich selbst zu schützen greift oder klagt diese Person andere an.
   - Aussage: »Du machst nie etwas richtig.« oder »Niemand kümmert sich um mich.«.

- Sprache: Benutzt häufig Generalisierungen (immer, nie) und Einschränkungen (weil, darum).
3. Rationalisieren
  - Diese Person zeigt allen anderen, wie klug sie ist. Für emotionale Themen wir eine logische Lösung gesucht.
  - Aussage: »Ich bin da ganz vernünftig und sachlich.«.
  - Sprache: Benutzt häufig Nominalisierungen (abstrakte Hauptwörter), nüchtern, sachliche Sprache.
4. Ablenken
  - Diese Person versucht Aufmerksamkeit zu bekommen, um von andern wichtigen Themen abzulenken.
  - Aussage: »Ich mache alles, um Aufmerksamkeit zu bekommen.«.
  - Sprache: Benutzt häufig Verallgemeinerungen (alle, jeder). Oft unpassend, verwirrend, unsicher, sprunghaft.

Diese Kommunikationsmuster, die in der Familie gelernt wurden, wiederholen sich oft, wenn eine Person in ein neues Team kommt. So wird z. B. erstaunlich schnell auf alte Erfolgsstrategien (z. B. Anklagen) zurückgegriffen (»Immer werden die anderen Kollegen zuerst gelobt!«). Ob es in der aktuellen Situation angebracht und passend ist erkennt die Person nicht, da dieses Muster für sie unbewusst abläuft.

Besonders zu Beginn einer Teamentwicklung sollte die Teamleitung diese Prozesse »im Hinterkopf« haben, besonders wenn das Verhalten eines Teammitglieds aus der aktuellen Situation heraus unerklärlich erscheint.

- **Die »Immer-Denker« (Generalisierung)**

Es gibt Menschen, die dazu neigen Einzelereignisse zu verallgemeinern und dadurch zu falschen Rückschlüssen zu gelangen. »Ich muss immer alles selber machen!« oder »Immer bekomme ich die schwierigen Fälle!« Geben Sie diesen Personen ein Feedback, hinterfragen Sie die Aussagen: »Ist das wirklich immer so?«.

Mitunter gelingt es den Personen das Wort »immer« aus ihrem gedanklichen Wortschatz zu streichen. Oft sind sie sich dieser Angewohnheit,

sich selbst so negativ zu programmieren gar nicht bewusst. »Immer« muss man nicht immer mit sich »herumtragen«!

Welchen Zusammenhang zwischen Psyche und Wortwahl einer Person bestehen konnte der Sozialpsychologe Pennebaker (2011) in zahlreichen Untersuchungen nachweisen. Persönlichkeit und emotionale Verfassung, Denkstil und soziale Beziehungen eines Menschen drücken sich in der Art und Weise aus, wie er Hilfsverben, Präpositionen, Pronomen (von sich spricht = Ich) und Konjunktionen (sollten, könnten, müssten) gebraucht. Auch wie häufig eine Person »wahrscheinlich« oder »niemals« sagt.

Beispiel
Elisabeth Huber: »Ich muss immer alles sofort erledigen!«.

Im Beispiel stechen diese Wörter sofort heraus: Muss – immer – alles - sofort! Mit dem Wort »muss« setzt sich Frau Huber selber massiv unter Druck. Ist es wirklich »immer« so? Immer ist eine Generalisierung und »Alles sofort« ist ein Ding der Unmöglichkeit und macht Frau Huber auf Dauer fertig.

- **Ändern Sie bewusst Ihre Sprache, sprechen Sie positiv**

Ersetzen Sie negative durch positive Formulierungen: »Interessante Aufgabe« statt »großes Problem«. Tauschen Sie fremdbestimmte (»ich muss«) durch eigenbestimmte Formulierungen (»ich will«, »ich darf«). Streichen Sie Unsicherheitswörter wie: »eigentlich« oder »vielleicht«. Diese Selbstprogrammierung durch ungünstige und limitierende Gedanken bauen innere Barrieren und Grenzen auf.

Ein Beispiel aus der Biologie, für limitierende Gedanken ist der Flug der Hummel: Wissenschaftler haben berechnet, dass eine Hummel bei ihrem Gewicht und ihrer Flügelspannweite eigentlich nicht in der Lage ist, zu fliegen. Glücklicherweise hat die Hummel von alledem keine Ahnung und fliegt.

Buchtipp:
- Holubek M (2011) Gelähmt sind wir nur im Kopf. Südwest, München

4.7.6   Das Einreden negativer Emotionen

>> Nichts ist gut oder schlecht, nur unser Denken macht es dazu. (Hamlet) <<

- **Überreagieren**

Es gibt Menschen, die sich permanent negative Gefühle einreden, das drückt sich auch in ihrer Sprache aus.

Beispiel
Heiko Weller: »Auf dem Weg zur Klinik nerven mich die roten Ampeln, ich habe immer die rote Welle!«.
   Ursula Stein: »Ich hasse es, in der Kantine in der Schlange zu stehen!«.

Dieses Überreagieren macht die Situation nur noch schlimmer und beeinflusst den Alltag und die Arbeit dieser Personen. Negativ gestimmt beginnen Sie ihren Arbeitstag und drücken dies auch mit ihrer Mimik und Gestik aus. Für die Kollegen ist es auf Dauer belastend diesen Gesichtsausdruck zu sehen und immer dieses »Geschimpfe« zu hören. Die negative Stimmung kann sich auch relativ schnell auf das ganze Team auswirken oder einzelne Personen mit »runterziehen«.
   Hier ist es sinnvoll dem Kollegen ein Feedback geben: »Es macht keinen Spaß mit dir zusammen zu arbeiten.« Oft befinden sich diese Menschen schon so in einer »Negativspirale«, dass sie es selbst gar nicht mehr wahrnehmen wie ihr Verhalten auf andere wirkt.

- **Jammern**

Haben Sie es mit einem Mitarbeiter zu tun, der sich selbst dauernd »heruntermacht« (»Das kann ich nicht, das klappt ja nie!«, »Das lerne ich nie!«), sprechen Sie mit ihm darüber, welche Auswirkungen diese negative Selbsteinschätzung hat. Erinnern Sie ihn daran, dass viele Dinge am Anfang schwierig sind, aber durch Übung und der Hilfe der anderen Teammitglieder zu lösen sind (»Jeder hier auf der Station ist hilfsbereit und steht bei Fragen zur Seite!«).
   Sprechen Sie mit dem Kollegen darüber, wie unser Selbstbild unser Verhalten im negativen wie im positiven Sinne beeinflusst.

Stärken Sie sein Selbstvertrauen:
- »Sie können das noch nicht!« (die Betonung liegt auf noch nicht) oder
- »Was fehlt Ihnen, um … zu erledigen?«.

Bieten Sie ihre Hilfe und Unterstützung an und betonen Sie seine Stärken in anderen Bereichen. Versuchen Sie seine Wahrnehmung auf die positiven Dinge in der nahen Umgebung zu lenken. Menschen, die sich beklagen, sind unattraktiv. Sie jammern dauernd (Opferrolle), ändern aber nichts. Niemand fühlt sich zu ihnen hingezogen. Sie belasten ihre Mitmenschen (legen ihnen eine Last auf). Menschen arbeiten am liebsten mit Menschen zusammen, die sie mögen und denen sie vertrauen. Oft fällt es diesen Personen auch schwer einen positiven Small-talk-Einstieg zu finden.

Beispiel
Robert Schneider: »Die Bahn kommt nie pünktlich, wieder scheußliches Wetter heute!«, »Das wird heute wieder ein furchtbarer Tag!«.
   Torsten Hellmann: »Bei Regen ist es drinnen richtig gemütlich.«, »Heute werden vier Patienten entlassen.«, »Ich freue mich schon auf den Geburtstagskuchen von Nadine.«.

Beide Personen sprechen von demselben Tag!
   Es ist anstrengend und kostet viel Energie, mit diesen Menschen zusammen zu arbeiten und immer etwas Positives entgegenzusetzen. Manchmal hilft es, diesen Personen ein Feedback zu geben, da sie selbst nicht mehr wahrnehmen, wie negativ sie agieren.
   Grundsätzlich sind die anderen Schuld, das Wetter, die Patienten, die Kollegen, das schlechte Essen in der Kantine usw. Bieten Sie diesem Kollegen keine Plattform sich immer auszujammern und jammern Sie auf keinen Fall mit. Stellen Sie gezielt Fragen, um ihn aus diesem Problem-Denken (▶ Abschn. 4.3.4) heraus zu führen. Oft lohnt es sich »am Ball zu bleiben«.
- »Was müsste passieren, damit …?«
- »Was können Sie dazu beitragen, dass die Situation besser wird?«

Anfangs kostet das Energie und Ausdauer, wenn der Kollege jedoch merkt bzw. wenn dem Kollegen

Tab. 4.3 Vom »Wenn-Denker« zum »Wie-Denker«	
Wenn-Denker	**Wie-Denker**
Wenn die Patienten nicht …	Wie kann ich die Patienten dazu bringen, dass …
Wenn mein Vorgesetzter mir …	Wie kann ich dazu beitragen, dass …
Wenn meine Kollegen …	Wie kann ich es schaffen …

jedoch bewusst wird, dass sein altes Verhaltensmuster »jammern« und anderen die Schuld zu geben nicht mehr greift, wird er es aufgeben können.

- **Unrealistische Erwartungen - »Wenn-Denken«**

»Wenn-Denker« haben Annahmen über andere Menschen/Kollegen im Kopf, die oft nicht der Realität entsprechen. Es sind nur subjektive Annahmen.
- »Wenn sie ein netter Mensch wäre, hätte sie mir die Fahrstuhltür offen gehalten/blockiert!«
- »Wenn er ein hilfsbereiter Kollege wäre, hätte er mir ohne Aufforderung bei dem Patienten geholfen!«
- »Wenn mein Vorgesetzter mir mehr Anerkennung geben würde, dann würde ich mich mehr anstrengen!«

Dieses »Wenn-Denken« ist völlig überflüssig, denn es bringt die Person nicht weiter. Sie macht sich eher abhängig vom Handeln der anderen oder äußeren Umständen. Geben Sie dem Mitarbeiter ein Feedback. Bitten Sie ihn die o. g. Aussagen mit »Wie« zu formulieren (Tab. 4.3).

Ein »Wie« zeigt Lösungen auf, und lässt die Menschen kreativ und flexibel agieren und bringt sie aus dieser »Ich kann nichts ändern-Falle« heraus. Alles andere raubt sehr viel Energie.

- **Gedankenlesen**
>> Unsere Gedanken sind unser Schicksal. (Schopenhauer) <<

Kennen Sie das auch, Sie hören eine Geschichte und bekommen die Erklärung für den Sachverhalt gleich mitgeliefert.
- »Er schaut mich nicht an, also mag er mich nicht!«

- »Sie begrüßt immer die anderen auf der Teamleiterbesprechung zuerst, also bin ich ihr nicht wichtig genug!«
- »Mir gibt er nie zur Begrüßung die Hand!«

Stoppen Sie als Leitung solche Äußerungen (Negativspirale), hier werden vorschnelle Urteile gefällt.

Beispiel
Leitung: »Es gibt viele Gründe warum Frau Löschken die anderen Teammitglieder zuerst begrüßt hat, das hat nichts mit Ihnen persönlich zu tun.«.

Die Studie von Sedlmeier et al. (2012) ergab, dass Menschen, die sich regelmäßig in transzendentaler Meditation (TM) üben, den Eindruck haben, weniger negative Emotionen im Alltag wahrzunehmen. Ängstliche Menschen berichteten, sich weniger Sorgen zu machen. Insgesamt schienen die Teilnehmer auch eine größere Gefühlsstabilität gewonnen zu haben. Sedlmeier vermutet, dass Meditierende »bestimmte Assoziationen verlernen«. Regelmäßiges Meditieren kann die Stärke von Emotionen verringern und ermöglicht v. a. die Distanz zur Situation. Wer immer wütend wird oder anders negativ auf bestimmte Situationen reagiert, kann sich z. B. fragen: »Will ich mich jetzt wirklich aufregen?«. Sedlmeier sagt, Meditation könne die Freiheit über das eigene Handeln vergrößern.

- **Harmoniedenken – Nicht »Nein-Sagen« können**
>> Menschen, die immer daran denken, was andere von ihnen halten, wären sehr überrascht, wenn sie wüssten, wie wenig die anderen über sie nachdenken. << (B. Russell)

Beispiel

Rita Breuer (Altenpflegerin): »Ich kann nicht Nein sagen, dadurch habe ich noch mehr Arbeit und gerate innerlich richtig unter Stress alles zu schaffen.«, »Auf der anderen Seite möchte ich mich ja nicht unbeliebt machen.«.

Ein »Nein« kommt vielen Menschen nur schwer über die Lippen. Oft steckt dahinter die Befürchtung, dass die Ablehnung von anderen Personen so gedeutet werden könnte, dass sie die an sie gestellte Anforderung nicht erfüllen können oder, dass sie beim nächsten Mal gar nicht mehr gefragt werden. Des Weiteren geht es oft darum, dass eine Person nicht den Preis dafür zahlen möchte, die Erwartung eines anderen Menschen zu enttäuschen und dann sagt sie wieder »ja« obwohl sie eigentlich »nein sagen wollte«. So führen diese Menschen oft ein Leben, das von den Bedürfnissen und Wünschen anderer Menschen bestimmt wird. »Viele Menschen verlieren ihr Leben, obwohl sie noch nicht gestorben sind« (Wehrle, 2015, S.31). Gehen Sie positiv an die Sache heran und malen Sie sich nicht schon vorher aus, was man von ihnen denken könnte (negatives Denken). Verschaffen Sie sich »Luft«, bitten Sie um Bedenkzeit. Positive Verhaltensweisen vereinfachen unser Leben.

Tipp

Nehmen Sie zuhause gedanklich solche Situationen vorweg und antworten dann einmal mit:

- »Da brauche ich etwas Bedenkzeit!«,
- »Ich möchte erst eine Nacht darüber schlafen!«,
- »Morgen erledige ich das gerne für Sie.«.

Sie erweitern so ihr Verhaltensrepertoire und können entspannt mit der nächsten Situation umgehen.

Buchtipp:

- Wehrle M (2015) Sei einzig, nicht artig. So sagen Sie nie mehr Ja, wenn Sie Nein sagen wollen. München, Mosaik Verlag

Literatur

Angelovski I (2012) Sie sind ja Ausländer!: Ein Handbuch für die Ausbildung in kultursensibler Pflege und Medizin. Hannover, Schlütersche Verlagsgesellschaft

Arnold E, Blocks KU (1999) Interpersonal Relationships. Professional communication skills for nurses. Saunders, Philadelphia

Banaji MR, Greenwald G (2015) Vor-Urteile. Wie unser Verhalten unbewusst gesteuert wird und was wir dagegen tun können. München, Dtv

Bandura A (1969) Principles of behavior modification. Holt, Rinehart & Winston, New York

Bandura A (1979) Sozial-kognitive Lerntheorie. Klett, Stuttgart

Berne E (1970) Spiele der Erwachsenen. Psychologie der menschlichen Beziehungen. rororo, Hamburg

Bonelli RM (2014) Perfektionismus. Wenn das Soll zum Muss wird. München, Pattloch Verlag

Catalan J, Burgess A, Pergami A et al. (1996) The psychological impact on staff of caring for people with serious diseases: The case of HIV infection and oncology. J Psychosomatic Research 42: 425–435

Darmann I (2000) Kommunikative Kompetenzen in der Pflege. Ein pflegedidaktisches Konzept auf der Basis einer qualitativen Analyse der pflegerischen Kommunikation. Kohlhammer, Stuttgart

Dennis KE (1991) Empowerment. In: Creasia, Parker (eds) Conceptual Foundations of Professional Nursing Practice. Mosby, St. Louis

De Paulo B, Friedmann HS (1998) Nonverbal communication. In: Gilbert DT, Fiske ST, Lindzey G (eds) The handbook of social psychology. McGraw-Hill, New York

Dilts RB (2006) Die Veränderung von Glaubenssystemen. Junfermann, Paderborn

Dougherty TW, Turban DB, Callender JC (1994) Confirming first impression in the employment interview: A field study of interviewer behavior. J Applied Psychol 79: 659–665

El-Alayli A, Myers CJ, Petersen TL, Lystad AL (2008) I don't mean sound arrogant, but … The effects of using disclaimers on person perception. Personality and Social Psychology Bulletin 34 (1):130–143

Feingold A (1992) Good-looking people are not what we think. Psychological Bulletin 111: 304–341

Fredrickson BL (2005) What good are positive Emotions? Vortrag auf der American Psychological Association in Washington

Fredrickson BL (2009) Positivity. Crown, New York

Fredrickson BL (2011) Die Macht der guten Gefühle. Wie eine positive Haltung ihr Leben dauerhaft verändert. Campus, Frankfurt New York

Freudenberger H (1974) Staff Burn-Out. J Social Issues 30: 159–165

Goleman D (2003) Emotionale Führung. Ullstein, Berlin

Grant Halverson H (2015) No one understands you and what to do about it. Boston, Harvard Business Review Press

Grönemeyer D (2003) Mensch bleiben. High Tech und Herz – eine liebevolle Medizin ist keine Utopie. Herder, Freiburg

Günther U (2003) Basics der Kommunikation. In: Auhagen AE, Bierhoff HW (Hrsg) Angewandte Sozialpsychologie. Das Praxishandbuch. Beltz, Weinheim

Hofmann W, Gschwendner T, Schmitt M (2009) The road to the unconscious self not taken - Discrepancies between self- and observer-inferences about implicit dispositions from nonverbal behavioural cues. Eur J Psychol 23: 343–366

Holubek M (2011) Gelähmt sind wir nur im Kopf. Südwest Verlag, München

Jourard SM, Friedman R (1970) Experimentersubjekt Distance and Self-disclosure. J Pers Soc Psych 15: 278–282

Kraemer H (2012) Soforthilfe bei Stress und Burnout – das Praxisbuch. Kösel, München

Kumbier D, Schulz von Thun F (2006) Interkulturelle Kommunikation: Methoden, Modelle, Beispiele. Reinbek, rororo

Leiter MP, Maslach C (2005) Banishing burnout: Six strategies for improving your relationship with work. Jossey-Bass, San Francisco

Lipton BH (2007) Intelligente Zellen. KOHA, Burgrain

Luft J (1993) Einführung in die Gruppendynamik. Fischer, Frankfurt/M

Maslach C, Schaufeli WB, Leiter MP (2001) Job burnout. Ann Rev Psychol 52: 397–422

Matschnig M (2008) Körpersprache. Gräfe Unzer, München

Mehrabian A (1967) Inference of attitudes from nonverbal communication into channels. J Consulting Psychology 31: 248–252

Mehrabian A, Weiner M (1967) Decoding inconsistent communikation. J Personality & Social Psychology 6: 109–114

Müller-Timmermann E (2004) Ausgebrannt – Wege aus der Burnout-Krise. Herder, Freiburg

Nelting M (2014) Burn-out. Wenn die Maske zerbricht. München, Goldmann

Newberg A , Waldmann MR (2013) Die Kraft der mitfühlenden Kommunikation. München, Kailash

Oppelt S (2004) Management für die Zukunft. Spirit im Business. Anders denken und führen. Kösel, München

Pennebaker JW (2011) The secret life of pronouns: What our words say about us. Bloomsbury, New York

Pettinari CJ (1988) Task, Talk and Text in the Operating Room: A Study in Medical Discource. Ablex, Norwood (New Jersey)

Pinker S (2015) The Village Effekt. Why Face-to-Face Contact Matters. London, Atlantic Books

Püttjer C, Schnierda U (2003) Geheimnisse der Körpersprache. Campus, Frankfurt New York

Quernheim G (2010) Nicht ärgern, ändern – Raus aus dem Burnout. Springer, Heidelberg

Reader TW, Flin R, Mearns K, Cuthbertson BH (2007) Interdisciplinary communication in the intensive care unit. Brit J Anaesth 98: 347–352

Riemann F (2009) Grundformen der Angst. Reinhardt, München

Riniolo TC, Johnson KC, Sherman TR, Misso JA (2006) Hot or not: Do professors perceived as physically attractive receive higher student evaluations? Journal of General Psychology 133: 19–35

Rosenbusch HS, Schober O (2004) Körpersprache und Pädagogik: Pädagogische und fachdidaktische Aspekte nonverbaler Kommunikation. Schneider, Hohengehren

Sandler J, Dare C, Holder A (2009) Die Grundbegriffe der psychoanalytischen Therapie. Klett-Cotta, Stuttgart

Satir V (2009) Selbstwert und Kommunikation. Klett-Cotta, Stuttgart

Schaufeli WB, Maslach C, Marek T (1993) Professional burnout: Recent developments in theory and research. Taylor & Francis, Washington, DC

Scherer KR, Walbott H (1979) Nonverbale Kommunikation. Forschungsberichte zum Interaktionsverhalten. Beltz, Weinheim

Schulz von Thun F (1981) Miteinander Reden 1. Störungen und Klärungen. Rowohlt, Reinbek

Schulz von Thun F (1989) Miteinander Reden. 2. Stile, Werte und Persönlichkeitsentwicklung. Rowohlt, Reinbek

Sedlmeier P, Eberth J, Schwarz M et al. (2012) The psychological effects of meditation: A meta-analysis. Psychological Bulletin, 138(6):1139–1171

Stolze H (2007) Die Kultivierung der älteren Stimme – eine Chance für mehr Lebensqualität im Alter. In: www.forum-stimme.de

Süddeutsche Zeitung (2011) Burn-out klingt besser. http://www.sueddeutsche.de/karriere/psychische-erkrankung

Tasman N, Schwarz P (2015) DVD »Bittersüße Reise«. Mannheim, TeVau

von Bose A, Terpstra J (2012) Muslimische Patienten Pflegen – Handbuch Betreuung und Kommunikation. Berlin/Heidelberg, Springer

von Bose A (2014) Bunte Vielfalt. Interkulturelle Zusammenarbeit in Gesundheitsberufen. Berlin/Heidelberg, Springer

Watzlawick P, Beavin JH, Jackson DD (1969) Menschliche Kommunikation. Huber, Bern

Wehrle M (2015) Sei einzig, nicht artig. So sagen Sie nie mehr Ja, wenn Sie Nein sagen wollen. München, Mosaik Verlag

Wheelan SA, Burchill CN, Tilin F (2003) The link between teamwork and patients' outcomes in intensive care units. Am J Crit Care 12: 527–534

Whitcher SJ, Fisher JD (1979) Multidimensional reactions to therapeutic touch in a hospital setting. J Personality & Social Psychology 37: 87–96

Zienterra G (2015) Stop cheap speak. Wie wir wertvoller kommunizieren. München, Knaur Verlag

Zimbardo P, Gerrig G, Richard J (2008) Psychologie. Pearson, München

Internet

http://www.focus.de (2011) Bundesagentur wirbt um Fachkräfte aus Krisenregionen

http://www.aerztezeitung.de (2012) Hessen wirbt um Pflegekräfte in Spanien

http://www.aerztezeitung.de (2013) Kliniken kranken am Personalmanagement

http://www.focus.de/gesundheit/news - Focus (01.01.2013) Ärztekammer-Präsident schlägt Alarm. Viele Ärzte mit mangelnden Deutschkenntnissen.

http://www.aerzteblatt.de/nachrichten (14.03.2012) Ärzteblatt - Pflegenotstand ist Realität

Umgang mit Stress

5.1   Stress auf Station – 58

5.2   Was ist Stress – 59
5.2.1   Individuelle Stressreaktion – 59
5.2.2   Stressmodell von Lazarus – 59
5.2.3   Stress verändert Wahrnehmung und Verhalten – 60

5.3   Stress in der Pflege – 61
5.3.1   Ambulante Pflege – 61
5.3.2   Stationäre Pflege – 62

5.4   Was können Kliniken und Unternehmen für ihre Mitarbeiter tun? – 64
5.4.1   Cafeteria-Modell – 65
5.4.2   Personalpsychologische Interventionen – 65
5.4.3   Supervision – 66
5.4.4   Coaching – 66
5.4.5   Balint-Gruppen – 69

5.5   Was kann ich tun? – 69
5.5.1   Entspannungsmethoden – 69
5.5.2   Wie setze ich das im Alltag um? – 72

Literatur – 72

© Springer-Verlag Berlin Heidelberg 2016
S. Möller, *Erfolgreiche Teamleitung in der Pflege*,
DOI 10.1007/978-3-662-50288-4_5

>> Es gibt nichts, das an sich gut oder schlecht wäre, nur das Denken macht es so. (W. Shakespeare) **«**

Tagtäglich sprechen Menschen von Stress und selten von Freude und Begeisterung. Oft hören wir Sätze wie: »Ich bin so gestresst.« oder »Lass uns später telefonieren, ich stehe gerade so unter Stress.«. Menschen sprechen auch von »Freizeitstress« (»Das ganze Wochenende ist schon verplant, ich habe nur noch Stress!«). Im Berufsalltag wird der Begriff Stress sogar für die Beschreibung von Abteilungen oder Stationen verwendet: »Die Station 7 ist eine absolute Stressstation, pass auf, dass du da nicht hinkommst!«. Auf der Geriatrie sind die Pflegenden täglich ganz besonderem Stress ausgesetzt. Verschiedene Forschungen (Kiecolt-Glaser et al., 2002) konnten bestätigen, dass Stressfaktoren und wie Menschen sie bewältigen, einen durchgängigen Einfluss auf die effektive Funktion des Immunsystems haben. Weiter untersuchte Kiecolt-Glaser mit ihrem Forscherteam, wie Stress sich auf eine Grundfunktion des Immunsystems, kleine Wunden zu heilen auswirkt. 13 Pflegepersonen von Alzheimer-Patienten und 13 Probanden einer Kontrollgruppe wurden standardisierte kleine Hautwunden zugefügt. Im Durchschnitt brauchten diese Wunden bei Alzheimer-Pflegern, die unter chronischem Stress stehen, neun Tage länger, um zu heilen (Kiecolt-Glaser et al., 1995).

5.1   Stress auf Station

Der Stress im Pflegebereich führt potenziell zu enormen Belastungen in finanzieller und menschlicher Hinsicht. Pflegekräfte, die am häufigsten Konflikten ausgesetzt sind, leiden auch am häufigsten unter Burnout-Erscheinungen (Hillhouse u. Adler, 1997). Durch Fehlzeiten entstehen hohe Kosten und oft kommt es auch zu einer Überlastungen der anderen Mitarbeiter, die die Arbeit übernehmen müssen, bis ein adäquater Ersatz gefunden ist.

Beispiel

»Auf der Privatstation geht es hoch her«

Es ist Montag und Martina Rückert (Kranken- und Gesundheitspflegerin) weiß heute nicht, wo sie zuerst hin springen soll, es sind fünf Neuzugänge auf der Station, die alle irgendwie Probleme machen. Frau Rückert plagen Kopfschmerzen, am Wochenende konnte sie sich nicht richtig ausspannen, da sie ad hoc für eine kranke Kollegin eingesprungen ist. Heute hatte sie noch keine Pause. Gerade hat sie Herrn Baumann versorgt, der über starke Herzschmerzen und Atemnot klagt und den Arzt verständigt. Jetzt wird sie von einer jungen Kollegin gerufen, die mit Herrn Schellenberger im Nebenzimmer überfordert ist. Er ist Manager und gestern mit unklaren Herzbeschwerden und einem Hörsturz eingeliefert worden. Herr Schellenberger ist total gestresst, tobt im Zimmer, hat sich die Infusion rausgerissen und stellt sein ganzes Leben in Frage. Er spricht von Suizid, das Leben hat keinen Sinn mehr, seine Frau hat ihn letzte Woche verlassen, was soll das alles noch. Die beiden Kolleginnen beruhigen Herrn Schellenberger und er bricht weinend auf seinem Bett zusammen.

Frau Rückert verlässt das Zimmer um den Arzt zu verständigen, ihre Kollegin bleibt bei Herrn Schellenberger. Auf dem Flur wird Frau Rückert von Frau Clodius, der Ehefrau eines anderen Patienten, mit Fragen »bombardiert«, sie möchte jetzt schließlich wissen, was mit ihrem Mann los sei, der heute Morgen eingeliefert wurde. Frau Rückert gehen »die Nerven durch« und sie fährt die Angehörige laut an bitte zu warten. Der Tag nimmt seinen Lauf und am nächsten Tag liegt eine Beschwerde von Frau Clodius über Frau Rückert bei der Stationsleitung vor (»ihr Mann sei schließlich Privatpatient und so ließe sie sich nicht abfertigen«).

In diesem Fall ist ganz klar die Stationsleitung gefordert. Sie hat zwei Gespräche zu führen:

1. Mit Frau Rückert:
   - sie wird sich detailliert die Situation und die Begleitumstände aus Sicht der Pflegekraft schildern lassen,
   - zeigt Verständnis für die Stresssituation, kritisiert aber trotzdem die Art und Weise der Kommunikation mit Frau Clodius,
   - steht voll und mit Anerkennung hinter den fachlichen Entscheidungen und den

Reaktionen in Bezug auf die beiden Patienten und

– informiert Frau Rückert, dass sie als Stationsleiterin, zur Entlastung von Frau Rückert, das Angehörigengespräch mit Frau Clodius führen wird.

2. Mit Frau Clodius
– Bittet um Verständnis für die kritische Arbeitssituation und den daraus resultierenden Stress der Pflegekräfte.
– Sie entschuldigt sich deshalb für den Vorfall und
– informiert Frau Clodius kurz und sachlich über den Gesundheitszustand ihres Mannes und die geplanten Maßnahmen.

Analyse
– Frau Rückert hat bei beiden Patienten vorbildlich reagiert.
– Die Stationsleitung zeigt Verständnis für die Situation, übt dennoch konstruktive Kritik.
– Sie steht zu ihrer Mitarbeiterin und nimmt diese aus der Schusslinie und
– sie befriedigt das Informationsbedürfnis und beseitigt das Störgefühl von Frau Clodius.

5.2 Was ist Stress

> **Stress**
> Stress ist die nichtspezifische Reaktion des Körpers auf jegliche Anforderungen, die an ihn gestellt werden, sei nun die Anforderung angenehm oder nicht (Selye, 1956).

Eine Stressreaktion ist immer ein subjektiver Zustand einer Person, der aus der Annahme besteht, dass eine stark negative, zeitlich nahe Situation mit großer Wahrscheinlichkeit nicht vermieden werden kann. Dabei geht die Person davon aus, dass sie nicht in der Lage ist, die Situation positiv zu beeinflussen oder zu bewältigen. Dies ist unabhängig davon, ob es sich dabei um eine Über- oder Unterforderung handelt. Beide Situationen empfinden die Personen negativ und auf Dauer als Stress. Für den einen Menschen ist die Arbeit in der Notaufnahme erfüllend, für den anderen belastend. Stress

setzt einen Automatismus in Gang. Dieser Automatismus heißt Denken und Interpretieren.

> **Es ist immer die individuelle Bewertung, die entscheidet, wann eine Person Stress empfindet.**

Mit positiven Gedanken und Gefühlen an ein zukünftiges Ereignis heranzugehen wirkt dagegen förderlich. Positive Gefühle bestechen besonders durch ihren Langzeitnutzen. Sie wirken sich positiv auf die körperliche Gesundheit aus, indem sie Stressreaktionen mildern und diese schneller abbauen. Außerdem wirken sie wie ein Puffer gegen zukünftigen Stress (Fredrickson, 2005).

5.2.1 Individuelle Stressreaktion

Menschen reagieren mit unterschiedlichen Verhaltensmustern auf Stress (▸ Abschn. 5.2.3). So reagiert die eine Person hysterisch und fahrig oder sie wird unruhig und nervös. Mitunter kann eine Person auch gefühlsmäßig so beteiligt sein, dass sie die Beherrschung verliert. Für einen eher gelassenen Menschen, der auch Stress empfindet, aber eine andere Einstellung dazu hat, kann es etwas sein, das wieder vorüber geht. Diese Menschen erweisen sich in Krisen- und Konfliktsituationen als sehr belastbar und gehen ganz pragmatisch vor. Sie strahlen selbst in solchen Situationen Ruhe und Besonnenheit aus. »Coole« Menschen brauchen oft Stress und betrachten ihn als etwas Alltägliches. Sie fühlen sich dadurch motiviert und antworten, wenn Stress Druck ist, mit Gegendruck. Oft sehnen sie sich in ruhigen Zeiten nach Stress und entwickeln dann eine gewisse Hektik. Diese Menschen sind zwar stark belastbar, aber verzetteln sich häufig, weil sie sich für alles begeistern können und verlieren die eigentliche Aufgabe relativ schnell aus den Augen.

5.2.2 Stressmodell von Lazarus

Das Stressmodell von Lazarus (1966) beschreibt die individuellen Unterschiede im Stresserleben. Durch die kognitive Einschätzung der eigenen Bewältigungsmöglichkeiten einer Situation, wird Stress erzeugt. Bevor eine Person einen Stressreiz

(Stimulus) an sich heranlässt, nimmt sie zwei Bewertungen vor:

- Die primäre Bewertung ist die Antwort auf die Frage: »Ist der Stimulus für mich günstig, ungünstig oder irrelevant?«.
- Die sekundäre Bewertung ist die Antwort auf die Frage: »Welche Bewältigungsmöglichkeiten gibt es, welche Bewältigungsfähigkeiten habe ich?«.

Eine Situation wird als Herausforderung erlebt, wenn die Person ihre Kompetenz hierfür als günstig einschätzt. Im umgekehrten Fall, wenn die Person die ihre eigene Kompetenz als ungünstig einschätzt, wird die Situation eher als Bedrohung erlebt. Das hat allerdings auch einen positiven Nutzen, indem sie die Person vor gefährlichen Unternehmungen zurückhält.

Bei der sekundären Bewertung und der Frage »Welche Bewältigungsmöglichkeiten gibt es?« können sicherlich Angebote des Unternehmens wie Entspannungstraining, Ruheräume, Sportangebote und schön gestaltete Pausenräume hilfreich sein (▸ Abschn. 5.4). Ein positiver Nebeneffekt ist, das die Mitarbeiter dort Kollegen aus anderen Abteilungen oder Stationen treffen, mit denen ein Austausch über belastende Situationen (ein Verkehrsunfall mit vielen Schwerverletzten, der Tod eines Kindes, die Arbeit auf der Palliativstation, die Belastungen auf der Geriatrie usw.) stattfinden kann. Oft hilft ein kurzes Gespräch mit den Kollegen zur Entlastung und Stabilisierung. Soziale Unterstützung ist ein bedeutsamer Stressmoderator.

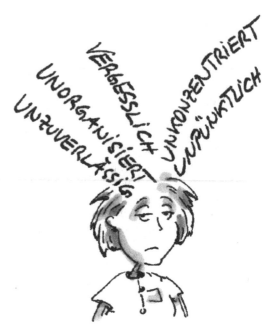

◨ **Abb. 5.1**   Meinungsbildung durch die eigenen Gefühle.

5.2.3 Stress verändert Wahrnehmung und Verhalten

Auch die Wahrnehmung ändert sich unter Stress, wie folgendes Beispiel zeigt:

Beispiel
Pflegeschülerin Marie Schultze kommt völlig abgehetzt und gestresst gerade noch rechtzeitig zur Dienstbesprechung. Auf dem Weg zur Arbeit hat sie ihre Geldbörse mit allen wichtigen Papieren verloren. Ohne nachzufragen, warum sie so spät kommt, sagt eine Kollegin im scharfen Tonfall zu ihr »Wir

beginnen hier pünktlich, das gilt auch für Sie!«. Bevor Marie Schultze antworten kann, werden gleichzeitig zurückliegende Fehler von ihr »aufgewärmt«. Die Situation ist angespannt und wird nicht weiter geklärt, der Dienst beginnt.

Das Verhalten der Kollegin wird verständlich, wenn man betrachtet, was vor zwei Wochen geschah. Marie Schultze hatte einen Patienten auf den Nachtstuhl gesetzt und vergessen ihm die Klingel hinzulegen. Der Patient saß über eine Stunde auf dem Stuhl, sodass sich bereits rote Streifen auf seinem Gesäß abzeichnet hatten. Ein solches Verhalten ist in den Augen der Kollegin unentschuldbar. Mit dem Zuspätkommen wird die Unzuverlässigkeit der Pflegeschülerin in den Augen ihrer Kollegin bestätigt. Auf ein Nachfragen wird verzichtet, die negativen Gefühle der Vergangenheit stehen im Vordergrund und die Vormeinung wird durch den aktuellen Vorfall bestätigt (◨ Abb. 5.1).

Gerade unter Stress nehmen wir negative Verhaltensmuster an Kollegen bevorzugt wahr. Man spricht hier auch von selektiver Wahrnehmung (Krech, Crutchfield, 2008). Wenn wir uns das nicht bewusst machen, dann werden wir tatsächlich überwiegend die Verhaltensweisen wahrnehmen, die uns am anderen ärgern. Hinzu kommt, dass wir in Stresssituationen dazu neigen, weniger wahrzunehmen als in stressfreien Situationen. Das betrifft die Bereiche wahrnehmen, denken, fühlen, wollen und handeln (Hüther, 2009).

Unter Stress wird die Atmung kurz und flach, es wird in der oberen Brust geatmet und nicht im Zentrum (Bauchatmung). Die Atmung ist unruhig, verzögert und verklemmt. Auch die Muskeln im Gesicht und Nacken sind angespannt. Die Sehfähigkeit ist verengt, der Blick oft hart (große starrende Augen). Gefühle werden abgeblockt, Angst und Furchtgefühle dominieren und ein emotionaler Verlust an Kontrolle wird beschrieben. Informationen werden übersehen oder nicht beachtet, die Fehlerhäufigkeit nimmt zu, es passieren viele Flüchtigkeitsfehler. Oft werden unter Stress schnelle und einfache Lösungen bevorzugt, eine Reflexion findet nicht mehr statt. Die Problemsicht wird vereinfacht, inadäquate Entscheidungen und Lösungen sind die Folge. Auch die Flexibilität und Kreativität gehen oft verloren (»Ich kann gar nicht mehr klar denken.«, »Ich habe keine einzige Idee, wie das funktionieren könnte.«). Der Redefluss ist unterbrochen (stottern, hastig sprechen, sich überschlagen).

Kaluza (2014) beschreibt folgende Gedanken und Verhaltensmuster, die den »Stresspegel« einer Person zusätzlich in die Höhe treiben:

1. Verleugnung
   Der Druck, der auf einer Person lastet, die beispielsweise im Stau steht oder der ein peinlicher Fehler im Betrieb unterlaufen ist, wird durch Selbstvorwürfe wie: »Das darf doch nicht wahr sein, das kann doch nur mir passieren« vermehrt.
2. Verallgemeinerung
   Hier wird eine einzelne negative Situation verallgemeinert. Wurde zum Beispiel eine Arbeit kritisiert folgt: »Mir gelingt doch nie etwas!«
3. Pessimismus
   In den schwärzesten Farben wird ausgemalt, was alles passieren kann, wie beispielsweise: »Ich werde bestimmt das Vorstellungsgespräch vermasseln.«

4. Personalisieren
   Es sind die andere Menschen, die vermeintlich versuchen, der Person das Leben schwer zu machen und ihr »Steine in den Weg« zu legen: »Warum gibt die Leitung immer mir so viel Arbeit?«, »Warum lässt die ehemalige Kollegin nichts mehr von sich hören?« Die »Widrigkeiten« des Lebens werden persönlich genommen.

Auch Mc Gonigal (2015), Gesundheitspsychologin an der Stanford University, ist der Ansicht, dass unsere Einstellung eine ganz wichtige Rolle spielt, weil sie beeinflusst, wie wir denken, fühlen und handeln. Für sie umfasst der Begriff »Stress« alles, was Menschen in unterschiedlichen Situationen so bezeichnen, also berufliche und private Belastungen unterschiedlichen Ausmaßes ebenso wie traumatische Ereignisse.

> **Tipp**
>
> Wenn Sie unter Stress geraten und vielleicht auch noch in der Situation sind, den Raum nicht verlassen zu können (auch auf- und abgehen entspannt), atmen Sie bewusst in den Bauch, in die Körpermitte und lösen somit die blockierte Energie. Legen Sie dazu Ihre Hand auf den Bauch und spüren Sie Ihren Atem. Schließen Sie, wenn möglich, kurz die Augen und entspannen Sie Ihr Gesicht, speziell Ihre Stirn und Ihren Unterkiefer.

5.3 Stress in der Pflege

5.3.1 Ambulante Pflege

Gerade in der ambulanten Pflege werden viele Aufgaben zeitlich und finanziell bewertet und berechnet. Die persönliche Zuwendung und auch einmal ein kleines Gespräch, um die Patienten wieder aufzubauen, bleiben dabei auf der Strecke. Diese Zuwendung trägt auch mit zur Gesundung bei. Oft ist der Besuch der Pflegekraft der einzige Kontakt am Tag, den die Patienten haben.

◻ Tab. 5.1 Die 4 Trauerphasen nach Kast (2012)	
Trauerphasen	**Aufgaben und Anforderungen**
Phase des Schocks, nicht Wahrhaben wollen	Wie teile ich/der Arzt den Angehörigen mit, dass der Patient verstorben ist?
	Wie verhalte ich mich, wenn ich den Tod des Patienten zusammen mit den Angehörigen erlebe?
Phase der aufbrechenden Emotionen	Wie gehe ich mit emotionalen Ausbrüchen um, was bedeutet Nähe und Distanz für mich?
	Kann ich jemanden trösten, den ich eigentlich nicht kenne?
	Finde ich die richtigen Worte?
Phase der Desorganisation und Verzweiflung, des Suchens, Finden und sich Trennens	Wie kann ich jemanden Struktur geben, der aufgrund der Trauer verzweifelt und desorganisiert ist?
	Wie spreche ich mit einem verzweifelten Menschen und spende Trost?
Phase der Reorganisation, Entwicklung eines neuen Selbst- und Weltbezugs	Seelsorger informieren; die Angehörigen nehmen Abschied in der Klinik, die persönliche Sachen des Verstorbenen werden zusammen gepackt.
	Sicherheit ausstrahlen, Kraft geben, die richtigen Worte finden

Die Kontrolle der Tätigkeit durch Zeiterfassungsgeräte, die eine sekundengenaue Erfassung ermöglicht und von den Pflegekräften bei jedem Arbeitsschritt (Ankunft, Zeit beim Patienten, Abfahrt, Weiterfahrt) betätigt werden muss, führt zu zusätzlichem Druck. Die negativen Folgen sind, dass sich die Pflegekräfte überwacht fühlen und Stresssymptome auftreten.

Beispiel

Constanze Rickmers (medizinische Fachangestellte): »Gerade die alten Leute, die den ganzen Tag alleine zuhause sind, haben ein starkes Mitteilungsbedürfnis. Manchmal möchten sie uns etwas Gutes tun und bieten uns einen Tee oder Kaffee an, das können wir gar nicht annehmen, weil wir sofort weiter müssen. Auch die Körperpflege funktioniert nicht immer gleich schnell, es hängt stark davon ab, wie sich die Patienten fühlen und wie sie mitmachen. Ich betreue unter anderen einen jungen Mann, der mit einer Querschnittslähmung im Rollstuhl sitzt. Manchmal weint er plötzlich, aber es bleibt kaum Zeit ihn zu trösten, weil ich weiter muss, manchmal bin ich innerlich schon richtig ge-

hetzt. Dieses Gefühl überkommt mich auch schon zwischendurch, wenn ich vor einem geschlossenen Bahnübergang oder im Stau stehe, die Zeit läuft.«.

5.3.2 Stationäre Pflege

Die Pflegenden müssen nicht nur mit hohem Arbeitsdruck und Stress umgehen, sondern auch mit starken emotionalen Belastungen. Oft müssen die eigenen Gefühle (Angst, Ekel, Trauer u. a.) unterdrückt werden, besonders dann, wenn Patienten sterben und die Angehörigen Trost und Zuwendung brauchen.

■ **Tod und Trauer**

Die vier Trauerphasen nach Kast (2012) sind in ◻ Tab. 5.1 dargestellt und zeigen exemplarisch die Aufgaben und Anforderungen, die sich für die Pflegenden ergeben. Diese können je nach Klinik, Pflegeheim, Heim oder ambulanter Pflege variieren. Auf jeden Fall sind es Situationen, die Kraft kosten und eine professionelle und empathische Kommunikation voraussetzen.

Beispiel
Lena Brühler (Schülerin, 2. Ausbildungsjahr): »Ich bin in ein Patientenzimmer gegangen und da lag die Patientin tot im Bett. Über so eine Situation wurde vorher nie mit mir gesprochen, ich war überhaupt nicht vorbereitet, man handelt dann einfach aus dem Instinkt heraus. Auch danach hat keiner mit mir darüber geredet. Ein Kaffee und ein kleines Gespräch hätten ja gereicht. Ich war den ganzen Tag mit diesem Erlebnis allein, abends habe ich dann zuhause mit meinen Eltern darüber gesprochen.«.

Gudrun Heinze (Gesundheits- und Krankenpflegerin): »Ich bin oft mit den Angehörigen zusammen am Bett, wenn der Patient stirbt oder ich bin in Rufweite. Das ist mitunter schon sehr hart, besonders bei sehr alten Patienten, wenn nur der Ehepartner ganz alleine am Bett sitzt.«.

Besonders nah sind die Pflegenden den Angehörigen der Patienten, die unterschiedlich lange, auf der Intensivstation sind.

Auf der Intensivstation sind die Pflegefachkräfte die ersten Ansprechpartner für die Angehörigen, die um Informationen bitten. Die Angehörigen erleben in hohem Maße Unsicherheiten, erfahren eine überwältigende eigene Emotionalität und müssen auch hinsichtlich ihrer Rolle Neuorientierungen vornehmen (Nagl-Cupal u. Schnepp, 2010). Die Hilfestellung bei dieser krisenhaften Situation kommt den Pflegenden zu. Von besonderer Bedeutung ist dabei, dass seitens der Angehörigen der Wunsch besteht, für den Schwerstkranken da sein zu können (Nagl-Cupal et al., 2012). Die Bewältigung dieser Arbeit setzt ein hohes Maß an emotionaler Stabilität und kommunikativer Kompetenz bei den Pflegefachkräften voraus.

Die Pflegenden bringen unterschiedliche persönliche Voraussetzungen für den Umgang mit Belastungen mit und zeigen unterschiedliche Bewältigungsstrategien. Wichtig ist, dass später diese unterdrückten Gefühle zum Ausdruck gebracht werden können (Gespräche mit der Stationsleitung, Kollegen, Ärzten, Klinikseelsorger), damit die Pflegenden psychisch gesund bleiben.

Die Forschungsergebnisse der Gesundheitspsychologie (Pennebaker, 1990, 1997; Petrie et al., 1998) zeigten, dass das Unterdrücken von Gedanken und Gefühlen, die mit persönlichen Traumata, Fehlern, eigener Schuld oder peinlichen Erfahrungen verbunden sind, sich negativ auf die geistige und körperliche Gesundheit auswirkt. Gedanken und Gefühle dieser Art zu unterdrücken ist psychische Schwerstarbeit und schwächt mit der Zeit die Widerstandsfähigkeit des Körpers gegen Krankheiten. Anderen zu vertrauen und seine Gefühle mitzuteilen wirkt sich oft über Monate hinweg noch positiv auf eine bessere körperliche und psychische Gesundheit aus.

Eine Stationsleitung, die ihre Mitarbeiter dazu ermuntert, über belastende Ereignisse zu sprechen und auch Angebote der Klinik (Supervision, Beratung, Einzelcoaching usw.; ▶ Abschn. 5.4) sind sehr hilfreich und dringend notwendig. Wichtig ist, dass diese Unterstützung zeitnah erfolgt.

> **Die Verbesserung der Stressbewältigungskompetenz der Mitarbeiter ist ein wichtiges Thema.**

Stressbewältigungskompetenz heißt, dass ein Mensch die Fähigkeit zu besitzt, körperlichen und seelischen Stress und Belastungen, wie sie im beruflichen und privaten Kontext auftreten, zu bewältigen.

Beispiel
Natalie Baumann (Gesundheits- und Krankenpflegerin, alleinerziehend): »Bei uns auf der Station hängt ein »Wunschkalender«, da können wir eintragen, ob wir z.B. lieber Früh- oder Spätdienst machen möchten. Unsere Stationsleitung beachtet die Wünsche, das kommt bei allen positiv an. Mir persönlich nimmt es viel Stress, weil ich so meinen Alltag besser organisieren kann.«.

Carola Hausch (Gesundheits- und Krankenpflegerin): »Seit kurzer Zeit haben wir die Möglichkeit, wenn wir zu viel Stress haben, am Ende des Monats an einer Supervision teilnehmen. Das findet hier im Haus statt und unsere PDL ist auch mit dabei, das finde ich gut.«.

Dieser Ansatz ist beispielhaft und kann Modellcharakter haben. In der Supervisionsgruppe haben die Mitarbeiter die Gelegenheit sowohl positive als auch negative Erlebnisse zu schildern oder zu verarbeiten.

▪ Pausen

Überstunden, die auf der Station gemacht werden, können oft nicht in der dafür angegebenen Zeitspanne abgebaut werden, d. h. auf Dauer fehlen wichtige Phasen der Erholung. Oft werden die Pausen auf der Station verbracht oder verkürzt, um den Kollegen zu helfen.

Beispiel

Hans-Jürgen Petersen (Altenpfleger): »Ich weiß gar nicht mehr, wann ich das letzte Mal in der Kantine war. Wir müssen mehr Patienten in weniger Zeit versorgen, oft kommen »Notfälle« dazu. Ich lasse meine Kollegen nicht im Stich, Pause hin oder her. Wenn wir uns nicht alle gegenseitig helfen würden, würde auf unserer Station manchmal nichts mehr gehen.«.

Frauke Schmidt (Gesundheits-und Krankenpflegerin eines 300-Betten-Hauses): »Da wir chronisch unterbesetzt sind verbringen wir jede Pause auf der Station. Während der Pause stehe ich 3- bis 4-mal auf, wenn ich die Klingel höre oder ich mache die Visite mit. Wir haben ganz selten eine Pause am Stück.«.

Luise Baum (Gesundheits-und Krankenpflegerin): »Auf eine halbe Stunde Pause kommen wir nie. Die Ärzte kommen rein, Patienten klingeln, die Angehörigen rufen an oder stehen vor der Tür. Manchmal fragt man sich: Soll ich überhaupt noch den Tisch decken oder lasse ich es lieber gleich. Wie lange soll das noch gehen? Manchmal kommen wir den ganzen Tag nicht dazu etwas zu essen. Da wird man unsensibel, auch den Patienten gegenüber. Auch die Teamarbeit leitet darunter, keine macht mehr freiwillig etwas für den anderen. Jeder ist damit beschäftigt seine eigene Arbeit überhaupt zu schaffen.«.

Wenn Menschen sich ausgelaugt und erschöpft fühlen, nimmt ihre Leistungsfähigkeit in der Regel ab. Pausen, eine gesunde Ernährung und regelmäßiges Trinken sind wichtig. Regelmäßige Pausen sind wichtig zur Erholung, um abzuschalten, für die Zufriedenheit, für die Leistungsfähigkeit, zur Entlastung (mit Kollegen kurz am Mittagstisch über belastende Ereignisse sprechen) und auch um einfach einmal »nur« in Ruhe zu sitzen. Wenn die Führungskraft nie zur Mittagspause geht, weil so viel zu tun ist, trauen sich die Mitarbeiter das auch nicht. »Solange die Führungsriege die Pausenkultur nicht vorlebt, signalisiert sie den Angestellten, dass eine solche nicht erwünscht ist.« (Simon, 2009: 47).

5.4 Was können Kliniken und Unternehmen für ihre Mitarbeiter tun?

Die Mitarbeiterbedürfnisse haben sich in den letzten Jahren geändert (Selbstentfaltung, flexible Arbeitszeitmodelle, Arbeitszeitkonten, Fort- und Weiterbildungsmöglichkeiten, ein angemessenes Gehalt etc.). Die Väter nehmen zunehmend Elternzeit und auch ein guter Betriebs-Kindergarten mit Kinderferienbetreuung kann ausschlaggebend für die Auswahl des Arbeitsplatzes sein. Persönliche und familiäre Auszeiten werden genommen. Die Vereinbarkeit von Familie und Beruf ist wichtig. Die Arbeit soll Sinn und Freude machen und kompatibel mit der Familie sein. »Jüngere Arbeitnehmer sind nicht mehr bereit, sich der Bezahlung wegen genügsam der Pflichterfüllung zu ergeben. Sie haben auch Ansprüche an interessante Arbeitsinhalte, eigene Möglichkeiten der Einflussnahme und Mitwirkung. Sie streben eher eine gute Balance zwischen Arbeit, Freizeit und anderen Lebensbereichen an« (Gündel et al., 2014, S. 9).

Beispiel

Gudrun Schnieder (Gesundheits- und Krankenpflegerin): »Bei uns in der Klinik gab es vor kurzem einen Erlass, dass alle Pausen in der Kantine verbracht werden müssen. Unsere Stationsleitung achtet auch sehr darauf. Letztendlich haben wir alle mehr davon, sonst würde es wieder zu Überforderungen kommen. Des Weiteren wurde dafür gesorgt, dass jede Station zusätzlich eine Stationssekretärin bekommt, das ist eine enorme Erleichterung.«.

Das oben genannte Beispiel zeigt, dass trotz fehlender Fachkräfte auf den Stationen, durch eine neue Organisation der Arbeitsabläufe eine Entlastung der Mitarbeiter erreicht werden kann.

Firmenspezifische Gesundheitsprojekte zu entwickeln zahlt sich auf Dauer aus, da eine Zunahme von stressbedingten Krankheiten und psychische

5.4 · Was können Kliniken und Unternehmen für ihre Mitarbeiter tun?

65

5

Erkrankungen zu verzeichnen ist. Dazu gehören zum einen die Prävention und zum anderen die Gesundheitsförderung.

»Unter **Prävention** versteht man die Verhütung von Krankheiten durch Ausschaltung von Krankheitsursachen, durch Früherkennung und Frühbehandlung oder durch die Vermeidung des Fortschreitens einer bestehenden Krankheit« (Franzkowiak, 2003:179). Dazu gehören z. B. Aufklärungskampagnen über die Gefahren des Rauchens oder des Alkoholkonsum.

Die **Gesundheitsförderung** ist auf die Stärkung der Ressourcen von arbeitenden Menschen im Sinne der Salutogenese (Gesundheitsentwicklung) ausgerichtet (Steinbach, 2004). Sie richtet ihren Fokus »auf die Analyse der Wechselwirkung von Arbeitsanforderungen und subjektiven Kompetenzen« (Rudow, 2004:22). Das Ziel beider Ansätze ist die Erhaltung der Gesundheit der Mitarbeiter.

Ziel muss es sein, Mitarbeiter, die ihren Beruf lieben, die in der Einrichtung gute Arbeit leisten, über ein umfassendes Fachwissen verfügen und eine gute Menschenkenntnis haben, zu halten.

Die Unterstützung durch mehr Personal und regelmäßige Pausen müssen dabei an erster Stelle stehen. Des Weiteren Angebote zur betrieblichen Gesundheitsförderung, wie:

- Flexiblere Arbeitszeitmodelle, Teilzeit,
- Freizeitausgleich oder Geld für Überstunden (Cafeteria-Modell),
- Rückenschule,
- Ernährungsberatung,
- Stressbewältigungstraining,
- Meditation,
- Ruheräume,
- Vergünstigungen für Fitnessstudios,
- familienfreundliche Angebote, wie hauseigene Kindertagesstätten,
- spezielle Angebote für ältere Mitarbeiter,
- psychosoziale Unterstützungsangebote (Supervision, Beratung, Coaching).

Die Führungskultur (Gestaltungsspielräume bei der Arbeit), die Kommunikationskultur im Unternehmen (Informationsfluss, Transparenz) und die menschliche Seite (Anerkennung, Wertschätzung, persönliche Gespräche mit dem Mitarbeiter) können die Leistungs- und Arbeitszufriedenheit positiv beeinflussen. »Kein Mitarbeiter wird wegen der Ernährungsberatung bleiben, wenn ihm der Chef auf die Nerven geht« (Sprenger, 2015, S.156)

5.4.1 Cafeteria-Modell

Hier werden verschiedenen Anreize verbunden (Freizeitausgleich, Geld, Weiterbildung usw.) und die Mitarbeiter können frei wählen, wie sie sich geleistete Überstunden vergüten lassen (Berthel, Becker, 2007). Dieses Modell bedeutet auf der einen Seite mehr Verwaltungsaufwand, auf der anderen Seite sind die Vorteile für die Mitarbeiter deutlich, da sie nach ihren Bedürfnissen entscheiden können (Wahlfreiheit). Das trägt zu mehr Zufriedenheit bei.

Für die Qualität von Anreizsystemen sind drei Faktoren wichtig (Gonschorrek, 2004):
1. Individualität der Anreize,
2. Transparenz der Anreize,
3. Gerechtigkeit der Anreize.

Insgesamt sollten Anreizsysteme so aufgebaut sein, dass sie von jedem Mitarbeiter erreichbar sind. Von Vorteil ist eine Mitarbeiterbefragung im Vorfeld, um sich ein Bild über die Wünsche und Bedürfnisse der Angestellten zu machen. Gleichzeitig ist es für diese ein Zeichen von Wertschätzung.

5.4.2 Personalpsychologische Interventionen

» Das Wasser verliert niemals seinen Weg. (aus Afrika) «

Psychische Gesundheit und Belastbarkeit, körperliche Stärke, Ausdauer, Empathie, niemals endende Freundlichkeit, Fürsorge und Hilfsbereitschaft werden von Personen in Leitungspositionen und von den Teams gefordert.

Die regelmäßige Unterstützung der Leitung durch Supervision und Coaching gewinnt dadurch zunehmend an Bedeutung. Wie geht die Führungskraft mit sich selbst um, welche inneren Prozesse erlebt die Führungskraft, welche Bewältigungsstrategien hat sie, mit Stress, Krisen und Konflikten umzugehen? Wenn die Leitung nicht mehr kann, wirkt sich das auch auf die Mitarbeiter aus. Führung bedeutet stets Interaktion, das was die Führungskraft aussendet (»Ich bin am Ende!«, »Dienst nach Vorschrift.«) kann sich auf das komplette Team auswirken.

Konflikte entstehen, wenn die Mitarbeiter unter Druck stehen und die Belastungen zu hoch werden. Regelmäßige Schulungen der Teams sind wichtig, um frühzeitig Belastungen im Team zu erkennen und entschärfen zu können.

Beispiel

Andreas Keese (Gesundheits- und Krankenpfleger): »Unserer Stationsleitung liegt sehr am Herzen, dass wir alle regelmäßig an Fortbildungen teilnehmen. Dadurch hat sich u. a. eine positive Gesprächskultur entwickelt und der Umgang miteinander hat sich extrem verbessert.«.

Fengler (2001) weist darauf hin, dass sich viele Belastungsmerkmale wechselseitig auf ein ganzes Team übertragen können, sodass im Extremfall ein gesamtes Team ausgebrannt sein kann (Teamburnout). Oft herrscht eine Stimmung der Unbeweglichkeit und Resignation (Fengler u. Sanz, 2011).

5.4.3 Supervision

Psychische Belastungen, der intensive Einsatz für andere Menschen, Anteilnahme, der Druck von außen (Arbeitgeber, Vorgesetzte, Patienten, Angehörige), Teamkonflikte, Überlastung, Stress und Burnout gehören im Gesundheitswesen zum Tagesgeschäft. Durch Supervision können konstruktive Lösungen erarbeitet werden, um mit Stress und z. B. Gefühlen der Angst, Aggression, Hilflosigkeit und Kränkung umzugehen (Scobel, 2002).

Supervision ist eine Methode, der beruflichen Reflexion und Stabilisation, die für alle Berufsgruppen im Gesundheits- und Krankenpflegebereich zu empfehlen ist. Aktuelle Probleme können zeitnah bearbeitet werden und die notwendigen Kompetenzen erworben werden.

Supervision« kann die Sicherheit im sozialen und beruflichen Handeln verbessern. Eine Entlastung durch das Erzählen von schwierigen oder belastenden beruflichen Anforderungen und auch Herausforderungen findet statt. Durch Selbstreflexion und die Gespräche mit den anderen Kollegen kann eine Optimierung von Arbeits- und Verhaltensweisen erzielt werden und die Arbeitszufriedenheit erhöht werden.

Supervision kann eine Möglichkeit sein, sich auf sich selbst zu besinnen und ein gesundes Selbstmanagement zu entwickeln. Supervision in der Gruppe hat auch einen vorbeugenden Charakter, sie kann helfen Konflikte zu bewältigen, Informationen vermitteln und vorhandene Fähigkeiten und Kompetenzen stärken.

Durch die Besprechung von beruflichen Themen kann Belastungen entgegengewirkt werden und es entwickelt sich ein soziales Unterstützungssystem von Kollegen (peer-group, engl. peer, Ebenbürtiger, Gleichrangiger, Gleichgestellter). Erfahrungen werden ausgetauscht, die Kollegen spenden sich Trost (»das Herz ausschütten«) und drücken Wertschätzung und Anerkennung aus. Es ist ein voneinander und miteinander lernen und es eröffnet neue Sichtweisen und Perspektiven. Oft gelingt es sogar die in der Supervision erlernte Gesprächskultur (Klarheit und Struktur) in die Teambesprechungen zu übernehmen. Jede positive Veränderung wirkt sich auf das gesamte Team aus.

Normalerweise findet Supervision einmal pro Monat statt. Sie beruht auf Freiwilligkeit und wird von einem externen Supervisor durchgeführt, der dem Datenschutz unterliegt.

5.4.4 Coaching

Teamleitungen werden im beruflichen Alltag vor vielfältige Herausforderungen gestellt. Führungskräfte nehmen eine Doppelrolle ein, sie müssen die Verantwortung für die Leistung und Gesundheit ihrer Mitarbeiter und für die eigene Person übernehmen (Zander, 2014). Gerade für Menschen in verantwortungsvollen Positionen ist regelmäßiges Coaching ein effizienter Weg, um Eindrücke und Gedanken zu ordnen, Erkenntnisse zu gewinnen und blockierende, eingefahrene Verhaltensmuster aufzubrechen. In der aktuellen Managementliteratur zur Personalwirtschaft bezeichnet der Begriff »Coaching« v. a. eine neuartige Form der Personalentwicklung (Scholz, 2000).

Coaching wird u. a. eingesetzt zur:
- Persönlichkeitsentwicklung,

- um Führungskräfte zu unterstützen,
- Optimierung im Umgang mit Konflikten und Krisen,
- Verbesserung der Kommunikation im beruflichen Alltag,
- Übernahme neuer Aufstiegspositionen,
- Karriereplanung,
- Prozessbegleitung.

Einzelcoaching für Teamleitungen ist sinnvoll, um Klarheit bezüglich der eigenen Stärken, Interessen und Möglichkeiten zu erhalten. Auch um alte Verhaltensmuster aufzugeben und neue Verhaltensalternativen zu entwickeln und diese in der Praxis umzusetzen. Coaching ist ein gezieltes und v. a. individuelles Persönlichkeitstraining.

Denn, wenn Sie immer genau das tun, was sie bisher getan haben, werden sie genau da landen, wo Sie sind.

Rauen (1999) definiert Coaching als »personenzentrierten Beratungs- und Betreuungsprozess, der berufliche und private Inhalte umfassen kann und zeitlich begrenz ist«. Er zählt u. a. folgende Merkmale auf:

- Coaching ist freiwillig und vertraulich.
- Coaching setzt eine Beziehung und gegenseitige Akzeptanz zwischen Coach und Klient voraus.
- Coaching ist auf eine bestimmte Zielgruppe ausgerichtet, meist auf Personen mit Führungsaufgaben, was es von der Psychotherapie unterscheidet.
- Obwohl beim Coaching auch private Dinge zur Sprache kommen, stehen die Berufsrolle und die Berufspersönlichkeit im Vordergrund.
- Der Coach muss daher neben psychologischen auch betriebswirtschaftliche Kenntnisse und Erfahrungen mitbringen.
- Der Coach agiert auf der Grundlage eines ausgearbeiteten Konzepts, das für den Klienten transparent ist.
- Ziel ist die Hilfe zur Selbsthilfe, sodass der Klient den Coach am Ende der Beratung nicht mehr benötigt.

Im Coaching liegt der Schwerpunkt nicht nur auf der Problemlösung, sondern auch auf einer zielorientierter Persönlichkeitsentwicklung. Der entscheidende Unterschied zur Psychotherapie besteht in der Fokussierung auf berufliche Themen. Berufliche Themen und berufliche Probleme weisen eine andere Dynamik auf als private Themen und sind in einen organisatorischen Kontext eingebunden.

Sinnvoll ist es, für alle Mitarbeiter Supervision anzubieten und ab dem mittleren Management auch Einzelcoaching, um zeitnah Entlastungsmöglichkeiten zu erfahren.

Beispiel

>> Everything seems impossibly, till it's done. (unbekannt) «

Auszug aus einem Einzelcoaching: Frau Oppersheim (Gesundheits- und Krankenpflegerin auf der Geriatrie) kommt zum Einzelcoaching. Sie wirkt antriebslos, blasse Gesichtsfarbe, ihre Sprache ist monoton und sie lässt sich müde auf dem Stuhl nieder.

Frau Oppersheim: »Ich halte es nicht mehr aus auf unserer Station. Ich kann die Lautstärke, das Schreien der verwirrten Patienten und den Stress nicht mehr ertragen. Die Demenzpatienten fühlen sich oft bedroht und wehren sich bei den Anwendungen. Verbale und körperliche Aggressionen sind normal, wenn ich Patienten auf die Station zurückholen muss, weil sie im Haus rumwandern, aber am schlimmsten sind die Lautstärke und der Stress. Wir sind unterbesetzt und unsere Stationsleitung ist dauernd krank. Unsere Station ist wie »ein Schiff ohne Steuermann«, da kann ich mich niemandem anvertrauen. Ich halte das nicht mehr aus, ich kündige und suche mir einen anderen Job, etwas Ruhiges, ich habe ja keine Wahl.«

Frau Oppersheim ist emotional und körperlich stark belastet und verzweifelt. Als einzigen Ausweg aus ihrer Situation sieht sie die Kündigung.

Sieht eine Person nur eine einzige Wahlmöglichkeit, ist sie »gefangen«. Die Sicht auf weitere Alternativen ist versperrt (Resignation).

Beispiel

Der Coach ermuntert Frau Oppersheim, unabhängig von ihrer jetzigen Arbeitssituation, die positiven Aspekte ihres Berufs herauszuarbeiten. Sie antwortet spontan: »Ich wollte immer Krankenschwester werden und habe mich damals sogar gegen meine Eltern durchgesetzt, die mich unbedingt zu einer kaufmännischen Ausbildung drängen wollten (ihre Augen strahlen). Ich habe auch in einem ganz tollen Krankenhaus meine Ausbildung gemacht und dann ging es positiv weiter ... und jetzt das!«. Mit Frau Oppersheim wird langsam erarbeitet, dass sie viele Wahlmöglichkeiten hat, die ihr aber zurzeit nicht zugänglich sind. Frau Oppersheim überlegt: »Eigentlich habe ich ja zwei Wahlmöglichkeiten. Ich kann auf der Station bleiben und es aushalten oder ich kündige.«.

Nimmt eine Person zwei Möglichkeiten wahr, die noch dazu beide unattraktiv sind, steckt sie in einem Dilemma. Erst wenn sie wieder viele verschiedene Alternativen wahrnimmt, kann sie frei wählen. Bedingt durch die starken Belastungen und den lang anhaltenden Stress auf der Station ist Frau Oppersheim in ihrem Denken blockiert und nimmt Positives nicht mehr wahr.

Beispiel
Für die nächste Sitzung wird vereinbart, dass Frau Oppersheim in der Zwischenzeit ein Gespräch mit der PDL führt (auch das hatte sie als Unterstützung/ Hilfestellung völlig ausgeblendet) und sich mindesten fünf Alternativen zu ihrer jetzigen Situation überlegt und aufschreibt.

Sobald eine Person drei oder mehr Möglichkeiten entdeckt, kann sie wieder freier denken und klarer entscheiden. Hier beginnen Flexibilität und Verhaltensfreiheit.

Beispiel
Zum zweiten Termin erscheint Frau Oppersheim mit einem entspannteren Gesicht. Das Gespräch mit der PDL verlief positiv und sie fühlte sich angenommen. Auf ihr »Alternativblatt« hat sie einige Möglichkeiten geschrieben, der jetzigen Situation zu begegnen. An erster Stelle steht: »Auf der Komastation arbeiten, da ist es so schön ruhig.«, an zweiter Stelle: »Auf die Palliativstation wechseln – Weiterbildung fehlt noch.« usw. Über diese Optionen hat sie bereits mit der PDL gesprochen, die alles weitere für sie in die Wege leitet, da sie Frau Oppersheim als gute und zuverlässige Kraft nicht verlieren möchte.

Menschen haben immer viele Wahlmöglichkeiten, besonders unter Stress ist der Zugang oft versperrt.

Teamcoaching
Es besteht nicht immer die Möglichkeit (Fachkräftemangel) schon bei der Personalauswahl darauf zu achten, ob eine Person in das Team passt oder nicht. Eine sorgfältige Zusammenstellung des Teams wäre natürlich die »Goldrandlösung«, leider ist das im Alltag nur schwer umzusetzen und oft nur bei privat geführten Kliniken- oder Pflegeheimen (gezielte Personalauswahl, andere Vergütung) möglich.

Regelmäßig durchgeführte Einzel- oder Teamcoachings können gezielt unterstützen, um die Zusammenarbeit im Team zu verbessern und die Stationsleitung zu entlasten. So können Themen, die immer wieder »aufkochen«, zeitnah gelöst werden. In erster Linie geht es um gegenseitigen Respekt, eine vertrauensvolle Kommunikation, und eine gute Zusammenarbeit im Team. Konflikte kosten das Team unglaublich viel Energie und die Freude an der Zusammenarbeit geht irgendwann ganz verloren. Mitarbeiter verlassen relativ schnell wieder ein Team, wenn keine Klarheit herrscht und sie psychisch und physisch an ihre Grenzen geraten.

Die Anlässe für ein Teamcoaching können vielfältig sein: Konflikte im Team, hohe Krankheitszeiten, allgemeine Unzufriedenheit, Stress, Burnout, eine neue Leitung, die Vergrößerung eines Teams, die Zusammenlegung von zwei Stationen, aber auch als Team noch besser zu werden.

Der Teamcoach sollte über Feldkompetenz verfügen, d.h. die hierarchischen Strukturen einer Klinik/ Pflegeheim kennen, mit den Abläufen auf einer Station vertraut sein und die Fachtermini beherrschen.

In Teams, die lange zusammenarbeiten, entwickeln sich über die Zeit eingeschliffene Verhaltens- und Kommunikationsmuster. Das fällt Teammitgliedern, die neu dazu kommen oft sofort auf.

Im Teamcoaching können folgende Bereiche thematisiert werden:
- Welche unausgesprochenen Regeln gibt es?
- Wie gestaltet sich die Kommunikation untereinander (freundlich, ruhig, höflich oder anklagend, aggressiv, laut, schnell etc.)?

- Welche typischen Interaktionsmuster gibt es?
- Wie geht das Team mit Fehlern um (Chance zur Verbesserung oder anklagen, verurteilen, Schuldzuweisungen etc.)?
- Welches Klima herrscht vor (freundlich, harmonisch, humorvoll oder »Kälte« und eisiges Schweigen)?
- Gibt es »Seilschaften« (wer wird bevorzugt oder vernachlässigt)?
- Gibt es offene oder verdeckte Machtkämpfe?
- Welche Werte und Gemeinsamkeiten teilt das Team?
- Wie wird mit Konflikten umgegangen (Entwicklungschance oder Konfliktvermeidung)?

Fragen, die an das Team gestellt werden sind bspw.:

- Was zeichnet unser Team aus?
- Was tun wir gegenwärtig mit Erfolg und möchten wir beibehalten?
- Was möchten wir als Team zukünftig mehr tun?
- Was wollen wir als Team zukünftig weglassen?

Die unterschiedlichen persönlichen und fachlichen Stärken, Ideen und Kompetenzen der Teammitglieder können zu einem positiven Miteinander und einer offenen und konstruktiven Zusammenarbeit im Team führen.

5.4.5 Balint-Gruppen

Michael Balint (Arzt und Psychoanalytiker, 1896-1970) hat zusammen mit Allgemeinärzten eine Methode der Gruppenanalyse entwickelt, die dem Erfassen der Beziehungsprobleme in der Arzt-Patienten-Interaktion dient. In diesen Gruppen treffen sich regelmäßig Ärzte, um unter Leitung eines Psychotherapeuten, über einen »Problempatienten« aus der Praxis zu berichten (Nedelmann, Ferstl, 1989). Die Gruppe (ca. 10 Personen) unterstützt in einem kollegialen Gespräch mit freier Assoziation. Die Arzt-Patienten-Beziehung wird unter dem psychodynamischen Blickwinkel betrachtet, hierbei geht es speziell um Phänomene der Übertragung und Gegenübertragung in der Arzt-Patienten-Beziehung. Ein Ziel ist es, dass die Ärzte ihre eigenen Reaktionen auf die Patienten reflektierter und mit einem gewissen Abstand sehen können, um in der Arzt-Patienten-Beziehung eigene förderliche Eigenschaften zu stärken und weniger nützliche aufzugeben. Diese regelmäßigen Zusammentreffen wirken entlastend und die Kollegen lernen voneinander.

Balint Gruppen sind nicht nur in der Aus- und Weiterbildung von Ärzten und Psychotherapeuten anerkannt, sondern auch allgemein in den Bereichen Gesundheits-, Sozial- und Erziehungswesen. Als Supervisionsmethode stellen sie besonders für Führungskräfte aus dem Gesundheitsbereich und auch für Kranken- und Gesundheitspfleger (von psychosomatischen und psychiatrischen Stationen) eine große Unterstützung dar.

Die oben genannten Maßnahmen tragen auf Dauer dazu bei, die Patientenversorgung mit erfahrenen, qualifizierten und gesundem Personal zu gewährleisten.

5.5 Was kann ich tun?

Auch folgende Methode kann im Alltag leicht eingesetzt werden, um z. B. vor oder nach einer Operation, nach langer Bildschirmarbeit, vor Prüfungen oder bei Aufgaben, bei denen es auf das präzise Entdecken von Details ankommt, einfach zu entspannen und die Augen zu entlasten.

5.5.1 Entspannungsmethoden

Übung
Entspannen Sie die Augen und kommen Sie zur Ruhe:

Reiben Sie ihre Handflächen 30 Sekunden aneinander und legen Sie diese auf ihre geschlossenen Augen. Decken Sie die Augen mit den gewölbten Handflächen ab und achten Sie darauf, dass Sie Ihre Lider nicht berühren. Schon nach ein paar Sekunden werden Sie eine angenehme Ruhe empfinden. Lassen Sie ihre Hände dort, solange Sie möchten, 3–5 Minuten sind optimal. Sie werden schon nach der ersten Anwendung spüren, wie schnell der Stress nachlässt und sich Ihre Augen entspannen.

Auch Entspannungsmethoden wie das autogene Training nach Schultz, die progressive Muskelrelaxation nach Jacobsen, verschiedene Meditationstechniken und auch Yoga und Sport sind hilfreich. Die meisten Entspannungsverfahren sind leicht zu erlernen und einfach in der Durchführung. Alle Entspannungstechniken haben gemeinsam, dass sie das Bewusstsein ganz auf etwas konzentrieren und damit den Geist zu innerer Ruhe bringen, Stressreaktionen lindern, die Erholung und Regeneration fördern und Adrenalin abbauen. Sie fördern die Konzentration, die Körperwahrnehmung und das Körperbewusstsein, wenn sie regelmäßig angewendet werden. Sie bringen Klarheit in die eigenen Gedanken und lenken Ihre Aufmerksamkeit auf die wichtigen Dinge. Meditation hilft, klarer zu denken, das Selbstbewusstsein zu erhöhen und die Beziehungen zu anderen Menschen zu verbessern.

Achtsamkeitsübungen, in denen sich eine Person z. B. in einer bequemen Sitzposition nur auf ihren Atem (das Ein- und Ausströmen ihres Atems) konzentriert, hilft ihr dabei ihre Aufmerksamkeit zu fokussieren und andere störende Gedanken einfach ziehen zu lassen. Nach Kabat-Zinn (2011) stellt Achtsamkeit eine bestimmte Form der Aufmerksamkeitslenkung dar, wobei die Aufmerksamkeit absichtsvoll und nicht wertend auf den aktuellen Augenblick gerichtet wird. Prof. Jon Kabat-Zinn ist ein weltweit angesehener Meditationslehrer und Gründer der Stress Reduction Clinic in Massachusetts. Ihm ist es als erstem gelungen, die Achtsamkeitspraxis systematisch in die medizinische Betreuung zu integrieren. Seine MBSR-Methode (Mindful Based Stress Reduction) hat als erste Meditationstechnik große Erfolge in vielen Kliniken in den USA und Europa erzielt.

Buchtipps:
- Kabat-Zinn J (2011) Gesund durch Meditation – Full catastrophe living. O.W. Bart, Droemer Knaur, München
- Schmidt S (2011) Achtsamkeit in Gesundheitsberufen. Springer, Berlin Heidelberg

Eine hohe Arbeitsbelastung über einen langen Zeitraum und offene oder schwelende Konflikte lösen Stressfaktoren beim Menschen aus. Sie können sich als Reaktionen in kognitiven, emotionalen, psychischen und körperlichen Bereich zeigen. Das können Angst, Unruhe (immer auf dem Sprung sein), Nervosität und Gereiztheit sein, ebenso ein Nachlassen der Konzentrationsfähigkeit (alles ist zu viel) und der Aufmerksamkeit. Hinzu können Versagensängste, ein Gefühl von Hilflosigkeit und eine Abnahme des Selbstvertrauens kommen. Im körperlichen Bereich äußert sich das in Schweißausbrüchen, Herzklopfen, Magenbeschwerden (»es schlägt mir auf den Magen«), Schlafstörungen (»meine Gedanken drehen sich im Kreis«), Kopfschmerzen, Verspannungen im Nacken (»es sitzt mir im Nacken«) und Rückenproblemen (»ich habe schwer zu tragen«).

In den östlichen Kulturen werden seit sehr langer Zeit Praktiken eingesetzt, um den Körper zu entspannen und den Geist zu beruhigen (Zen-Meditation, Zen-Bogenschießen, Yoga, Tai-Chi u. a.). Diese Methoden finden auch zunehmend Anwendung im westlichen Kulturkreis. Eine wachsende Anzahl von Untersuchungen führt zur Vermutung, dass vollständige Entspannung eine wirkungsvolle Antistressreaktion ist (Deckro et al., 2002). Die Entspannungsreaktion zeichnet sich dadurch aus, dass die Muskelspannung, die Pulsfrequenz, der Blutdruck und die kortikale Aktivität sinken und die Atmung sich verlangsamt (Benson u. Stuart, 1992; Friedman et al., 1996). Im Gehirn ist die elektrische Aktivität reduziert und das Zentralnervensystem erhält weniger Input von außen. Auf diesem niedrigen Erregungsniveau kann so eine Erholung von Stress stattfinden. Auch in der Studie von Sedlmeier et al. (2012) konnte der positive Einfluss von Meditation nachgewiesen werden. Meditation verringert Ängste, verbessert die Stimmung und reduziert Stress. Menschen, die in Achtsamkeitsmeditation geübt waren, hatten den Eindruck, unangenehme Persönlichkeitseigenschaften stärker kontrollieren zu können. Zudem litten sie weniger unter Stress und hatten das Gefühl, mehr im Hier und Jetzt zu leben.

Hilfreich zur Herstellung einer Entspannungsreaktion sind:
- eine ruhige Umgebung,
- geschlossene Augen,
- eine bequeme Sitzhaltung,
- ein mentales Hilfsmittel, wie z. B. das ständige Wiederholen einer kurzen Phrase (»Mein Atem fließt ruhig.«).

Nehmen Sie Einfluss auf Ihre Körperhaltung – besonders vor Verhandlungen, Besprechungen und wichtigen Gesprächen.

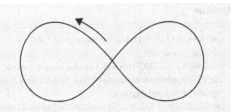

❏ **Abb. 5.2** Liegende Acht.

Den Körper aufrichten

Übung
Versetzen Sie sich in einen guten psychischen Zustand, indem Sie sich mit geraden Rücken hinsetzen, lächeln und den Kopf leicht nach oben halten. Allein durch das Einnehmen dieser Körperhaltung gelangen Sie in einen positiven Zustand.

Überkreuzbewegungen

Im Folgenden werden zwei Überkreuzübungen vorgestellt (Dennison, 2001), die zwischendurch schnell einsetzbar sind, um sich zu entspannen und wieder besser konzentrieren zu können.

▪ **Die liegende Acht**
Das Zeichnen der liegenden Acht (Unendlichkeitssymbol; ❏ Abb. 5.2) in die Luft oder auf ein Blatt Papier aktiviert das rechte und linke Auge und integriert das rechte und linke Gesichtsfeld. Balance, Koordination und Zentrierung werden verbessert und die Augen-, Nacken- und Schultermuskulatur wird entspannt. In besonders stressigen Situationen hilft diese Übung, zur Ruhe zu kommen und Denkblockaden zu lösen. Die liegende Acht kann auch einfach mit dem linken oder rechten Zeigefinger auf den Tisch, in die Luft oder auf den Oberschenkel gemalt werden, die Größe spielt dabei keine Rolle. Diese Übung können Sie überall durchführen.

Übung
Richten Sie Ihren Körper auf einen in Augenhöhe vor Ihnen liegenden Punkt aus. Das ist der Mittelpunkt der liegenden Acht. Nehmen Sie eine Haltung ein, in der Sie die liegende Acht leicht in die Luft zeichnen können. Beginnen Sie mit der linken Hand, sodass die rechte Hirnhälfte sofort aktiviert wird. Starten Sie am Mittelpunkt der liegenden Acht und fahren gegen den Uhrzeigersinn aufwärts, zur linken Seite und im Kreis wieder zurück zum Mittelpunkt (überkreuzen ihn) und fahren im Uhrzeigersinn aufwärts zur rechten Seite und im Kreis zurück zum Mittelpunkt usw.

Während die Augen dem Zeichnen folgen, bewegt sich ihr Kopf ganz leicht mit, der Hals bleibt entspannt. Fahren Sie erst drei Runden mit jeder Hand einzeln, dann drei mit beiden Händen zusammen.

▪ **Kontralaterales Kreuzen**
Bei dieser »kontralateralen« Übung bewegen Sie abwechselnd einen Arm, zusammen mit dem jeweils gegenüberliegenden Bein. Überkreuzbewegungen sind hilfreich für das Zentrieren und befreien von visuellem Stress. Die Links-rechts-Koordination wird verbessert, das Raumbewusstsein, die Atmung und die Ausdauer. Verspannungen im Lendenwirbel- und Beckenbereich werden gelöst.

Übung
Stellen Sie sich aufrecht und entspannt hin. Führen Sie den rechten Ellbogen zum linken Knie, den linken Ellbogen zum rechten Knie. Winkeln Sie die Arme und Beine dabei an. Ellbogen und Knie bewegen sich aufeinander zu. Sie können dabei auch leicht hüpfen oder leicht nachfedern.
Eine andere Variante ist, hinter dem Körper den gegenüberliegenden Fuß zu berühren.
Führen Sie diese Übung 5 Minuten durch – mit Musik macht es noch mehr Spaß.

Einen Punkt fixieren

Diese Übung bietet sich an, wenn Sie Ihren Blick schweifen lassen können, wie z. B. im Bus oder Zug auf dem Weg zur Arbeit, im Büro oder beim Essen.

Übung

Schauen Sie aus dem Fenster oder suchen Sie sich im Raum in einer beliebigen Entfernung einen Punkt aus und richten Sie auf diesen Ihre Konzentration. Nehmen Sie diesen Punkt wahr und Sie werden erleben, dass innerhalb kurzer Zeit Ruhe in Ihre Gedanken kehrt.

Leichte Schläfenmassage

Übung

Legen Sie Zeige- und Mittelfinger an die Schläfen und massieren Sie diese 1–2 Minuten. Wenn Sie möchten, können Sie die Augen dabei schließen und sich innerlich einen Satz aufsagen, wie z. B. »Ich bin entspannt und gelassen.«.

Programmieren Sie sich neu und lösen alte Muster auf. Suchen Sie sich eine Formulierung, die zu Ihnen passt und bei der Sie ein gutes Gefühl haben. Denken Sie an positive Formulierungen, wie »Ich bin gelassen!« und verzichten Sie auf negative Formulierungen, wie »Ich bin nicht nervös!«.

5.5.2   Wie setze ich das im Alltag um?

❯ **Worauf Sie ihre Aufmerksamkeit richten, dahin fließt Ihre Energie!**

Wie kann es gelingen, diese Übungen in den Arbeitsalltag zu integrieren? Definieren Sie präzise, was Sie genau tun wollen und wann: »Ich werde täglich nach der Frühstückspause eine Überkreuz-Übung machen.« und nicht: »Ich will mich öfter entspannen!«.

Nach einer bestimmten Zeit wird eine gewisse Routine einkehren und Sie denken gar nicht mehr darüber nach (Automatismus). Setzen Sie sich nicht unter Druck, wenn es um Entspannung geht, wie z. B.: »Ich muss mich jetzt entspannen!« oder »Ich habe noch gar nicht … «.

Das ist in etwa so, wenn Sie sich abends sagen: »Ich muss jetzt einschlafen.« – das klappt auch nicht.

Literatur

Benson H, Stuart EM (1992) The wellness book. Simon & Schuster, New York

Berthel J, Becker FG (2007) Personal-Management. Grundzüge für Konzeptionen betrieblicher Personalarbeit. Schäffer-Poeschel, Stuttgart

Deckro GR, Ballinger KM, Hoyt M et al. (2002) The evaluation of a mind/body intervention to reduce psychological distress and perceived stress in college students. Journal of American College Health 50: 281–287

Dennison PE, Dennison GE (2001) BRAIN-GYM. VAK, Freiburg

Fengler J (2001) Helfen macht müde. Zur Analyse und Bewältigung von Burnout und beruflicher Deformation. Klett-Cotta, Stuttgart

Fengler J, Sanz A (2011) Ausgebrannte Teams: Burnout-Prävention und Salutogenese. Klett-Cotta, Stuttgart

Franzkowiak P (2003) Prävention. In: Bundeszentrale für gesundheitliche Aufklärung (Hrsg.). Leitsätze der Gesundheitsförderung. 4. Aufl. Sabo, Schwabenheim a. d. Selz

Fredrickson BL (2005) What good are positive Emotions? Vortrag auf der American Psychological Association in Washington

Friedman R, Myers P, Krass S, Benson H (1996) The relaxation response: Use with cardiac patients. In Allan R, Scheidt SS (eds.) Heart and mind: The practice of cardiac psychology. American Psychological Association, Washington DC

Gonschorrek U (2004) Das Service-Center im Personalbindungsmanagement. In Bröckermann R, Pepels W (Hrsg.) Personalbindung – Wettbewerbsvorteile durch strategisches Human Resource Management. Erich Schmidt (ESV), Berlin

Gündel H, Glaser J, Angerer P (2014) Arbeiten und gesund bleiben. K.O. durch den Job oder fit im Beruf. Berlin/Heidelberg, Springer Spectrum

Hillhouse J, Adler C (1997) Investigating stress effect pattern in hospital staff nurse: results of a cluster analysis. Social Science Medicine 45: 1781–1788

Hüther G (2009) Biologie der Angst. Wie aus Stress Gefühle werden. Vandenhoeck Ruprecht, Göttingen

Kabat-Zinn J (2011) Gesund durch Meditation - Full catastrophe living. O.W. Bart Droemer Knaur, München

Kaluza G (2014) Gelassen und sicher im Stress, 5.Auflage. Berlin/Heidelberg, Springer

Kast V (2012) Trauern: Phasen und Chancen des psychischen Prozesses. Kreuz, Freiburg

Kiecolt-Glaser JK, Marucha PT, Malarkey PT, Mercado AM, Glaser R (1995) Slowing of wound healing by psychological stress. Lancet 346: 1194–1196

Kiecolt-Glaser JK, McGuire L, Robles TF, Glaser R (2002) Psychoneuroimmunology: Psychological influences on immun function and health. J Consult Clin Psychol 70: 537–547

Krech D, Crutchfield R (2008) Grundlagen der Psychologie. Beltz, Augsburg

Lazarus RS (1966) Psychological stress and the coping process. Mc Graw Hill, New York

Mc Gonigal K (2015) The upside of stress: Why stress is good for you and how to get good at it. New York, Avery

Nagl-Cupal M, Schnepp W (2010) Angehörige aus Intensivstationen: Auswirkungen und Bewältigung. Eine Literaturübersicht über qualitative Forschungsarbeiten. Pflege 23: 69–80

Nagl-Cupal M, Hager I, Mitterer M, Mayer H, Köck S (2012) Bedürfnisse und Bedürfniserfüllung von Angehörigen auf der Intensivstation. Pflegewissenschaft 4: 205–216

Nedelmann C, Ferstl H (1989) Die Methode der Balint-Gruppe. Klett-Cotta, Stuttgart

Pennebaker JW (1990) Opening up: The healing power of confiding in others. Morrow, New York

Pennebaker JW (1997) Writing about emotional experience as a therapeutic process. Psychol Science 8: 162–166

Petrie KJ, Booth RJ, Pennebaker JW (1998) The immunological effects of thought suppression. J Personal Social Psychol 75: 1264–1272

Rauen C (1999) Coaching. Verlag für angewandte Psychologie, Göttingen

Rudow B (2004) Das gesunde Unternehmen. Gesundheitsmanagement – Arbeitsschutz - Personalpflege. Oldenbourg, München

Schmidt S (2011) Achtsamkeit in Gesundheitsberufen. Springer, Heidelberg Berlin

Scholz C (2000) Personalmanagements. Verlag Vahlen, München

Scobel WA (2002) Supervision im Krankenhaus. Kommunikation ist das Rezept. Huber, Bern

Sedlmeier P, Eberth J, Schwarz M et al. (2012) The psychological effects of meditation: A meta-analysis. Psychological Bulletin, 138(6):1139–1171

Selye H (1956) The Stress of Life. McGraw-Hill, New York

Simon K (2009) Power Power – Pause – Power. Personalmagazin 4: 46–48

Sprenger R K (2015) Das anständige Unternehmen. Was richtige Führung ausmacht – und was sie weglässt. München, Deutsche Verlags-Anstalt

Steinbach H (2004) Gesundheitsförderung. Ein Lehrbuch für Pflege- und Gesundheitsberufe. Facultas, Wien

Zander K (2014) Healthy Leadership. Der Einfluss der Führungskultur auf die Gesundheit der Mitarbeiter. München, GRIN Verlag GmbH

Anforderungen an Teamleitende

6.1   **Kernkompetenzen – 76**
6.1.1   Fähigkeit zur Selbstreflexion – 76
6.1.2   Authentizität – 77
6.1.3   Klarheit… – 78
6.1.4   Konsequenz im Handeln – 79
6.1.5   Achtsamkeit im Umgang mit den Mitarbeitern – 80
6.1.6   Vertrauen in sich und in die Mitarbeiter schaffen – 80
6.1.7   Flexibilität im Verhalten und Denken – 82

6.2   **Fairness im Führungsstil – 82**

6.3   **Soziale Kompetenz – 86**
6.3.1   Grundfähigkeiten sozialer Kompetenz – 87
6.3.2   Diversity Management in der Teamentwicklung – 88
6.3.3   Rationale Intelligenz allein reicht nicht aus – 89

6.4   **Vertrauen und Respekt – 90**
6.4.1   Gelassenheit kommt von lassen – 90
6.4.2   Respekt – 91
6.4.3   Vertrauen und Kommunikation – 91
6.4.4   Verantwortung abgeben –Vertrauen – 91

6.5   **Entwicklung von Führungskompetenz – 96**
6.5.1   Antreiber – 96
6.5.2   Der Weg zu einer erfolgreichen Führungskraft – 99

Literatur – 101

© Springer-Verlag Berlin Heidelberg 2016
S. Möller, *Erfolgreiche Teamleitung in der Pflege*,
DOI 10.1007/978-3-662-50288-4_6

>> Führung ist Vorbild in Handlung und Haltung. (Peter Zürn) «

Stokes (1994) ermittelte in der Untersuchung über das Unbewusste in Organisationen zwei wesentliche Bedürfnisse von Teammitgliedern:

- Das Bedürfnis nach Teamzugehörigkeit.
- Das Bedürfnis als eigenständiges Individuum wahrgenommen zu werden.

Diesen beiden Grundbedürfnissen müssen sich Teamleiter stets bewusst sein, wenn sie ihr Team gut führen wollen.

> **Führung ist mehr als die Übernahme einer Position.**

Von einer Führungskraft wird erwartet, dass sie die Mitarbeiter führt, die Qualität sichert und die notwendigen Rahmenbedingungen für ein gutes Arbeiten bereitstellt. Zu den Rahmenbedingungen zählen sowohl materielle (z. B. Finanzen oder Räumlichkeiten) als auch immaterielle Ressourcen (z. B. zündende Ideen).

- **Neu als Stationsleitung**

>> Es reicht nicht aus, dass die Lehre großartig ist. Der Mensch muss eine großartige Einstellung haben. (tibetisches Sprichwort) «

Eine neue Stationsleitung, hat ein umfangreiches Aufgabengebiet vor sich. Dazu gehören u. a. Personalführung, Personalentwicklung und -förderung, Koordination von Aus- und Weiterbildungen, Auswahl und Einarbeitung neuer Mitarbeiter, Beurteilungen, Organisation, Dienst- und Urlaubsplanung, Dienstbesprechungen, Moderation und Präsentation.

Zusätzlich ist eine Stationsleitung auch immer Ansprechpartner für Probleme und Anlaufstelle bei Fragen zur pflegerischen Versorgung. Darüber hinaus ist sie auch für die Qualitätssicherung in der Pflege zuständig. Sie führt Pflegevisiten durch und kontrolliert die Pflegestandards und die rechtlichen Vorgaben.

Neben diesen organisatorischen Aufgaben wird von einer Stationsleitung Führungskompetenz und ein gutes Gespür für die Teammitglieder verlangt.

6.1   Kernkompetenzen

Um diese Aufgaben bewältigen zu können, sind eine ganze Reihe von **Kernkompetenzen** notwendig, wie z. B.:

- Fähigkeit zur Selbstreflexion,
- Authentizität,
- Klarheit in der Kommunikation und im Verhalten,
- Konsequenz im Handeln,
- Achtsamkeit im Umgang mit den Mitarbeitern,
- Vertrauen in sich und in die Mitarbeiter,
- Flexibilität im Verhalten und Denken,
- Fairness im Führungsstil,
- Transparenz im Führungsstil und in Entscheidungen,
- Leistungen der Mitarbeiter anerkennen und Wertschätzung vermitteln,
- Ehrlichkeit gegenüber sich selbst und anderen Menschen
- Mut als Teil seines Führungsstils.

Einige dieser Kernkompetenzen sollen hier besondere Erwähnung finden.

6.1.1   Fähigkeit zur Selbstreflexion

>> Das Große ist nicht, dies oder das zu sein, sondern man selbst zu sein. (S. Kierkegaard) «

Die ersten Erfahrungen über »Führung« lernen Menschen in ihrer Familie. Dort gab es offizielle Führer (das Haupt der Familie) und inoffizielle Leiter der Familie (die Mutter). Auch Konkurrenzsituationen, wie z. B. die Großmutter, die versucht die Familie ihres Sohns zu führen.

Später begegnen diese Menschen anderen Führungspersonen in der Schule, im Beruf und in Sportvereinen mit verschiedenen Verhaltensmustern. Diese Prägungen früherer Leiter beeinflussen unbewusst positiv oder negativ das Führungsverhalten. Ins besonders dann, wenn Menschen unter Stress stehen, schnell handeln müssen oder auch mit Situationen konfrontiert werden, die für sie neu sind. Unbewusst greifen sie auf »bewährte« Vorbilder zurück.

Beispielhaft sei hier erwähnt, dass eine Person möglicherweise auf ein erlebtes Verhalten des

Vaters zurückgreift (dominantes und lautes Verhalten), um sich im Team Gehör und Anerkennung zu verschaffen. Dieses alte Verhaltensmuster ist weder positiv, noch nützlich oder passend. Wie können Sie alte Verhaltensmuster ablegen und Ihr Verhaltensrepertoire erweitern? Und wie erlangen sie größtmögliche Flexibilität in ihrem Führungsverhalten?

Eine persönliche Reflexion ist der erste Schritt: Welche Verhaltensmuster von früheren Führungspersonen haben Sie übernommen? Welche passen zu Ihnen und welche nicht? Welche Führungsbilder und welches Führungsverständnis haben Sie unbewusst verinnerlicht? Welche Führungsrollen gab es in ihrer Familie?

- Wer war die Führungsfigur?
- Woran war erkennbar, dass sie die Führungsperson war (Verhalten, Stimme, Körpersprache)?
- Was gefiel Ihnen am Verhalten dieser Person und was nicht?
- An welche alten Gedanken und Gefühle erinnern Sie sich in Bezug auf diese Person?
- Welche speziellen Aussagen dieser Person sind noch heute bei Ihnen präsent? »Hier wird nur das getan, was ich sage!«?

Die oben genannten Punkte stellen zwar einen erheblich Einfluss auf die Art zu führen dar, sind jedoch nur eine Seite der Medaille. Mindestens genauso wichtig ist es den eigenen Führungsstil immer wieder zu reflektieren und zu optimieren. Hierbei ist es notwendig sich, wie in einer eigenen Feedbackschleife, sich die folgenden Fragen in regelmäßigen Abständen zu stellen.

- Welches Führungsverständnis habe ich?
- Was sind meine Leitideen?
- Welche Werte sind mir wichtig?
- Bin ich bereit für Veränderungen (Bedrohung oder Herausforderung/Chance)?

6.1.2 Authentizität

>> Kompetentes Führen setzt eine authentische (echt, glaubwürdig, ehrlich) Persönlichkeit voraus (Goffee u. Jones, 2006). «

Auch »Ecken und Kanten« sind sympathisch, nur darf es nicht auf Kosten der Mitarbeiter gehen.

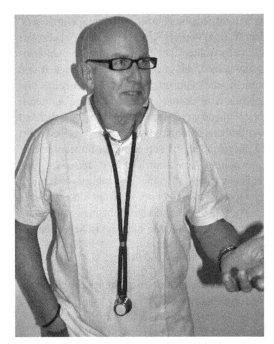

◘ Abb. 6.1 Authentisch sein heißt…

»Wirklich wertvoll sind nur Originale - niemals Kopien« (Sprenger, 2015, S.127)

Führungskräfte werden von ihren Mitarbeitern besonders dann geschätzt, wenn sie authentisch sind (◘ Abb. 6.1). Mitarbeiter spüren ganz genau, wenn Verhalten aufgesetzt ist und der Vorgesetzte eine Rolle spielt. Schauspieler spielen Rollen in Filmen oder im Theater. Eine Rolle zu spielen kostet Führungskräfte unglaublich viel Energie und es wird trotzdem nie für einen »Oscar« reichen. Das wird auch von ihnen verbalisiert (»In welche Rolle bin ich da nur hinein geraten?«, »Ich fühle mich nicht wohl in dieser Rolle.«, »Ich möchte keine Rolle mehr spielen.«).

In ihrer Studie untersuchten Spence Laschinger et al. (2012) 342 neue Pflegekräfte (insgesamt weniger als zwei Jahre Berufserfahrung), die in Kliniken in Ontario, Kanada arbeiteten. Die Fragebögen umfassten die Bereiche authentische Führung, Bullying (Mobbing) am Arbeitsplatz, Burnout, Arbeitszufriedenheit und Wechselabsichten. Laut dieser Studie wird durch einen authentischen Führungsstil, Bullying (Mobbing) am Arbeitsplatz verringert und hat damit einen unmittelbaren positiven Effekt auf emotionale Erschöpfung. Darüber hinaus wirkt sich authentische Führung signifikant auf die

Arbeitszufriedenheit aus, was sich dadurch ausdrückt, dass weniger Mitarbeiter den Arbeitsplatz wechseln wollten. Die Ergebnisse dieser Untersuchung zeigen, die grundsätzliche Wichtigkeit von authentischer Führung, um eine angenehme und gesunde Arbeitsatmosphäre zu schaffen. Authentischer Führungsstil reduziert die Wahrscheinlichkeit von Bullying (Mobbing) am Arbeitsplatz und führt zu Pflegekräften, die seltener unter Burnout leiden, eine höhere Arbeitszufriedenheit aufweisen und schließlich weniger häufig die Tätigkeit wechseln.

George (2007) konnte in seiner Untersuchung zeigen, dass authentische Führungskräfte stark durch ihre individuelle biographische Lebensgeschichte geprägt sind.

Die fünf Dimensionen authentischer Führung (George, 2007)

- **Selbsterkenntnis:** Was sind meine Stärken und Entwicklungspotenziale? Was ist meine Geschichte?
- **Werte:** Was sind meine Führungsprinzipien? Was sind mir persönlich bedeutsame Werte?
- **Motivation:** Was motiviert mich? Wie balanciere ich internale und externale Motivatoren?
- **Team:** Auf welche Menschen kann ich mich verlassen? Wer unterstützt mich auf meinem Weg?
- **Integriertes Leben:** Wie kann ich alle Aspekte meines Lebens integrieren und »auf dem Boden« bleiben?

6.1.3   Klarheit...

...in der Kommunikation

> Mitarbeiterführung ist immer Gesprächsführung.

Ob Kommunikation gelingt hängt davon ab, ob die Führungskraft mit unterschiedlichen Gesprächssituationen flexibel umgehen kann. Egal ob Mitarbeitergespräche, Feedback oder Kritikgespräche, alle erfordern ein sicheres und professionelles Vorgehen. Das gilt auch für Konfliktgespräche.

Wenn die Führungskraft es vermeidet, Konflikte anzusprechen, stiftet das Unmut und es ändert sich nichts.

Kommunizieren Sie Veränderungen, um den Mitarbeitern unnötige Unsicherheit zu ersparen. Wer seinen Mitarbeitern nicht mitteilt, was er von ihnen erwartet, schafft ein enormes Frustpotenzial. Auch, wenn wichtige Informationen zurückgehalten werden, wie z. B. das Zusammenlegen von zwei Stationen, schafft das Distanz zu den Mitarbeitern und in der Gerüchteküche brodelt es. Das Vertrauen, die Motivation und die Stimmung der Teammitglieder leiden darunter und werden unnötig strapaziert. Sprechen Sie offen mit Ihren Mitarbeitern was von der Klinikleitung verlangt oder angeordnet wurde (Transparenz, Offenheit). Unklare Kommunikation (die Mitarbeiter wissen nicht woran sie sind) und »heiße Luft« verunsichern und verwirren die Mitarbeiter.

Wenn auf einer Station über einen längeren Zeitraum die Atmosphäre im Team nicht stimmt, oft in Verbindung mit einer schwachen Führung, verlassen zuerst die sozial kompetenten, gut ausgebildeten und flexiblen Mitarbeiter das Team. Sie wissen, was sie können, handeln flexibel und suchen sich zeitnah eine neue Stelle. Als Führungskraft sollte man das »im Hinterkopf« behalten, denn so verliert man relativ schnell gute Mitarbeiter.

Ella Bödeker (Stationsleitung): »Die Zeiten haben sich geändert, neue Mitarbeiter müssen einfach so mitlaufen, eine systematische Mitarbeitereinführung können wir aus Personalmangel schon lange nicht mehr leisten. Das Nötigste wird erklärt, alles muss schnell gehen. Feste Ansprechpartner oder Paten gibt es nicht. Wie lange das noch so laufen soll, wird nicht kommuniziert.« Schlechte Arbeitsbedingungen gelten als Hauptmotivation für einen Arbeitgeberwechsel (Bochart et al., 2011; Estryn-Behar et al., 2010).

Mitarbeiter erleben es als kränkend, wenn sie am Arbeitsplatz ungefragt und unkommentiert mit Veränderungen konfrontiert werden.

> Kommunikation und Emotion sind erfolgsentscheidend, gerade in heiklen Situationen.

Zunächst ist es als neue Führungskraft unangenehm etwas anzusprechen. Es ist ganz normal, das beim ersten Mal eine gewisse Hemmschwelle besteht.

Man sucht nach Kleinigkeiten (»Ich habe gerade keine Zeit.«, »Ich spreche es Morgen an.« etc.), um der Situation zu entgehen. Mitunter wird es sogar solange auf »die lange Bank« geschoben, bis es nicht mehr aktuell ist. Wer regelmäßig unter den Teppich kehrt, stolpert irgendwann über die Beulen.

Manchmal hilft es auszudrücken, wie man sich selbst dabei fühlt: »Die Situation ist mir jetzt unangenehm und ich muss es trotzdem ansprechen.«. Hat man das einmal überwunden, geht es die nächsten Male deutlich angenehmer. Sie werden sich sicherlich nicht auf solche Gespräche freuen, aber Sie werden die Situation leichterer meistern. Je früher Sie etwas ansprechen, desto besser.

Versuchen Sie nicht, wenn irgendwelche Unstimmigkeiten auftreten, Harmonie zu erzwingen. Das Problem bzw. der Konflikt wird weiter unter der Hand ausgetragen.

Durch Kommunikation im Sinne von »sich mitteilen und gehört werden« bekommen Menschen das Gefühl wichtig und beteiligt zu sein und in Beziehung zu anderen zu stehen. Regelmäßige Teambesprechungen sind wichtig. Durch fehlende Kommunikation können ganze Teams auseinander brechen. Teamarbeit, Besprechungen etc. und die Ergebnisse hängen stark vom wechselseitigen Miteinander ab und von der Sozialkompetenz und Kommunikationskompetenz jedes Einzelnen.

…im Verhalten
Die Leitung ist immer Vorbild. Wenn eine Leitung von ihren Mitarbeitern Disziplin, Eigenverantwortlichkeit und Teamfähigkeit fordert, muss sie ihnen diese Eigenschaften auch vorleben.

Schärfen Sie Ihre Sinne für das eigene Auftreten.

Ebenso hat das Team bestimmte Erwartungen an die Leitung, z. B. klare Vorgaben. Eine deutliche, einschätzbare und (gut strukturierte) Leitung gibt dem Team Sicherheit und Stabilität.

Eine Stationsleitung, die ganz neu in eine Klinik kommt, muss sich zunächst mit dem Kennenlernen der Mitarbeiter und der eigenen Einarbeitung beschäftigen. Auch die persönliche Vorstellung und Kontaktaufnahme zu anderen Funktionsabteilungen gehört dazu (Labor, Apotheke, Materialbeschaffung, Röntgen, Physiotherapie, OP usw.).

Eine Stationsleitung, die souverän die neue Station betritt und auf eine positive und offene Körperhaltung achtet hat auf jeden Fall einen positiven Einstieg. Unsere Haltung bestimmt unser Tun. Freuen Sie sich auf Ihre neue Position. Stellen Sie sich kurz vor und erläutern Sie klar in der ersten Teamsitzung Ihre Vorstellungen über die Zusammenarbeit auf Ihrer Station.

Machen Sie sich selbst ein Bild von den Mitarbeitern und geben Sie nichts auf die Meinung anderer über die Station oder einzelne Mitarbeiter.

6.1.4 Konsequenz im Handeln

>> Der Lösung ist es egal, warum das Problem entstanden ist. (W. Herren) **《**

Das Verhalten einer Führungskraft muss konsequent und voraussehbar sein. Ist das Verhalten verwirrend und inkonsistent, fällt es Menschen schwer, dem Vorgesetzten zu vertrauen und führt zur Verunsicherung der Mitarbeiter. Sie müssen sich darauf verlassen können, dass Vorgesetzte in vergleichbaren Situationen vergleichbar reagieren und handeln (Sprenger, 2002).

Mit weniger Teammitgliedern dieselbe Leistung zu erbringen, ist auf Dauer extrem belastend und erschöpft die verbleibenden Mitarbeiter. Hier verliert die Leitung schnell an Ansehen.

Team: »Warum sagt er/sie denn nichts?«

Wichtig für die Führungskraft: Kommunizieren Sie alle Anstrengungen, die Sie unternehmen, um diesen Zustand zu ändern, bleiben Sie in Kontakt.

Seien Sie in Ihrem Verhalten verlässlich, handeln Sie und gehen Sie Konflikten nicht aus dem Weg.

Team: »Unsere Leitung setzt sich für uns ein!«

Gute Führungskräfte legen die Priorität auf Problemlösungen, nicht auf Schuldfragen und sind dem Team gegenüber grundsätzlich positiv eingestellt.

Durchsetzungsstärke und konsequentes Handeln beschreiben die Fähigkeiten, sich zielgerichtet und gegen Widerstände auf ein Ergebnis auszurichten. Dies basiert grundsätzlich auf der Wertschätzung anderer Menschen und hat nichts mit Egoismus, fehlender Achtung, Macht oder Druck zu tun.

Die beschriebene Konsequenz bezieht sich auch auf die Einhaltung getroffener Vereinbarungen, unabhängig davon, ob sie schriftlich oder mündlich getroffen wurden.

6.1.5   Achtsamkeit im Umgang mit den Mitarbeitern

Eine wichtige und zentrale Kompetenz im Umgang mit Mitarbeitern ist die Empathie. Eine Führungsaufgabe stellt spezifische Anforderungen an die Leitung. Dazu gehören Freude am Kontakt mit Menschen, Gespür für die emotionale Lage anderer, aber auch eine gewisse Ruhe und etwas Zeit, denn im zwischenmenschlichen Bereich kommt man mit einer Stoppuhr und einer Checkliste nicht allzu weit (Doppler, 2008).

Es gibt eine Anzahl von Theorien über Führung und Führungsstile. Die geläufigste Unterscheidung ist zwischen dem autokratischen, demokratischen und Laisser-faire-Stil. Bezugnehmend auf diese Unterscheidung lernen Führungskräfte, dass der demokratische Führungsstil zu bevorzugen ist. Doch der Alltag sieht oft anders aus. Es gibt nicht »den« richtigen Führungsstil. Je nach Situation und Mitarbeiter muss die Führungskraft flexibel reagieren und unterschiedliche Stile in ihrem Repertoire haben. Mitarbeiter und auch Vorgesetzte unterscheiden sich bezüglich Begeisterungsfähigkeit, Engagement, Kritikfähigkeit, Belastbarkeit, Loyalität, Zuverlässigkeit, Selbstbewusstsein und Selbständigkeit.

Je bewusster sich die Führungskraft mit sich selbst auseinandersetzt, mit dem eigenen
- Umgang mit Macht,
- der Angst vor Auseinandersetzungen oder Situationen,
- dem prinzipiellen Konflikt-aus-dem-Weg gehen,
- dem Erzwingen von Harmonie usw.,

desto besser kann sie auf die einzelnen Mitarbeiter und das Team reagieren.

Goleman (2000, 2003) konnte in einer breit angelegten Untersuchung sechs Führungsstile identifizieren, die auf unterschiedlichen Quellen emotionaler Intelligenz beruhen:
- charismatische Führungskräfte, die Menschen mit einer Vision motivieren,
- beziehungsorientierte Führungskräfte, die eine emotionale Verbindung und Harmonie schaffen,
- demokratische Führungskräfte, die Konsens durch Beteiligung erzielen,
- beratende Führungskräfte, die die Menschen für die Zukunft weiterentwickeln,
- richtungsgebende Führungskräfte, die Exzellenz und Selbststeuerung erwarten,
- befehlende Führungskräfte, die unmittelbare Gefolgschaft verlangen.

Eine wesentliche Erkenntnis dieser Untersuchung ist, dass nicht ein bestimmter Führungsstil, sondern das situationsgerechte und flexible Anwenden verschiedener Stile eine erfolgreiche Führungskraft ausmacht.

Für Führungskräfte ist es sinnvoll zu wissen, in welchem Bezug Konflikte und deren Lösungen zu den jeweiligen Führungsstilen stehen. Betrachtet man die unterschiedlichen Stile in Bezug auf die Konfliktwahrscheinlichkeit und deren Lösungsmöglichkeit ergibt sich das in ❏ Tab. 6.1 dargestellt Bild.

6.1.6   Vertrauen in sich und in die Mitarbeiter schaffen

Patak und Simsa (2015) haben 39 erfahrenen Führungskräften, die in ganz unterschiedlichen Bereichen tätig sind, folgende Frage gestellt:

»Wie gelingt Führung? Bitte beschreiben Sie eine besonders wichtige und vielleicht auch überraschende Erkenntnis aus Ihrem Führungsleben.«

Als wesentliche Aspekte wurden u.a. genannt:
- Eine einheitliche Linie in der Kommunikation und im Handeln
- Die Bedeutung von Geduld
- Sich selbst führen
- Spirit of Trust
- Führen heißt (auch) loslassen
- Nähe und Distanz

Die Autoren stellen heraus, dass der Kern jeglicher Führung die Führung der eigenen Person ist, die Selbstführung.

Beispiel
Anke Brenner (neue Stationsleitung): »Hoffentlich werde ich von meinem neuen Team akzeptiert?«.

Unsicherheit und negative Einstimmung spiegeln sich wider; dies ist der falsche Ansatz bzw. die falsche Frage. Besser wären Klarheit und eine positive Einstimmung:

◘ Tab. 6.1 Führungsstil, Konfliktwahrscheinlichkeit und Lösungsmöglichkeit

Führungsstil	Konfliktwahrscheinlich-keit	Lösungswahrscheinlich-keit	
Charismatisch: »Leader«	Sehr niedrig		Gemeinsames Interesse, Ziele, Vision, Begeisterung
		Sehr hoch	Zielorientierte Problemlösung
Beziehungsorientiert: »Freund«	Niedrig		Gute Beziehung, offene Aussprache, Feedbackkultur
		Mittel	Scheinharmonie, verdeck-te Konflikte, die unter der Hand ausgetragen werden
Demokratisch: »Moderator«	Sehr niedrig		Einbeziehung, Betei-ligung, Abstimmung, Schlichtung, Ziele und Ausrichtung fehlen
		Mittel	Hang zu detaillierten Abstimmungsverhalten kann Führungsschwäche verdecken, Unsicherheit, Gerüchteküche
Beratend: »Coach«	Sehr hoch		Sieht Konflikte als Chance, aktiv herbeigeführte Auseinandersetzung
		Sehr hoch/niedrig	Unwahrscheinlich ohne professionelle Unterstützung
Richtungsgebend: »Vorreiter«	Sehr hoch		Misstrauenskultur und Neid entsteht
		Sehr niedrig	Vernachlässigung von Menschen und Beziehun-gen, Eigensteuerung wird erwartet
Befehlend: »General«	Niedrig		Zwang, Druck, klare Entscheidungen und Zielvorgabe
		Sehr niedrig	Führt zu unterschwelligen Konflikten, Feindschaft, Konkurrenz, langfristige Schädigung, Demotivation

Beispiel

Anke Brenner (neue Stationsleitung): »Ich freue mich auf meine neue Aufgabe und mein Team!«.

Selbstführung ist wichtig: Ich entscheide mich bewusst, was ich tue und wenn ich dort bin, gebe ich mein Bestes. Eine erfolgreiche Selbstreflexion setzt voraus, dass man das eigene Verhalten aus einer neutralen Perspektive betrachtet, sozusagen »von oben« (Metaebene).

Kritische Selbstreflexion bedeutet, Arbeiten an sich selbst. Selbstbewusstsein ist kein negativer Begriff und hat auch nichts mit Arroganz zu tun. Selbstbewusstsein heißt, sich seiner selbst bewusst zu sein. Das hat etwas mit Persönlichkeitsentwicklung zu tun. Das aufmerksame Beobachten des eigenen Verhaltens ist dabei wichtig, um Selbstbewusstsein zu entwickeln.

Übung

Nehmen Sie sich dazu ein Blatt Papier und beantworten Sie folgende Fragen:
- Was zeichnet Sie besonders aus?
- Was mögen Sie an sich?
- Wie verhalten Sie sich in verschiedenen Situationen?
- Welches sind Ihre Stärken?

6.1.7 Flexibilität im Verhalten und Denken

» Die unbekannten Wege sind die Geschenke des Lebens. (Weisheit der Aborigines) «

Führung ist ein dynamischer Prozess, bei dem Führer und Geführte jeweils den anderen wahrnehmen, bestimmte Erwartungen an ihn herantragen, ihn beurteilen und über Strategien verfügen, wie man ihn zieladäquat behandeln bzw. beeinflussen muss (Boskamp, Knapp, 1999).

Als Stationsleitung müssen Sie oft neue Mitarbeiter und auch Pflegekräfte mit anderem kulturellen Hintergrund einarbeiten. Oft ergänzen zusätzlich »Springer« von Zeitarbeitsfirmen und Stationshilfen das Team, um Engpässe zu überbrücken. Einige Teammitglieder benötigen mehr, andere weniger Unterstützung. So ändert sich immer wieder die Dynamik im Team. Es ist eine Herausforderung, die ein hohes Maß an sozialer Kompetenz, Flexibilität und einen gesunden Menschenverstand erfordert.

Ebenso ein Teil der geforderten Flexibilität ist die Fähigkeit, zeit- und situationsgerecht unterschiedliche Rollen auszufüllen. Die ◘ Tab. 6.2 gibt eine Übersicht über die verschiedenen Rollen der Stationsleitung, die Aufgaben, die mit der jeweiligen Rolle verbunden sind und die Fähigkeiten, die für die Erfüllung der Aufgaben benötigt werden.

Die Stationsleitung wechselt im Idealfall je nach Anforderungen der Situation zwischen diesen Rollen hin und her.

6.2 Fairness im Führungsstil

Fairness wird definiert als anständiges Verhalten; gerechte, ehrliche Haltung anderen gegenüber (www.duden.de). Zunächst ist Fairness für viele Menschen ein fest verankerter Wert in ihrem Leben. Fairness zählt zu den wichtigsten Führungskompetenzen. Eine Ungleichbehandlung von Mitarbeitern, das Vorziehen von »Lieblingen« ist auf Dauer gesehen ein großer Führungsfehler. Teammitglieder, die sich zurückgesetzt oder unfair behandelt fühlen, sind innerlich aufgewühlt, schalten ab oder rächen sich (Reinker, 2007). Mitarbeiter reagieren sehr sensibel darauf, wenn der Chef von Fairness spricht, aber im Zweifelsfall den unfairen, aber nach Zahlen erfolgreichen Mitarbeiter befördert. Gemessen wird eine Führungskraft nicht an ihren gut gewählten Worten, sondern am ihrem Handeln.

▪ **Vorannahmen und Erwartungen**

Vorannahmen sind Glaubenssätze, Einstellungen und Erwartungen auf Grund unserer persönlichen Erfahrung. Die Vermutungen und Annahmen, die eine Führungskraft über ihre Mitarbeiter hat, beeinflusst ihr Verhalten ihnen gegenüber.

Auch Vorinformationen über Mitarbeiter, die neu ins Team kommen, wie: »Michael ist ein schwieriger Typ.« oder »Mit Julia bekommt Ihr eine ganz tolle und motivierte Schülerin auf Eure Station.« haben einen Einfluss. Verhalten Sie sich als Führungskraft neutral und machen Sie sich Ihr eigenes Bild.

☐ **Tab. 6.2** Rollen, Aufgaben und Fähigkeiten der Teamleitung. (Mod. nach West, 2004 und Krüger, 2002)

Rolle	Aufgaben	Fähigkeiten
Koordinator	Ziele klären und vereinbaren, Arbeitsteilung und Prozesse organisieren, auf Zeiten achten, Abstimmungen mit anderen vornehmen	Verzichtet auf Dominanz, muss verbindlich, aber hartnäckig sein
Moderator	Jeden zu Wort kommen lassen, Probleme in der Kommunikation erkennen und lösen, Zwischenergebnisse festhalten	Visualisieren können, neutral bleiben können, zusammenfassen und den roten Faden behalten können
Berater	Klären von Beziehungsproblemen zwischen Teammitgliedern, Fach- und Methodenfragen klären	Gesprächsführungstechniken beherrschen (z. B. aktives Zuhören), Alternativen aufzeigen können
Konfliktmanager	Rollenkonflikte lösen	Kommunikationsstrukturen und Kommunikationsprobleme analysieren können, Grundverständnis von Mediationstechniken
Darsteller	Ergebnisse und Erfolge des Teams nach außen darstellen	Visualisieren, sprechen und überzeugen können
Repräsentant	Teaminteressen gegenüber Organisation und anderen Teams vertreten	Selbstbewusstsein
Verhandlungsführer	Über Ressourcen wie Zeit, Geld, Ausstattung mit der Organisation verhandeln können	Realistisch sein können, Verhandlungstechniken beherrschen

❯ Erwartungen beeinflussen unser Verhalten (schwieriger Typ, motivierte Schülerin), die Art und Weise, wie wir über andere Menschen denken, beeinflusst unser Verhalten ihnen gegenüber.

Dazu eine Untersuchung aus den USA: In einem Experiment von Darley u. Gross (1983) sollten zwei Gruppen dieselbe Schülerin während einer Schulstunde beurteilen. Die Gruppen kamen zu sehr unterschiedlichen Bewertungen. Von der einen Gruppe wurde das Mädchen als »intelligent, aufgeschlossen und begabt« beurteilt, von der anderen Gruppe als »gehemmt, schwierig und lernschwach«. Der einzige Unterschied bestand in der vorab gegebenen »Information« über den Wohnort des Mädchens. Einmal war es angeblich ein gehobenes Viertel (erste Gruppe), bei der zweiten Gruppe war es ein »sozialer Brennpunkt«.

Schon aus minimalen Hinweisen wird ein Charakterportrait gefertigt. Der Hang zum Überinterpretieren von wenigen Informationen kann sehr schnell zu falschen Schlussfolgerungen führen.

Menschen bleiben oft nicht neutral, wenn es um (kurze) Vorinformationen über andere Personen geht, sondern richten ihr Verhalten danach aus.

▪ **Ein schwieriges Team**

❯❯ Our team is well balanced. We have problems everywhere. (Tommy Protho 1920-1995, amerikanischer Football Coach) ❮❮

Beispiel
Joachim Lederer (PDL): »Frau Hiller, ich wünsche Ihnen viel Glück, da übernehmen Sie ein ganz schwieriges Team!«.

Wenn Sie als Stationsleitung ein vermeintlich schwieriges Team übernehmen, ist es wenig sinnvoll sich darüber Gedanken zu machen, warum dieses Team unter der anderen Leitung nicht funktioniert hat oder Schwierigkeiten zu thematisieren,

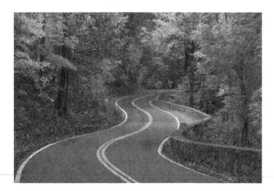

Abb. 6.2 Kurvenreiche Straße.

die einzelne Mitarbeiter des Teams mit der alten Leitung hatten. Es geht in erster Linie darum, wo Sie mit ihrem Team hinwollen!

⟩ **Zielorientierung bedeutet, nach vorne zu schauen und alles, was vor Ihnen liegt genau wahrzunehmen.**

Das ist so wie beim Auto fahren. Wenn eine kurvenreiche und unübersichtliche Strecke vor Ihnen liegt (◨ Abb. 6.2), kommen Sie auch nicht auf die Idee, sich im Rückspiegel zu orientieren, um sicher Ihren Wagen zu lenken und die Strecke zu bewältigen.

- **Transparenz im Führungsstil und in Entscheidungen**

Eine Führungskraft schafft durch Ordnung, Eindeutigkeit und Transparenz verlässliche Strukturen. Dadurch können etwaige Konflikte im Team vermieden werden und es wird ein Kontext geschaffen, indem unvermeidbaren Sozialkonflikten gar nicht erst stark »aufkochen«.

Gibt eine Führungskraft Druck nach unten ab, verliert sie sofort den Kontakt zu ihren Mitarbeitern, da diese sich als natürliche Reaktion auf ihr Verhalten von ihr distanzieren.

- **Leistungen der Mitarbeiter anerkennen und Wertschätzung vermitteln**

⟩⟩ Eine Freude vertreibt 100 Sorgen. (Japanisches Sprichwort) ⟨⟨

Die Wertschätzung und Anerkennung der Mitarbeiter beeinflussen maßgeblich die Arbeit und das Klima auf der Station (▶ Kap. 9).

- **Ehrlichkeit gegenüber sich selbst und anderen**

Es gibt keine perfekte Führungskraft und es gibt keinen richtigen oder falschen Führungsstil, nur einen nachvollziehbaren. Vergleichen Sie sich nicht mit anderen Menschen, die es besser können als Sie. Sie werden immer eine Person finden, die es besser kann, das ist völlig unnötig.

Selbstwahrnehmung bedeutet, sich und anderen Fehler zuzugestehen, die eigenen Stärken und Schwächen zu kennen.

Frage:
— Welche Ziele möchte ich verfolgen?
— Welche Werte sind mir wichtig?

Oft sind Sie Führungs- und Pflegefachkraft zugleich. Sie sitzen sozusagen »zwischen zwei Stühlen«. Sie gehören nicht mehr zu der Gruppe der Kollegen, aber auch nicht voll zum Management der Klinik. Wenn Sie als Stationsleitung das Team leiten, indem Sie vorher gearbeitet haben (Primus inter pares – Erster unter Gleichen), können sich zu Beginn Probleme im Verständnis Ihrer neuen Aufgabe als Führungskraft ergeben. Zum einen möchten Sie Teil des alten Teams bleiben, auch um Freundschaften nicht zu gefährden, zum anderen sind Sie jetzt Vorgesetzter. Von Ihnen wird Klarheit und Neutralität gefordert.

Dazu gehört, dass für Kollegen aus dem Team, zu denen Sie auch privat Kontakt haben, die gleichen Regeln gelten, wie für die anderen Teammitglieder. Das gilt auch für die Weitergabe von Informationen, informieren Sie alle Teammitglieder gleichzeitig. Unterschätzen Sie hierbei nicht die Auswirkungen der Gruppendynamik. Eine kritische Situation kann sich ergeben, wenn Sie die Arbeitsleistung oder ein Fehlverhalten eines Mitarbeiters, mit dem Sie befreundet sind, klären müssen. Jetzt ist eine klare Rollenabgrenzung enorm wichtig.

⟩ **Mit Ihrem Verhalten sind Sie immer ein Modell für Ihre Mitarbeiter. Sie können sich nicht »nicht verhalten«. Beobachten Sie Ihr eigenes Verhalten und die Auswirkungen auf Ihr Team. Behalten Sie einen klaren Blick und reflektieren Sie Ihr Verhalten, was übernehmen Ihre Mitarbeiter von Ihnen und was nicht.**

Welche Prozesse gehen schnell voran und welche gestalten sich zäh? Welche Erwartung hatten Sie vielleicht schon vorher im Kopf (»Das wird richtig gut!« oder »Das wird schwierig und zäh!«) und haben das unbewusst durch ihre Mimik und Gestik ausgedrückt? Menschen adaptieren unbewusst die Signale ihres Gegenübers. So steckt Fröhlichkeit und Tatkraft an und umgekehrt kann schlechte Laune das ganze Team mit herunterziehen.

Beispiel
Rosi Mattern (Stationsleitung, 9 J. Berufserfahrung): »Mein Team ist liebenswert und sympathisch!«.

Claudia Rössler (Stationsleitung, 17 J. Berufserfahrung): »Ich habe ein tolles Team und jeder kann sich auf jeden hundertprozentig verlassen!«.

Leben Sie vor, was sie von ihren Mitarbeitern erwarten:
- Begeisterung,
- Wertschätzung,
- Zuversicht – für jedes Problem gibt es eine Lösung,
- zeigen Sie sich aufgeschlossen gegenüber neuen Ideen,
- zeigen Sie, dass Sie optimistisch sind und Vertrauen zu ihrem Team haben,
- stehen Sie hinter ihrem Team,
- nehmen Sie ihre eigenen Fehler mit Humor, stehen Sie dazu,
- versprechen Sie nur, was Sie auch halten können,
- fördern Sie die Kommunikation in ihrem Team,
- gehen Sie Konflikte an.

■ **Managing the Boss**
Es gibt viele Stationen, auf denen ein ausgesprochen positives Klima herrscht. Dort unterstützt das komplette Team die Leitung so, dass alle zusammen schnell fertig sind. Hier fällt außerdem auf, dass Verbesserungsvorschläge und neue Ideen willkommen sind.

Beispiel
Helge Kopke (Gesundheits- und Krankenpfleger): »Wir haben hier bei uns im Stationszimmer eine große Pinnwand. Wenn jemand spontan eine gute

Idee hat, schreibt er sie auf einen Zettel und klebt sie fest. So geht nichts verloren und wir konnten so schon einige Arbeitsabläufe optimieren«. »Wenn Kollegen an Fort- und Weiterbildungen teilnehmen, werden die Erfahrungen kurz zusammengefasst und an das Team weitergegeben, manchmal sind es auch nur Literaturempfehlungen, weil es sonst zu zeitaufwendig werden würde. Auf jeden Fall ist unser Team immer auf dem neuesten Stand.«.

Führung ist kein einseitiger Prozess, sondern hat auch immer etwas mit wechselseitiger Beeinflussung zu tun. Auch die Mitarbeiter nutzen ihre Einflussmöglichkeiten. Untersuchungen zum Konzept »Managing the Boss« ergaben vier häufig benutzte Einflussstrategien, mit denen Mitarbeiter versuchen ihre Vorgesetzten zu beeinflussen (Yukl u. Falbe, 1990; Wunderer, 1992).

Typische Einflussstrategien
- Gut vorbereitete und fundierte Vorschläge
- Mitwirkung bei der Gestaltung eines positiven Arbeitsklimas
- Koalitionsbildung mit Gleichgesinnten
- Rechtzeitige und geschickte Konsultation der Führungskraft

■ **Mut als Teil seines Führungsstils**
» Was wäre das Leben, hätten wir nicht den Mut etwas zu riskieren. (V. van Gogh) «

Der Arbeitsalltag vieler Führungskräfte hat sich in den letzten Jahren geändert. Hohe Anforderungen, Zeitdruck (mehr muss in kürzerer Zeit erledigt werden), ein extrem schneller Austausch von Informationen und das rasante Tempo von Veränderungen im sozialen Kontext bedingen stetige Neuorientierung und die Fähigkeit des schnellen und auch lebenslangen Lernens.

Welche Grundhaltung habe ich als Führungskraft? Habe ich den Mut, meine Stärken und Schwächen ehrlich zu analysieren und einzuschätzen?

Eine Führungskraft muss ihren Führungsstil hinterfragen, vom persönlichen Auftreten, über die kommunikativen und fachlichen Fähigkeiten bis hin zum Einfühlungsvermögen in die einzelnen

Mitarbeiter. »Selbstverantwortung ist eine Einstellung. Sie ist nicht übertragbar« (Sprenger, 1995).

Führen ohne Verantwortung ist nicht möglich, d. h., dass die Person die führt und entscheidet, auch dafür einstehen muss. Führung ohne Selbstverantwortung kann nicht gelingen. »Die Verantwortung für alles, was Sie tun oder lassen, beginnt bei Ihnen – und sie endet bei Ihnen.« (Sprenger, 1995).

> **Übung**
> Bitte nehmen Sie sich ein Blatt Papier und vervollständigen Sie bitte den folgenden Satz: »Führung bedeutet für mich …«
> Danach nehmen Sie sich bitte ein zweites Blatt und notieren mindestens zehn persönliche Stärken: »Meine Stärken sind …«
> Konzentrieren Sie sich darauf, was Sie können und werden Sie darin besser.

Führung wird erleichtert durch:
- Kommunikationsfähigkeit,
- Motivation,
- Verantwortungsbereitschaft,
- Humor.

> **Misserfolgsfaktoren der Mitarbeiterführung (nach Wunderer, 2009)**
> - Mangelnde Selbstbeherrschung (Affektivität, Hassgefühle)
> - Labilität
> - Fehlende Kontaktfähigkeit und Kontaktbereitschaft
> - Überforderung anderer
> - Pedanterie und Perfektionismus
> - Übertragung der eigenen Unausgeglichenheit auf die Mitarbeiter

Die genannten erleichternden Faktoren kann man unter soziale Kompetenz zusammen fassen. Neben der Fach- und Methodenkompetenz spielt die Sozialkompetenz die entscheidende Rolle im Führungswesen. So konnte Tewes (2002) in ihrer Untersuchung nachweisen, dass Teammitglieder nicht eigenverantwortlich arbeiten können, wenn ihre Leitung nicht über Sozialkompetenz verfügt.

6.3   Soziale Kompetenz

» Sprechen ist eine sehr wichtige Übung, besonders im täglichen Leben. Die meisten Probleme im Leben sind auf unachtsame Worte zurückzuführen. (Godwin Samararatne) «

Beispiel
Sabrina Konetzki (Gesundheits- und Krankenpflegerin): »Ich habe bei einem verwirrten Patienten auf unserer Station, der ein Infusionsprogramm bekommt, kontrolliert ob die Infusion läuft. Die Viggo hatte ich so fixiert, dass nichts passieren kann, der Patient war jedoch unruhig und hat immer wieder den Arm gebeugt, sodass nichts durchlaufen konnte. Daraufhin habe ich den Arzt verständigt, da wir die Nadel nicht mit Kochsalzlösung spülen dürfen (Anordnung der PDL). Der Arzt kam wutentbrannt ins Zimmer gerannt mit den Worten: »Schwester, jetzt kommen sie mal mit, sie haben ja keine Ahnung, wie man eine Viggo legt!«.

In Kindersprache und mit einer Kinderstimme hat er mir dann vor allen Patienten im Zimmer erklärt, wie man ein Pflaster löst: »Da fasst man hier oben die Ecke an und zieht dann das Pflaster ab …« Anschließend hat mich regelrecht abgefragt, was der Patient hat. Ich konnte alles exakt beantworten, doch er hat es vor den Patienten als Inkompetenz dargestellt. Als dann alles erledigt war, sind wir zusammen aus dem Zimmer gegangen. Auf dem Flur hat er dann zu mir gesagt: »Ich wollte Sie ja nicht bloßstellen«, hat sich umgedreht und ist gegangen.«.

Analyse des Beispiels:
- Der Ablauf der Interaktion und Kommunikation ist bestimmt durch: Abwerten, vorführen, stehen lassen.
- Überschreitung von Grenzen in der Kommunikation, Verletzung des Gesprächspartners.
- Kein Vorbild.
- Belastet extrem die zukünftige Zusammenarbeit.
- Die Vertrauensbasis ist nachhaltig gestört.

Fazit aus dem Beispiel:
Frau Konetzki sollte zunächst versuchen in einem persönlichen Gespräch mit dem Arzt die Situation zu klären. Sollte dies nicht möglich sein,

so ist eine Lösung mit der Stationsleitung in einem Dreiergespräch zu erreichen.

Soziale Kompetenz bedeutet, sich auf wechselnde soziale Situationen einzustellen und sich situationsadäquat verhalten zu können.

Beispiel

Chefarzt einer Uniklinik: »Der Patient steht bei uns im Mittelpunkt, deshalb ist neben der fachlichen Kompetenz die soziale Kompetenz besonders wichtig. Der offene und freundliche Umgang mit dem Pflegepersonal und den Patienten ist mir besonders wichtig und das vermittele ich auch von Anfang an den jungen Kollegen.«.

Kommunikation und soziale Interaktion bestimmen den Alltag von Führungskräften. In der einen Situation müssen Sie sich vielleicht durchsetzen, in der anderen geht es um Einfühlungsvermögen und Kontaktfähigkeit. Des Weiteren gehört dazu Sensibilität, das beinhaltet Probleme wahrzunehmen, die Gefühle und Bedürfnisse anderer zu erkennen und sie im Handeln zu berücksichtigen.

Soziale Kompetenz heißt auch, mit anderen Menschen angemessen kommunizieren und in Kontakt treten zu können, z. B. ein Gespräch beginnen, eigene Absichten offen legen und zuhören können. Auch die Kooperationsbereitschaft gehört dazu (bei Schwierigkeiten helfen, Erfolgserlebnisse teilen). Zur sozialen Kompetenz zählt weiterhin, andere ausreichend und rechtzeitig über das zu informieren, was für diese Aufgabe wichtig ist. Besonders bedeutsam ist darüber hinaus die Selbstkontrolle, z. B. auf Angriffe anderer nicht aggressiv zu reagieren und mit eigenen Stimmungen und Emotionen kontrolliert umzugehen (Goleman, 2003).

Einfühlungsvermögen, Kontaktfähigkeit und Integrationsfähigkeit gehören ebenso zur sozialen Kompetenz.

6.3.1 Grundfähigkeiten sozialer Kompetenz

- **Einfühlungsvermögen**

Einfühlungsvermögen beschreibt die Fähigkeit, sich in andere Menschen einzufühlen, ihr Verhalten nachzuvollziehen und darauf angemessen re-

agieren zu können. Das heißt auch, den anderen so annehmen, wie er ist, sich von Vorurteilen frei zu machen und auf vorschnelle Bewertungen der anderen Person zu verzichten. Die Wertschätzung, die Sie ihren Mitarbeitern entgegenbringen bekommen Sie zurück, der positive Umgang mit Ihrem Team strahlt immer zurück.

Beispiel

Bianca Schneider (Altenpflegerin): »Bei uns auf der Station hört man schon um 6 Uhr morgens die Leute lachen, die Stimmung ist richtig gut. Das liegt an unserer Stationsleitung, sie heitert immer alle auf, bedankt sich bei jedem, jeder fühlt sich wertgeschätzt und sie arbeitet auch immer mit, wenn wir Hilfe benötigen. Schülern begegnet sie mit Respekt, sie traut ihnen viel zu und das macht viel aus. Dafür wird sie sehr geschätzt.«.

Einfühlungsvermögen ist auch in der Kommunikation sehr wichtig. Wenn Sie ihren Gesprächspartner beobachten und ihm aufmerksam zuhören, können Sie angemessen auf ihn reagieren.

Dabei können verbale und nonverbale Botschaften (Blick, Gesten) helfen, die Motive ihres Gegenübers herauszufinden. Fassen Sie das, was Sie gehört haben zusammen und stellen Sie sicher, dass Sie ihren Mitarbeiter richtig verstanden haben und seine Ansichten und Bedürfnisse ernst nehmen.

- **Kontaktfähigkeit**

Die Fähigkeit Kontakte aufzubauen, zu pflegen und im positiven Sinn für die eigenen Ziele zu nutzen (wo bekomme ich gute Informationen, wer von einer anderen Station kann mir weiterhelfen usw.) sind im Arbeitsalltag sehr nützlich. Dazu gehört auch die aktive Kontaktpflege zu anderen Stationen, sich z. B. in der Cafeteria oder in der Kantine zum Essen zu verabreden oder zusammen Seminare und Fortbildungen zu besuchen. Kontakt aufnehmen beginnt mit »Small Talk«, das heißt einen Gesprächsstoff zu finden, der unverfänglich ist, wie: Das Wetter, das Essen, etwas Humorvolles, wie »Die Köchin meint es heute aber wieder gut mit uns« etc., um eine positive und lockere Gesprächsatmosphäre zu schaffen.

Kontakte sind wichtig, um Informationen zu bekommen, zum kurzfristigen Stressabbau und um zusammen zu lachen. Über eine Sache zu reden entlastet und führt oft zu guten Problemlösungen. Unser Gesprächspartner ist vom Fach steht dem Problem neutral gegenüber und kann es ohne Emotionen angehen.

Führungskräfte sind mitunter zurückhaltend, wenn es um private Kontakte zu Kollegen geht. Aus Angst vor Autoritätsverlust und der Möglichkeit sich angreifbar zu machen, möchten sie nicht zu viel von sich preis geben.

- **Integrationsfähigkeit**

Die Fähigkeit sich oder andere wirkungsvoll in ein bestehendes System zu integrieren ist für Personen in Leitungspositionen essenziell. Des Weiteren obliegt ihnen die Aufgabe, unterschiedliche Interessen, Ziele und Meinungen aufzunehmen und zu bündeln.

Die Voraussetzungen dafür sind: Offenheit für Neues, Flexibilität, die Gefühle und Einstellungen anderer Menschen zu erkennen und die Stärken und Leistungen anderer Menschen richtig einzuschätzen. Da setzt voraus, dass sich Führungskräfte mit den Menschen eingehend beschäftigen und mit ihnen sprechen, denn nur so erfahren sie etwas über ihre Teammitglieder.

Integrationsfähigkeit hat eine aktive und eine passive Komponente. Die aktive Komponente ist, sich selbst in ein Team zu integrieren und konstruktiv mit anderen zusammen zu arbeiten. Die passive Komponente beschreibt die Fähigkeit andere Menschen erfolgreich in ein Team zu integrieren und die positiven Aspekte herauszustellen. Dadurch entsteht ein Umfeld, das Vielfalt und Flexibilität aufweist.

6.3.2 Diversity Management in der Teamentwicklung

Beispiel

Mechthild Dornbach (Stationsleitung): »Frau Demir wird ab nächster Woche unser Team ergänzen, sie kommt aus dem Marienkrankenhaus, dort hat sie sechs Jahre auf der Inneren gearbeitet. Da sie Muslime ist, trägt sie bei der Arbeit ein Kopftuch. Sie übernimmt hier auf unserer Station auch die Funktion einer Dolmetscherin für unsere ausländischen Patienten. Neben ihrer Muttersprache Türkisch spricht sie fließend Deutsch und Arabisch. Vielleicht können wir ja alle noch das ein oder andere Wort dazu lernen. Ich freue mich darüber, dass Frau Demir uns mit ihrer offenen und freundlichen Art unterstützt.«

Hierauf basieren auch die aktuellen Diversitiy-Ansätze (engl. diversity = Vielfalt, Unterschiedlichkeit). Diversity-Management toleriert nicht nur die individuelle Verschiedenheit, sondern hebt diese im Sinne einer positiven Wertschätzung besonders hervor und versucht sie für den Unternehmenserfolg nutzbar zu machen. Die personelle Vielfalt ist eine unschätzbare Ressource, besonders bei der zunehmenden Internationalisierung, der Pflege von Menschen mit Migrationshintergrund und der aktuellen Versorgung von Flüchtlingen.

Diversitiy Management bedeutet die gezielte Wahrnehmung, das aufrichtige Wertschätzen und das bewusste Nutzen von Unterschieden, besonders innerhalb der Primär- und Sekundärdimensionen (www.diversity-gesellschaft.de, 2010).

Zu den Primärdimensionen zählen z. B. Alter, Geschlecht und ethnische Herkunft, zu den Sekundärdimensionen z. B. Einkommen, beruflicher Werdegang und Familienstand. Weiterhin sind in den Sekundärdimensionen Arbeitsstil, die Rolle im Team, Erscheinungsbild und Hierarchie verankert.

Wenn Menschen aus unterschiedlichen Ländern und Kulturen zusammenarbeiten ist mit Kommunikations- und zwischenmenschlichen Problemen zu rechnen. Besonders wenn unter Zeitdruck und mit zu wenig Personal gearbeitet werden muss.

Beispiel

Tim Löwe (Gesundheits- und Krankenpfleger): »Es kann doch nicht sein, dass sich ein Assistenzarzt aus Griechenland mit einer polnischen Pflegekraft auf Englisch verständigt, damit überhaupt etwas geht!«.

Lüthi u. Oberpriller (2009) beschreiben den bewussten, bewertungsfreien und akzeptierten Umgang mit der eigenen (diversen) Identität und der der Teammitglieder als wesentliche Voraussetzung für die »Diversity-Kompetenz« eines Teams. Dafür muss ihrer Meinung nach zum einen der Nutzen von Vielfalt als verbindlicher Wert im Team anerkannt sein, zum anderen müssen folgende Kompetenzen durch die Teammitglieder erworben werden:

- Umgang mit Wahrnehmungen,
- empathische Kommunikation,

= Sicherheit im Umgang mit sich selbst,
= Ambiguitätstoleranz (Ambiguität = mehrdeutig).

Unterstützend dazu bieten sich folgenden Maßnahmen an:
= Standardlevel für Deutsch einführen,
= Schulungen für die Mitarbeiter um interkulturelle Kompetenz aufzubauen,
= Teamtraining, damit sich keine Vorurteile bilden oder verfestigen,
= Wertschätzender Umgang mit kulturellen Unterschieden,
= Kommunikation untereinander fördern,
= Abstimmung der Personalentwicklungsstrategien, positive Nutzung der Unterschiedlichkeit.

6.3.3 Rationale Intelligenz allein reicht nicht aus

Bisher wurde immer auf die rationale Intelligenz, die Logik, verwiesen. Das reicht im modernen Management nicht mehr aus.

> Heute muss eine Führungskraft über emotionale Intelligenz, moralische Intelligenz und kulturelle Intelligenz verfügen (Tewes, 2009).

Auf diesen Umstand macht auch Oppelt (2004) aufmerksam, gefordert sei eine Führung, die mit allen Sinnen denkt.

■ Emotionale Intelligenz ist eine Schlüsselfunktion
Emotionale Intelligenz beinhaltet nach Goleman (2003) sowohl persönliche als auch soziale Kompetenzen. Zu den persönlichen Kompetenzen zählen: Die Selbstwahrnehmung sowie das Selbstmanagement (Quernheim, 2010). Soziale Kompetenz meint hier sowohl soziales Bewusstsein als auch Beziehungsmanagement. Emotionale Intelligenz ist die Fähigkeit, ebenso mit den eigenen wie auch mit den Gefühlen anderer effektiv umgehen zu können. Das ist eine Voraussetzung um überhaupt Beziehungen aufbauen und dauerhaft erhalten zu können.

Je nach Situation und Mitarbeitern muss die Führungskraft flexibel ihre Eigenschaften einsetzen, um erfolgreich zu agieren. Der emotionalen Intelligenz kommt hier eine besondere Rolle zu.

Eine erfolgreiche Führungskraft sollte über folgende Fähigkeiten verfügen (Loffing, 2005):
= Selbstreflexion,
= Selbstmanagement,
= soziales Bewusstsein,
= Sozialkompetenz.

Selbstreflexion Das eigene Verhalten zu reflektieren und zu hinterfragen ist eine der wichtigsten Aufgaben wirksamer Führung. Hier steht die Auseinandersetzung mit der eigenen »Rolle«, den eigenen Ressourcen und Grenzen im Vordergrund: »Wie wirke ich auf andere?« »Welche Stärken und Schwächen habe ich?« »Welche Werte?«.

Selbstmanagement Die eigenen Gefühle wahrnehmen und beherrschen können, Ehrlichkeit, Vertrauenswürdigkeit, Gewissenhaftigkeit, Versprechen halten, Flexibilität/Anpassung an unterschiedliche Situationen, Authentizität, Leistungsstreben, Freude/positive optimistische Grundeinstellung.

Soziales Bewusstsein Die Fähigkeit sich in unterschiedliche Personen, Hintergründe und Situationen einzufühlen. Vorurteilsfrei andere Blickwinkel einzunehmen gehört auch zu der Fähigkeit erfolgreich zu führen. Vorurteilsfrei andere Blickwinkel einzunehmen gehört auch zu der Fähigkeit erfolgreich zu führen.

Sozialkompetenz Hierzu gehören die Kommunikations- und Konfliktfähigkeit einer Führungskraft und auch, dass sie ihre Mitarbeiter kennt (Stärken/Potenziale/Schwächen).

■ Moralische Intelligenz zahlt sich aus
Lennick u. Kiel (2006) fanden heraus, dass moralische Dummheit auf Führungsebene kostenintensiv für das Unternehmen ist. Führungskräfte, die sich ihrer eigenen Werte bewusst sind und diese auch leben, sind langfristig am Markt erfolgreicher, als moralisch Dumme. Müller (2001) spricht hier vom «Moral-plus-Effekt». Zu einer moralischen Grundhaltung zählen: Integrität, Verantwortungsbewusstsein, Mitgefühl und die Fähigkeit zu verzeihen.

■ Kulturelle Intelligenz bringt neue Lösungen
Ein notwendiger Quantensprung im Führungsgeschäft liegt im Abschied von allein auf Logik ausge-

richteten Führungskonzepten. Müller (2001) spricht vom »global brain« eines Unternehmens, das es anzuzapfen gilt. So produziert eine Organisation nicht nur Probleme, sondern auch Lösungen. Um den Blick für Lösungen zu stärken, müssen sich Führungskräfte zukünftig mit ihrer Unternehmenskultur beschäftigen. Hier findet sich der kollektive Geist, der kreative Antworten und konstruktive Strategien bereitstellt. Führungskräften, denen es gelingt, in dieses Feld einzutauchen können mit etwas Übung Muster erkennen, die Lösungen bieten. Dazu ist es notwendig, dass Kontrollbedürfnis zu reduzieren und auf die Antworten im System zu vertrauen. Hierfür hat Müller (2001) ein spezielles Trainingssystem entwickelt, welches sie »code for change« nennt.

6.4   Vertrauen und Respekt

» Stelle niemanden ein, dem du misstraust. Misstraue niemandem, den du eingestellt hast. (aus China) «

Sprenger (2002) weist darauf hin, dass ein Mensch unter Vertrauensbeziehungen »aufblüht«. Auch das zur Verfügung stellen unkontrollierter Handlungsspielräume hat einen positiven Einfluss. Wenn der Mitarbeiter die Freiheit hat, seine Handlungen selbst wählen zu können, erzeugt das Interesse und Verantwortungsübernahme. Ohne Vertrauen entsteht keine Motivation, die dauerhaft und belastbar ist.

Besonders Führungskräfte, die überverantwortlich sind, neigen dazu alles so gut wie möglich zu kontrollieren, das können Situationen, Emotionen, Mitarbeiter, Arbeitsabläufe und Ergebnisse sein. Ihr Motto ist: »Vertrauen ist gut, Kontrolle ist besser.« Betrachten Sie diesen Satz einmal anders herum: »Kontrolle ist gut, Vertrauen ist besser!«.

Oft ist dieses Verhalten angstmotiviert. Angst führt zu einem stärkeren Bedürfnis nach Kontrolle, d.h. Gefahren und Risiken möglichst klein zu halten. Vertrauen führt uns zu etwas oder jemandem hin, Angst führt uns von etwas oder jemandem weg.

Covey (2009) beschäftigt sich damit, wie sich Vertrauen positiv auf unser berufliches und privates Leben auswirkt. Wie können wir Probleme lösen, die wir durch unser Verhalten selbst heraufbeschworen haben.

Seine 13 Vertrauensregeln für Beziehungsvertrauen lauten:
- Ehrlich sein
- Respekt zeigen
- Transparenz schaffen
- Fehler wiedergutmachen
- Loyal sein
- Ergebnisse liefern
- Sich verbessern
- Sich der Realität stellen
- Erwartungen klären
- Verantwortung übernehmen
- Erst zuhören
- Versprechen halten
- Anderen Vertrauen schenken

Der Autor sieht Vertrauen als die Schlüsselkompetenz für alle Führungskräfte in unserer neuen globalen Wirtschaft (Covey, 2009).

6.4.1   Gelassenheit kommt von lassen

Vertrauen ist eine der Grundlagen in der Mitarbeiterführung und ausschlaggebend für den Erfolg des Teams. Vertrauen basiert auf Gegenseitigkeit. Es baut sich über die Zeit auf, wenn Verpflichtungen und Versprechungen eingehalten werden. Werden die Mitarbeiter oder umgekehrt die Leitung immer wieder enttäuscht, kann sich kein Vertrauen entwickeln. »Man muss sich das Vertrauen der Mitarbeiter verdienen. Ohne Vertrauen bildet sich keine Gefolgschaft.« (Drucker, 2010).

Teamleitungen, die ihren Teammitgliedern misstrauen, verunsichern die Teammitglieder, das erhöht die Angst und führt zu vermehrten Fehlern (Tewes, 2002). Auch wenn sich die Teammitglieder untereinander vertrauen und sich sicher fühlen, können sie ihre Arbeit effizienter erledigen.

> **Tipp**
>
> Lesen Sie als aufgeklärte Führungskräfte doch einmal das Buch: Worauf muss Führung basieren? Vertrauen führt (Sprenger, 2002).

6.4.2 Respekt

» Erweist Du den Menschen keinen Respekt, werden Sie Dir auch keinen erweisen. (Lao Tsu) «

Die Grundvoraussetzung, um für Vertrauen, Respekt und Wertschätzung zu sorgen, ist, dass sich die Führungskraft selbst mag.

Mitarbeiter möchten anständig und respektvoll behandelt werden. Auch das Vertrauen in sie, dass sie Dinge richtig machen, ist wichtig. Sie möchten als Personen wahrgenommen werden, auf die es ankommt und die ihre Arbeit als sinnvoll erleben und mitdenken (Sprenger, 2015).

Aus dem Gebot des Anstands formuliert Sprenger (2015) fünf Prinzipien als Handlungsempfehlungen für den Umgang mit Mitarbeitern:

1. Betrachte Mitarbeiter nicht als bloße Mittel
2. Behandle Mitarbeiter nicht wie Kinder
3. Versuche nicht, Menschen zu verbessern
4. Verletze nicht die Autonomie der Mitarbeiter
5. Bezeichne nichts als alternativlos

Der respektvolle Umgang miteinander basiert auf der Überzeugung, dass die Leitung und ihr Team gemeinsam für einen reibungslosen Ablauf und ein gutes Klima auf der Station verantwortlich sind. Eine ruhige und rücksichtsvolle Kommunikation wirkt sich ebenso positiv auf das Team aus.

Sorgen Sie für eine offene Kommunikation (kurze Besprechungen, Infos an die Pinnwand usw.), informieren Sie Ihre Mitarbeiter über den Stand der Dinge, behalten Sie keine Informationen für sich. Hören Sie aufmerksam zu, damit signalisieren Sie, dass der Mitarbeiter wichtig für Sie ist. Greifen Sie als Führungskraft auch einfach einmal auf die Kompetenzen ihrer Mitarbeiter zurück.

Beispiel

Kristina Tannen (Stationsleitung): »Alexandra, rufst du bitte im Röntgen an, dir kann sie doch nichts abschlagen!«, »Sebastian, du kannst doch so gut mit Frau Schickel aus dem Labor, wir brauchen noch dringend ….«.

Respektieren Sie die Gefühle Ihres Mitarbeiters. Betonen Sie Positives (gute Leistungen und Eigenschaften). Zeigen Sie Ihren Mitarbeitern, dass Sie deren Meinung achten, auch wenn diese sich von Ihrer Meinung unterscheidet. Seien Sie ehrlich zu sich selbst. Wenn Sie hinter Ihren Handlungen stehen, können Sie Vorbild für Ihre Mitarbeiter sein. Pflegen Sie einen ehrlichen Umgang mit Ihren Mitarbeitern, stehen Sie zu Ihren Fehlern, auch Führungskräften gelingt nicht immer alles.

> **Führungskräfte, die sich wie eine »Fahne im Wind« bewegen, werden von den Mitarbeitern nicht respektiert.**

6.4.3 Vertrauen und Kommunikation

In Gesprächen kommt es vor, dass eine Führungskraft, ohne, dass sie es beabsichtigt, dem Mitarbeiter seine Kompetenzen abspricht. Das geschieht durch Sätze wie »Sie müssen doch nur …« oder »Ich an Ihrer Stelle würde …«. Solche Aussagen »schwächen« den Mitarbeiter, weil die Leitung unbewusst damit ausdrückt, dass sie den Mitarbeiter nicht für fähig hält, selbst Lösungen zu finden. Bringt die Führungskraft zum Ausdruck, dass sie dem Mitarbeiter zutraut (Vertrauen hat) selbst eine Lösung zu entwickeln und umzusetzen, stärkt sie ihn.

Beispiel

Ruth Jacobi (Stationsleitung): »Frau Wessel, ich verlasse mich darauf, dass Sie das können!« Bei Frau Wessel kommt an: »Wehe, Sie machen etwas falsch!«.

Mit dieser Art von Vertrauensbeweis verunsichern Sie ihre Mitarbeiter. Wie können Sie es besser/vertrauensvoller ausdrücken?

Beispiel

Ruth Jacobi (Stationsleitung): »Frau Wessel, ich weiß, dass Sie das schaffen!«.

Wenn die vertrauensvolle Beziehung zwischen Führungskraft uns Mitarbeiter fehlt, kann es auf Dauer keine gute Zusammenarbeit geben.

6.4.4 Verantwortung abgeben – Vertrauen

» Nur wenn wir Vertrauen zu uns selbst haben, können wir anderen Menschen trauen (F. de la Rochefoucauld) «

Geben Sie als Führungskraft einen Teil der Verantwortung ab. Wenn Sie Ihren Mitarbeitern Verantwortung übertragen, beweisen Sie Ihnen damit Ihr Vertrauen und Ihre Achtung. Zwei aktuelle Beispiele dafür werden im Folgenden genannt.

- **Pflegekräfte übernehmen Arztaufgaben**

Im Rahmen von Modellvorhaben dürfen Pflegekräfte, nach einer entsprechenden Qualifizierung, eigenverantwortliche Tätigkeiten bei Diabetes mellitus, bei chronischen Wunden, Demenz und Hypertonie übernehmen (www.aerztezeitung.de, 2013).

Die Fortbildung zur Versorgungsassistentin in der Hausarztpraxis (VERAH) ist eine kompakte und praxisnahe Fortbildung für medizinische Fachangestellte (MFAs), Arzthelferinnen und Gesundheits- und Krankenpfleger in Hausarztpraxen. Der Hausarzt kann alles, was zur Vorbereitung nötig ist oder seine Arbeit unterstützt delegieren. Er trägt aber weiterhin die Verantwortung. Die Hauptaufgabe der VERAH ist die Entlastung des Hausarztes bei der täglichen Arbeit (z. B. Infusionen in der Praxis legen), speziell bei der Versorgung chronisch kranker Menschen, der Versorgung von Demenzkranken, die geriatrische Versorgung, Patienten mit Depressionen usw.). Sie übernimmt Koordinierungsaufgaben, kann Hausbesuche durchführen (z. B. die intensive Überwachung offener Wunden) und bei der Prävention oder Praxisorganisation unterstützend mitwirken(www.verah.de, 2013).

Beispiel

Katharina Sommer (Medizinische Fachangestellte und VERAH): »Durch die Ausbildung zur VERAH haben sich für mich persönlich, für die Patienten und für die Praxis viele positiven Veränderungen ergeben, so ist die ambulante Versorgung der Patienten durch mich häufiger möglich, als vorher durch meinen Chef – mir bringt es Spaß, das Team wird entlastet und die Patienten profitieren auch davon.«.

Diese Veränderungen sind u. a.:
- Umfassende Aneignung von Hintergrundwissen der o. g. Krankheiten, Medikamente und Behandlungen,
- mehr Bewusstsein für die Patienten entwickeln,
- viel mehr Sensibilität für die chronisch kranken Patienten (KHK, Diabetes), Kenntnis der Maßnahmen, um den Verlauf der Krankheit durch präventive Maßnahmen zu verlangsamen,
- Durchführung von Diabetesschulungen und präventiven Maßnahmen (Ernährung, Bewegung, Entspannung),
- Wissenstransfer an das Praxisteam,
- Beratung der Patienten (Bedarf ermitteln – was braucht er wirklich?),
- selbstständig Hausbesuche durchführen,
- bessere Unterstützung des Arztes,
- bessere Qualität in der ambulanten Versorgung,
- mehr Verantwortung,
- Kenntnis in Konfliktmanagement und Kommunikationstechniken/Deeskalation.
- Der VERAH-Qualitätszirkel findet halbjährlich statt

In der Fachliteratur hat sich der Begriff des »Empowerment« (engl. Ermächtigung) durchgesetzt. In diesem Begriff steckt das Wort »Power«, Energien werden freigesetzt, die Mitarbeiter übernehmen Verantwortung für ihre Arbeit und sind befugt, die Arbeit auf ihre eigene Art und Weise zu erledigen.

Fühlen sich Mitarbeiter kompetent und sind zuversichtlich, können sie mehr erreichen und tun dies im Regelfall auch.

Der Wandel des Arbeitsmarkts und auch der technische und organisatorische Fortschritt bedeuten für die Kliniken einen anhaltenden Lernprozess. Systematische Maßnahmen zur Personalentwicklung, d.h. die Bildung, Förderung und Weiterentwicklung von Mitarbeitern, sowie das Schaffen neuer Ausbildungsberufe sind hier ein wichtiger Schritt.

Die kontinuierliche Qualifizierung der Mitarbeiter ist heutzutage unabdingbar, um dem Sorge zu tragen.

Neue moderne Gesundheitsberufe entstehen, die Kliniken reagieren so auf den Fachkräftemangel und bilden beispielsweise den eigenen Nachwuchs in Assistenzberufen in Anästhesie (ATA – Anästhesietechnische/r Assistentin/Assistent) und Operationsdienst (OTA – Operationstechnische/r Assistentin/ Assistent) aus (KLINIKUMaktuell, 2015). Hilfreich ist der Einsatz von speziell ausgebildeten Mitarbeitern, die zum einen das Team entlasten und zum anderen, da ein anderes Zeitkontingent vorgegeben ist, sich mehr dem Patienten zuwenden können. Beispiele hierfür sind die Algesiologische Fachassistenz (Pain Nurse, Schmerzmanager), die in der postoperativen Schmerztherapie eingesetzt wird, der Wundmanager (Wundexperte, Pflegetherapeut Wunde) und die Breast Care Nurse (Pflegeexpertin für Brusterkrankungen), die für die kontinuierliche Begleitung der Brustkrebspatientinnen zuständig ist.

Buchtipp:
- Thomm M (2016) Schmerzmanagement in der Pflege. Berlin/Heidelberg, Springer

▪ ▪ Führung – Future
Womit müssen Führungskräfte in den nächsten Jahren umgehen?

Mit dem beschleunigtem Wandel und der Zunahme von Komplexität, permanenten Veränderungsprozessen, Innovationen, Reorganisationen, begrenzte Ressourcen (Personal, Zeit, Geld), Neuartigkeit, Interdisziplinarität, Internationalität, interkultureller Führung, interkultureller Kommunikation, sich ändernden Mitarbeitern, Diversity-Management, Vernetzung, virtueller Zusammenarbeit und auch E-Leadership.

▪ ▪ Neue Konzepte
Die Herausforderungen der Zukunft und die aktuellen Herausforderungen im Gesundheitswesen erfordern ein Umdenken in der Führung, Flexibilität, Mut und innovative Ideen und Konzepte in der Pflege. Als ein Ansatz soll hier der transformationale Führungsstil vorgestellt werden.

▪ Partizipativer Führungsstil
Der Vorgesetzte zeigt ein Führungsverhalten, das wesentlich darauf beruht, dass er die Mitarbeiter in die Führungsentscheidungen einbezieht. So können die Mitarbeiter ihr Wissen und ihre Interessen in den Entscheidungsprozess einbringen und Einfluss nehmen. Die Führungskraft beteiligt die Mitarbeiter aktiv und setzt ihre Bereitschaft voraus, Verantwortung zu übernehmen. Besonders in Betrieben mit qualifizierten und spezialisierten Mitarbeitern ist dieser Führungsstil empfehlenswert. Gleichwohl erfordert er eine hohe Führungskompetenz. Der partizipative Führungsstil beruht auf der Selbstkontrolle der Mitarbeiter. Die Anerkennung der Mitarbeiter und die Einbeziehung ihres Wissens und Könnens stehen im Vordergrund, die Mitarbeiter sind motiviert und arbeiten selbstständig.

▪ Empowerment Ansatz
Hier schließt sich der »Empowerment-Ansatz« (Ermächtigung, Befähigung, Stärkung von Eigenmacht und Autonomie) an. Empowerment bedeutet »das rechte Mittelmaß zu finden zwischen der Gewährung von Handlungsspielraum und konsequenten Führungsverhalten« (Stewart, 1997, S.11). Pflege erfordert ein hohes Maß an Qualifikation und ist ein anspruchsvoller Beruf. Der »Empowerment-Ansatz« ermutigt die Mitarbeiter, Pflege weiterzuentwickeln und aktiv bei Entscheidungen mitzuwirken (shared governance). So kann die Qualität der Pflege verbessert werden.

▪ Die transformationale Führung
Der transformationale Führungsstil ist ein Ansatz, der erfolgreich in »Magnet-Krankenhäusern« umgesetzt wird. Transformationale Führung beschreibt ein Führungsverhalten, das Verantwortung teilt und die Mitarbeiter begeistert, gemeinsam den Weg zu gehen, um anstehende Anforderungen zu bewältigen. Der Ansatz der transformationalen Führung wurde Anfang der 1980er Jahre in den USA entwickelt. Die »Transformation«, d. h. eine »Veränderung« der Mitarbeiter, ist ein wesentliches Kennzeichen dieses Führungsstils (Bass, 1985).

Diese »Veränderung« beinhaltet:
1. die Mitarbeiter zu Leistungen zu bewegen, die jenseits des Erwarteten liegen,
2. die Aufmerksamkeit der Mitarbeiter auf die für das Unternehmen wichtige Belange zu richten und
3. die Mitarbeiter dazu zu bringen, über die Verfolgung ihrer individuellen Interessen hinauszugehen und sich für das Wohl des Unternehmens einzusetzen.

Transformationale Führung setzt sich nach dem Konzept von Bass aus vier Grundkomponenten zusammen (Bass, 1985):
1. Die idealisierte Einflussnahme, d. h., die Führungskraft verhält sich vorbildlich und glaub-

würdig und verdient sich so das Vertrauen und den Respekt der Mitarbeiter.

2. Die inspirierende Motivierung, d. h., die Führungskraft vermittelt und kommuniziert den Mitarbeitern ein attraktives Bild (Vision) von der Zukunft des Unternehmens. Die Bedeutung der täglichen Arbeit wird herausgestellt, die Mitarbeiter erleben ihre Arbeit als sinnvoll und sind motiviert, die Vision zu erreichen.
3. Die intellektuelle Stimulierung, d. h., die Führungskraft regt die Mitarbeiter an, alte Vorgehensweisen zu hinterfragen und nicht funktionierende Abläufe aktiv zu verbessern.
4. Die individualisierte Berücksichtigung, d. h. die Führungskraft fördert den einzelnen Mitarbeiter durch gezielte Maßnahmen. Dazu gehört auch die Delegation von Aufgaben. Die Mitarbeiter können so ihre Fähigkeiten und Stärken ausbauen und an den Aufgaben wachsen.

Die transformationale Führung ist dem »New-Leadership«-Ansatz zuzuordnen, da sie sowohl charismatische als auch visionäre Elemente beinhaltet und den emotionalen Aspekt der Führung betont. Die Beziehung zwischen Führenden und Geführten steht im Mittelpunkt. Die Führungskräfte dienen als Vorbild für ihre Mitarbeiter, sie üben eine gewisse Ausstrahlung aus und erfüllen selbst alle Erwartungen, die sie auch an ihre Mitarbeiter stellen. Sie führen ihre Mitarbeiter mit und mittels Begeisterung. Die Führungskraft spricht die Mitarbeiter emotional an, begeistert sie für ein gemeinsames Ziel, fordert Verbesserungsvorschläge ein und bringt ihnen Wertschätzung entgegen. Die Führungskraft kann »Neues« so vermitteln, dass die Pflegenden es annehmen und immer mehr Verantwortung im Pflegeprozess übernehmen. Der Vorgesetzte kontrolliert seine Mitarbeiter nicht, sondern vertraut ihnen. In einer experimentellen Simulationsstudie und einer Feldstudie mit neun Organisationen aus verschiedenen Branchen fanden Bono und Judge (2003) heraus, dass transformational geführte Mitarbeiter ihrer Arbeit eine größere Bedeutung beimessen und sie als übereinstimmend mit ihrem Selbstkonzept betrachten.

Der kommunikativen Kompetenz, als eine der wichtigsten Führungskompetenzen, kommt bei dem transformationalen Führungsstil eine wesentliche Bedeutung zu. Durch aktives Zuhören signalisiert die Führungskraft ein ehrliches Interesse und motiviert ihre Mitarbeiter, ihre Gedanken und Meinungen offenzulegen. Durch offene Fragen regt sie die Mitarbeiter zum Mitdenken an, um Abläufe zu optimieren und positive Veränderungen zu erzielen.

Als ein spezielles Trainingsprogramm, das u. a. auf die Entwicklung des transformationalen Führungsstils abzielt, kann das »Leading an Empowerment Organization (LEO) – Inspiring Ownership for Excellence (Creative Healthcare Management)-Training genannt werden, das von Marie Manthey in den 70er Jahren entwickelt wurde. Das 3-tägige Training wird seit acht Jahren erfolgreich in Deutschland angewendet (http://www.crown-coaching.de) (▶ Abschn 6.5.2).

Buchtipp:
- Hieber M (2016) Das transformationale Führungsstilmodell. Berlin/Heidelberg Springer
- Lüthy A, Ehret T (2013) Krankenhäuser als attraktive Arbeitgeber. Stuttgart, Kohlhammer

Hier wird beschrieben, wie Krankenhäuser angesichts des demografischen Wandels und der knapper werdenden Ressource »Personal« eine mitarbeiterorientierte Unternehmenskultur entwickeln können, von der Mitarbeiter, Patienten und Unternehmenserfolg gleichermaßen profitieren.

»Menschen vergessen, was du gesagt und was du getan hast. Sie vergessen aber nie, wie sie sich bei dir gefühlt haben« (Maya Angelou)

■ Magnet-Krankenhäuser
Trotz des Pflegenotstandes in amerikanischen Kliniken in den 1980er Jahren gab es Kliniken, die Patienten und auch Pflegepersonal wie »Magneten« anzogen und dabei erfolgreich wirtschafteten. Was ist das Besondere an diesen Kliniken? Ein Magnet-Krankenhaus ist:

- »Ein Haus, in dem Pflegende mit hoher Fachkompetenz exzellente Patientenergebnisse erzielen und die Pflegenden selbst eine große Zufriedenheit und geringe Fluktuationsrate aufweisen« (http://www.rku.de/files/2_Dr_Johanna_Feuchtinger.pdf).
- »Magnet-Krankenhäuser zeichnen sich durch eine offene Kommunikation zwischen den

Berufsgruppen und einem angemessenen Personalmix aus« (http://www.rku.de/files/2_Dr_Johanna_Feuchtinger.pdf).

Die Stärken der »Magnet-Krankenhäuser« sind u. a.: flache Hierarchien, professionelle Praxismodelle, die Einbindung der Klinik in die Gemeinde, professionelle Kollegen, interdisziplinäre Zusammenarbeit, offene Kommunikation zwischen den Berufsgruppen, Autonomie in der Berufsausübung, Unterstützung von Fort- und Weiterbildung, ausreichende Personalausstattung, ein bestmögliches Arbeitsumfeld, Unterstützung der Pflegenden durch die Leitung, innovative Pflegeforschung, (Qualitäts)Kontrolle der Pflegepraxis und die Messung der Wirksamkeit von Interventionen, um optimale Ergebnisse bei den Patienten zu erreichen (Kramer, Schmalenberg, 1988, 2008).

Die Pflegekräfte in den Magnet-Krankenhäusern zeichnen sich aus durch ihr großes Engagement, ihre hohe Motivation, die hohe Qualität des Pflegeteams und der Pflegeleistungen und ihre »Nähe zum Patienten« (Kramer, Schmalenberg, 1989). Die wahrgenommene Pflegequalität und die Zufriedenheit mit dem Arbeitgeber sind in Krankenhäusern mit Magnet-Status höher (Kramer, Schmalenberg, 2008).

Das »Magnet-Programm« wurde vom American Nurses Credentialing Center (ANCC) entwickelt, um Einrichtungen anzuerkennen, die exzellente Pflege leisten. Es dient ebenso dazu, erfolgreiche pflegerische Methoden und Strategien empirisch zu belegen und weiter zu empfehlen. Das American Nurses Credentialing Center (ANCC) ist die prüfende (zertifizierende) Einrichtung (http://www.nursecredentialing.org/magnet/).

Vom ANCC anerkannte »Magnet-Einrichtungen« zeichnen sich aus durch:
1. Transformational Leadership – Transformationale Führung
Führungspersönlichkeiten gelten als stark, mutig und visionär. Sie pflegen einen partizipativen Führungsstil und sind für ihre Mitarbeiter präsent und zugänglich.
2. Structural Empowerment – Strukturelle Befähigung
Pflegende besitzen eine hohe Autonomie in der direkten Patientenversorgung. Sie beteili-

gen sich bei Entscheidungen und werden befähigt, sich weiterzuentwickeln.
3. Exemplary Professional Practice – Beispielhafte professionelle Praxis
Pflegende nehmen eine Vorbildfunktion ein. Dies bedeutet u. a., sich stetig weiterzubilden und die praktische Tätigkeit an den neuesten theoretischen Erkenntnissen auszurichten. Pflegende in Magnet-Krankenhäusern benötigen außerdem ein umfassendes Pflegerollenverständnis.
4. New Knowledge – Neues Wissen
Pflegende in Magnet-Krankenhäusern nehmen aktiv an der Qualitätsentwicklung und -sicherung teil. Zusätzlich sind sie an der Verbreitung aktuellen Wissens interessiert und forcieren Innovationen und Verbesserungen in der Pflegepraxis.
5. Innovations & Improvements - Innovationen, Verbesserungen
Magnetkrankenhäuser sind innovationspflichtig und müssen diesen Nachweis alle vier Jahre erbringen, sonst wird ihnen der Status »Magnet-Krankenhaus« entzogen.
6. Empirical Outcomes – Empirische Ergebnisse
Magnet-Krankenhäuser erfassen Patienten-, Mitarbeiter-, Organisations- und Kunden-Outcomes. Ziel sind messbare Versorgungsergebnisse; die erreichten Ziele können abgebildet werden. Daneben werden die Transparenz und die Vergleichbarkeit erhöht (http://www.nursecredentialing.org/magnet/, Feuchtinger, 2014a, 2014b).

Zum »Structural Empowerment« zählen alle Unterstützungsmaßnahmen, welche die Pflegekräfte ermutigen, Eigenverantwortung für ihre Entscheidungen und Handlungen zu übernehmen. Sie tragen damit auch zur Verbesserung der Pflegequalität bei. In ihrer Untersuchung konnten Hauck, Quinn Griffin & Fitzpatrick (2011) nachweisen, je stärker das »Structural Empowerment« bei den Pflegenden auf Intensivstationen ausgeprägt war, desto weniger dachten sie über einen Jobwechsel nach.

Der transformationale Führungsstil trägt dazu bei, qualifizierte Mitarbeiter zu binden und neu zu gewinnen. Überdurchschnittlich engagierte und motivierte Mitarbeiter sind der entscheidende Wettbewerbsvorteil und die wichtigste Ressource eines Krankenhauses. Kliniken und Unternehmen können auf Dauer nicht durch Mittelmaß bestehen.

> **Autonomie**
>
> Nach Rössler ist dann von Autonomie zu sprechen, wenn eine Person die Arbeit frei gewählt hat, die ihre Fähigkeiten erfordert, die Person die Arbeit ausreichend interessant findet und eine gewisse Intelligenz beansprucht (Rössler, 2012, S.513–534).

6.5 Entwicklung von Führungskompetenz

» Wenn dein einziges Werkzeug ein Hammer ist, sieht jedes Problem aus wie ein Nagel. (A. Maslow) «

Die Entwicklung von Führungskompetenz ist ein lebenslanger, dynamischer Prozess. Um die eigene Führungskompetenz weiter zu entwickeln empfehlen sich Mentoring, Coaching, Supervision, Persönlichkeitstraining und Führungskräftetraining. Hier wird neben der Methoden-, Handlungs- und Entscheidungskompetenz, insbesondere die Selbstkompetenz, weiterentwickelt. Dazu gehört der Umgang mit den eigenen Emotionen, die realistische Selbsteinschätzung und das Erkennen, welche Werte und Motive das persönliche Handeln leiten. Auch die Reflexion der eigenen Annahmen (»Was ist förderlich und was nicht.«) wird thematisiert. Selbstkompetenz setzt voraus, dass man sich seiner eigenen Grenzen bewusst ist und seine Stärken und Schwächen kennt.

Weiterhin sinnvoll ist es, sich mit den unterschiedlichen und typischen Handlungsmustern des Menschen zu beschäftigen.

6.5.1 Antreiber

Das Antreiber-Konzept stammt aus der Transaktionsanalyse, einer tiefenpsychologischen Methode, die von dem Psychiater Eric Berne in den USA entwickelt wurde. Taibi Kahler, ein Kollege von Eric Berne entwickelte daraus das Konzept der fünf Antreiber (Groder et al., 1980). Um die Psychodynamik des Selbstwertgefühls, das Verhalten in Gruppen und u. a. das Verhalten in Konfliktsituationen und Stresssituationen zu erklären, findet dieses Modell Anwendung.

Antreiber sind typische Handlungsmuster des Menschen, unabhängig davon, ob diese in der konkreten Situation zielführend und zweckmäßig sind oder nicht. Es werden fünf Antreiber unterschieden, die im Rahmen der Erziehung und Sozialisation entstanden sind. Man kann sie auch als Werte und Grundeinstellungen bezeichnen, die von den Eltern an die Kinder weitergegeben werden. Das Kind verinnerlicht diese Antreiber und lernt, durch die entsprechende Verstärkung der Eltern, sozial erwünschtes Verhalten zu zeigen und erhält dadurch Anerkennung von ihnen.

Wie Situationen bewertet und interpretiert werden, hängt von unseren inneren Glaubenssätzen ab. Menschen werden mit mehr oder weniger hilfreichen Glaubenssätzen groß und haben sie oft so verinnerlicht, dass sie noch im Erwachsenenalter ihre Wirkung zeigen.

Beispiel
Eltern zum Kind: »Du wirst im Leben nur akzeptiert, wenn du die Beste bist!«.

Antreiber treten unterschiedlich in Erscheinung (Kreyenberg 2003, 2005). Oft schaffen sie eine ganz eigenartige Atmosphäre im Team (alles muss ganz schnell erledigt werden und ein künstlich erzeugter Zeitdruck liegt in der Luft). Sie können sich in einer bestimmten Ausdrucksweise (»Das machen wir mal eben schnell.«, »Hoffentlich gefällt es den anderen im Team!«), an Mimik (gehetzter Gesichtsausdruck), Gestik und Körperhaltung (»Ich muss immer stark sein.«) zeigen.

Wenn die »Antreiber« zu stark das Verhalten beeinflussen, ist es sinnvoll sie zu hinterfragen und einen »Erlauber« entgegenzusetzen, d. h das Gegenteil dessen zu tun, was der »Antreiber« einem eingibt (»Sei perfekt!« – »Du bist gut genug, so wie du bist!«).

5 Antreiber
- Sei perfekt!
- Beeil dich!
- Mach es (anderen) recht!
- Streng dich an!
- Sei stark!

- **Sei perfekt (be perfect)!**

Innerer Glaubenssatz »Ich muss alles noch besser machen, es ist nie genug!«.

Diese Menschen leben mit dem Selbstbild, dass ihre Umwelt sie ausschließlich über ihre (Arbeits) ergebnisse positiv wahrnimmt und dass sie nur über perfekte Resultate Anerkennung und Zuneigung erfahren. Der Grund dafür kann eine übertriebene Fokussierung der Eltern auf Schulnoten oder sportliche Höchstleistungen sein. So lernt ein Kind frühzeitig, dass es Anerkennung durch die Eltern nur über »optimale« Leistungen bekommen kann. Im späteren Berufsleben neigen solche Menschen stets zu perfekten Ergebnissen.

Arbeit im Team Diese Menschen arbeiten korrekt, akkurat und effektiv. Sie können gut Dinge koordinieren und sind immer organisiert. Sie verlangen Perfektionismus von sich und anderen, oft fehlen Gelassenheit und Kreativität. Vorschläge werden mitunter als negative Kritik aufgefasst.

Verhalten in Konfliktsituationen Die Relevanz dieses Antreibers auf das Verhalten in Konfliktsituationen ist eher gering. In der Regel sind Menschen mit einem hohen »Perfektionismus-Antreiber« stark auf das Ergebnis der Konfliktlösung oder der Verhandlung konzentriert.

Erlauber »Ich darf Fehler machen und aus ihnen lernen!«.

- **Beeil dich (hurry up)!**

Innerer Glaubenssatz »Ich muss schnell sein, sonst werde ich nicht fertig!«.

Menschen lernen oft schon sehr früh, dass Eile einen Wert an sich darstellt und zwar durch das Rollenvorbild, das Eltern vorgeben, z. B. durch ständiges Antreiben, um ja nicht zu spät zu kommen. Die Folge ist, dass Menschen das »sich beeilen« als Wert an sich sehen, unabhängig davon, ob es überhaupt notwendig oder sinnvoll ist.

Arbeit im Team In relativ kurzer Zeit wird viel von diesen Menschen erledigt, da sie eine gute Auffassungsgabe haben. Bei der Arbeit schleichen sich Fehler ein (schnell, schnell) und sie werden schnell ungeduldig. Diese Menschen können sich schlecht entspannen.

Verhalten in Konfliktsituationen Verhandlungs- oder Konfliktlösungen lassen sich selten unter Zeitdruck erzielen. Oft ist es nicht möglich, solche Gespräche »mal eben zwischendurch« oder so zwischen »Tür und Angel« zu führen (es muss immer schnell gehen). Zudem führt ein ausgeprägter »Beeil dich-Antreiber« häufig dazu, dass keine sinnvolle, intensive und damit zeitaufwendige Vorbereitung getroffen wird.

Erlauber »Mach es mit Muße!«, »Ich darf mir Zeit nehmen und auch Pausen machen.«, »Manches darf auch länger dauern.«.

- **Mach es anderen recht (please me/others)!**

Innerer Glaubenssatz »Ich bin dann wertvoll, wenn alle mit mir zufrieden sind. Wenn ich Nein sage, werde ich abgelehnt.«.

Hier steht die Orientierung an fremden Wünschen im Vordergrund. Häufig wurde den Kindern vermittelt, ihre Wünsche und Bedürfnisse seien weniger wichtig als die Wünsche und Bedürfnisse der Erwachsenen. Das Kind lernt, das Zuneigung davon abhängt, es anderen recht zu machen, und dass es besser ist, sich an deren Wünschen zu orientieren statt an den eigenen.

Arbeit im Team Diese Menschen sind gute Teammitglieder, sie haben eine Antenne für zwischenmenschliche Beziehungen und fördern die Harmonie und den Zusammenhalt im Team. Oft entwickeln sie keinen eigenen Standpunkt, können sich nicht abgrenzen, sind unsicher und können schlecht »Nein« sagen.

Verhalten in Konfliktsituationen In Konflikt- und Verhandlungssituationen sind die Auswirkungen dieses Antreibers offensichtlich. Die betroffene Person wird sich stärker daran orientieren, dass die jeweils andere Partei ihre Ziele erfüllt, und wird der Beziehungsebene eine unverhältnismäßig hohe Bedeutung zumessen. Das Ergebnis ist eher eine auf Nachgiebigkeit ausgerichtete Konflikt- und Verhandlungsstrategie.

Erlauber »Sei gut zu dir.«, »Ich darf meine Bedürfnisse und Standpunkte ernst nehmen.«, »Ich bin OK, auch wenn jemand unzufrieden mit mir ist.«, »Ich darf es auch mir recht machen.«.

- **Streng dich an (try hard)!**

Innerer Glaubenssatz »Ich muss mich immer anstrengen, egal wobei!«, »Das Leben ist hart!«, »Ohne Fleiß kein Preis!«.

Die Erfahrung dieser Menschen ist, dass die Anstrengung und nicht das Ergebnis zur Anerkennung führt. Erfolge, die ihnen zufallen, weil sie zum Beispiel Talent besitzen und daher ohne große Anstrengung zum Erfolg gelangen, werden von der Umwelt weniger honoriert als Ergebnisse, für die man sich anstrengen musste. Wenn dies häufiger geschieht, kehrt sich die Interpretation um. Das Ergebnis wird weniger wichtig, nur die Anstrengung an sich zählt. Typisch dafür sind Mitarbeiter, die viele Überstunden machen, ohne dass die Ergebnisse deutlich besser wären als die eines anderen Mitarbeiters, der mit deutlich weniger Zeitaufwand zum Ziel gelangt.

Arbeit im Team Diese Menschen zeigen Initiative, sind interessiert und gehen neue Aufgaben an. Sie eignen sich dazu, schwierige Projekte in Gang zu bringen und sind bereit, viel Fleiß und Kraft einzubringen. Sie setzen keine Prioritäten und arbeiten zu viel. Es zählt die Anstrengung, nicht das Resultat. Spaß darf nicht dabei sein.

Verhalten in Konfliktsituationen Die Relevanz in einer konkreten Konfliktsituation ist eher gering. Ein »Streng-dich-an-Antreiber« kann jedoch konfliktauslösend wirken. Es kann sich bei den Kollegen eine subjektiv empfundene Ungerechtigkeit einstellen, wenn der Kollege auch noch Anerkennung bekommt, indem seine Überstunden bezahlt werden.

Erlauber »Locker wird es besser.«, »Ich darf mir Zeit nehmen und auch Pausen machen.«, »Manchmal darf es auch länger dauern.«.

- **Sei stark (be strong)!**

Innerer Glaubenssatz »Niemand darf es merken, dass ich schwach, empfindlich oder ratlos bin. Gefühle zeigt man nicht. Gefühle sind ein Zeichen von Schwäche und machen verletzbar.«.

Aussagen, wie »Ein Junge weint nicht!« oder »Ein Indianer kennt keinen Schmerz!« (Rollenbild für Jungen), vermitteln langfristig das klare Rollenmodell, dass es sich »nicht gehört«, Schwächen zu zeigen. So kann ein »Sei-stark-Antreiber« entstehen,

der es dem Betroffenen später als Erwachsenen z. B. schwer macht, Emotionen zuzulassen, Schwächen zu zeigen oder Hilfe in Anspruch zu nehmen.

Arbeit im Team Diese Menschen bewahren Ruhe in Krisen und kritischen Situationen, sie treffen unpopuläre Entscheidungen und arbeiten gleichmäßig und zuverlässig. Sie fragen nicht nach Hilfe, zeigen ungern Gefühle, sodass nach außen nur eine Maske sichtbar ist. Auf Dauer kann das zur Überforderung führen.

Verhalten in Konfliktsituationen Die Konsequenz kann sein, dass wenig Kompromissbereitschaft in der Lösungsfindung besteht. Kompromisse einzugehen, d. h. von der ursprünglichen Position abzuweichen oder sogar nachzugeben, könnte als Zeichen der Schwäche interpretiert werden. Menschen mit einem ausgeprägten »Sei-stark-Antreiber« fällt es meist leicht, in einen Konflikt einzusteigen, jedoch gleichzeitig ziemlich schwer, eine gemeinsame Lösung zu erzielen.

Erlauber »Auch Schwächen sind sympathisch.«, »Ich darf offen sein für Zuwendung.«, »Ich darf mir Hilfe holen und sie annehmen.«, »Gefühle zu zeigen ist erlaubt und ein Zeichen von Stärke.«.

> **Antreiber beeinflussen unbewusst unser Verhalten in allen Situationen, sie sind Teil unserer Persönlichkeit geworden und als solche Stärke und Schwäche gleichzeitig.**

Im normalen Arbeitsalltag zeigt sich der Antreiber als Stärke, so hilft der Antreiber »Sei stark« in schwierigen Situationen die Ruhe zu bewahren. Auf der anderen Seite können sich Antreiber als Antwort auf Stresssituationen und auf Situationen entwickeln, in denen Menschen sich nicht wohl fühlen. Wir haben gelernt diese Antreiber einzusetzen, da sie aber keine Grenzen und Maßstäbe haben, können sie uns noch tiefer in den Stress führen. Menschen sind oft angespornt von einem einzigen Antreiber, der ihr ganzes Leben bestimmt und die Ursache für Stress, psychosomatische Erkrankungen und Burnout sein kann.

Es ist sinnvoll, sich diese Antreiber bewusst zu machen und zu überprüfen, wie sie im heutigen Leben wirken und welchen Einfluss sie auf die Arbeit mit Teams haben.

Praktische Antreiberanalyse
Beispiel
Frau Lechner (Stationsleitung) besucht ein Verhandlungsmanagementtraining, da sie in Konfliktsituationen immer wieder nachgibt oder diese ganz vermeidet. Oft schlagen ihr solche Situationen richtig auf den Magen. Harmonie und Zusammenhalt sind ihr wichtig und sie wird nervös, wenn sich auf der Station schon wieder etwas »zusammenbraut«. Zurück auf der Station merkt sie, dass sich nach dem Training nichts an ihrem Verhalten geändert hat, es zieht ihr immer noch den Magen zusammen, wenn Mitarbeiter mit konfliktbeladenen Anliegen zu ihr kommen. Sie kennt jetzt zwar verschiedene Techniken, weiß aber nicht, warum sie sie nicht anwenden kann. Daraufhin entscheidet sich Frau Lechner für ein Einzelcoaching.

- **Auszug aus dem Einzelcoaching**

Frau Lechner wird u. a. gebeten alle Lebensregeln (Antreiber) aufzuschreiben, die für sie früher und heute gelten.

Im Coaching stellt sich heraus, dass Frau Lechner den Antreiber »Mach es allen recht« stark verinnerlicht hat. Konflikte wurden in ihrer Familie nie angesprochen oder ausgetragen. Durch Blicke wurde auf Familienfeiern signalisiert, welches Thema »brandgefährlich« war und sofort »umschifft« werden musste. Eigene Bedürfnisse mussten zugunsten eines harmonischen Familiengefüges immer zurückgestellt werden. Ein »Nein« gab es nicht, wichtig war es, allen zu gefallen und darüber Anerkennung zu bekommen.

Frau Lechner erkennt, dass dieser »Antreiber« eine starke Wirkung auf ihr Verhalten als Führungskraft hat und ein »Überbleibsel« aus ihrer Erziehung ist.

Danach bewertet Frau Lechner den stärksten Antreiber nach den Kriterien der Sinnhaftigkeit: Wo ist diese Regel wichtig, wo stört sie? Die positiven und negativen Eigenschaften dieses Antreibers werden gegenüber gestellt. Die positive Seite dieses Antreibers ist, dass Frau Lechner eine gute Wahrnehmung für zwischenmenschliche Beziehungen im Team hat und somit auch Konflikte schon früh erkennen und zeitnah ansprechen kann. Frau Lechner wird bewusst, dass sie die negativen Facetten dieses »Antreiber« (Harmonie um jeden Preis) loslassen kann.

Anschließend wird die stärkste Regel (Antreiber) umformuliert, damit sie im aktuellen Leben einen Sinn macht und hilfreich sein kann (Erlauber). Ein »Erlauber« wird erarbeitet (»Ich darf einen eigenen Standpunkt haben!«), mit dem sich Frau Lechner wohl fühlt und den sie in ihren Arbeitsalltag integrieren kann. Der Coach ermuntert Frau Lechner einen weiteren positiven Satz für konflikthafte Situationen zu formulieren, den sie im entsprechenden Fall innerlich repetieren kann. Sie formuliert für sich: »Konflikte sind nichts Negatives und gehören zum Arbeitsalltag dazu.«

Ein weiterer Termin in acht Wochen wird vereinbart, um zu überprüfen, wie die Umsetzung im Alltag gelingt.

6.5.2 Der Weg zu einer erfolgreichen Führungskraft

Geschlechterspezifische Lernziele
Was Frauen in Führungspositionen im Gesundheitswesen oft noch lernen sollen:
- Understatement überwinden!
- Klarer delegieren!
- Mehr Durchsetzungsvermögen zeigen!

Was Männer in Führungspositionen von Frauen lernen können:
- Transparenter zu kommunizieren.
- ihre Führung stärker an ihren Mitarbeitern ausrichten.
- Konflikte pro aktiv angehen (Topf, Gawrich, 2005).

Meuselbach (2015) vermittelt humorvoll anhand von vielen praxisnahen Beispielen, welche Strategien für Frauen, die eine Führungsposition anstreben oder bereits in einer Leitungsposition arbeiten, hilfreich sind. Hier geht es nicht um die Kopie männlichen Verhaltens, sondern um strategisches Verhalten und bewusste Entscheidungen als weibliche Führungskraft. »Erfolgreiche Frauen kennen die männlichen Spielregeln und können sie bei Bedarf anwenden« (Meuselbach, 2015, S.15)

Wie wichtig es ist, Stationsleitungen auf ihre zukünftigen Aufgaben vorzubereiten und mit gezielten Trainingsmaßnahmen zu unterstützen, zeigt die Studie von Thomas (2012). Die Ergebnisse einer Befragung unter leitenden Pflegekräften ergaben, dass die mangelnde Vorbereitung auf diese Führungsposition eine deutliche Ursache für die Unzufriedenheit in dieser Führungsebene war. Es wurde im Vorfeld zu wenig Aufmerksamkeit dafür verwendet, diese angehenden Führungskräfte auf ihre neue Position vorzubereiten. Des Weiteren wurden keinerlei Fortbildungsmaßnahmen vom Arbeitgeber während der Ausbildung angeboten.

In Zusammenarbeit mit einem Ausbilder für Pflegemanagement entwickelten und implementierten Pflegedienstleiter ein dreiteiliges Programm, über die Besonderheiten der Tätigkeit als Stationsleitung. Die Evaluation dieses Programms ergab, dass die Zufriedenheit und Effektivität deutlich dadurch erhöht werden konnte, dass die Pflegekräfte, durch Transferlernen neue Informationen erhielten und durch zielgerichtete Diskussionen und Reflexionen an fachlicher und persönlicher Kompetenz gewannen. 82% der Teilnehmer bewerteten diese Maßnahmen als positiv. Nach erfolgreichem Training entwickelten die Teilnehmer eine neue Art von Berufsstolz und die Pflegedienstleiter beobachteten mehr Vertrauen in die eigenen Entscheidungsprozesse und mehr Selbstsicherheit in der Kommunikation (Thomas, 2012).

Marie Manthey entwickelte in den 1970er Jahren ein spezielles Trainingsprogramm für Leitungskräfte aus dem Gesundheitswesen. »Leading an Empowered Organization (LEO) – Inspiring Ownership for Excellence (Creative Healthcare Management)« ist ein 3-tägiges Programm und findet seit acht Jahren in Deutschland und vielen anderen Ländern Anerkennung (http://www.crown-coaching.de). Das LEO-Training zielt zentral auf die Entwicklung eines transformationalen Führungsstils ab, klärt Verantwortung, Delegation und reflektiert das eigene Führungsverhalten. Inhaltlich werden folgende Themen bearbeitet:

- Herausforderungen an Führung und Management,
- Erwartungen an Mitarbeiter,
- Verantwortung, Autorität und Rechenschaft,
- Problemlösungsprozesse,
- Konsensbildung,
- Beziehungsmanagement,
- ungesunde Verhaltensweisen im Führungsalltag,
- Interdependenz,
- Risikobereitschaft,
- Umgang mit Bestrafung und positiver Disziplin,

Pflegedirektoren, Klinikleitungen, Pflegedienstleitungen und niedergelassene Ärzte kommen hier zusammen und lernen miteinander und voneinander. Gruppenarbeit und individuelle Einzelarbeit wechseln sich ab. In Deutschland wird dieses Training als offizielles Training und auch als Inhouse-Training für das obere Management (Pflegedirektoren, Heimleitungen) und das mittlere Management (Stationsleitungen, Wohnbereichsleitungen) angeboten. Über die LEO-Qualifikation und die Lizenz, das Training in Deutschland anzubieten, verfügen derzeit zwei Trainerinnen. Sie haben die Qualifikation in den USA erworben (Kontakt: PPazzini@t-online.de oder tewes@ehs-dresden.de).

Gute Teamleitung
Ein guter Teamleiter achtet darauf, dass
- seine Worte verbindlich sind,
- seine Worte auch mit seinen Taten übereinstimmen,
- er den Mitarbeitern Vertrauen signalisiert,
- er für gute Arbeitsbedingungen sorgt,
- er sein Team unterstützt,
- er Leistungen anerkennt und Lob ausspricht (Wertschätzung),
- er einen Rahmen vorgibt, in welchem die Freiheit und Entscheidungsspielräume der Mitarbeiter klar definiert sind,
- er Entscheidungen zeitnah fällt.

Im Rahmen einer Teamentwicklungsintervention konnte gezeigt werden, wie wichtig die Rolle des Teamleiters ist (Barett et al., 2009). Ursachen für Konflikte im Team sind häufig eine schwache Führung und das Fehlen von klar definierten Aufgaben und Erwartungen. Wichtig für ein effektives Team ist ein Leiter, der Vertrauen untereinander aufbaut, Rollen und Zuständigkeiten im Team klar definiert, das Team in die Entscheidungsfindung mit einbezieht und jedem Verantwortung überträgt.

Beispiel
Stellen Sie sich vor, Sie übernehmen die Teamleitung der Praxis, in der Kerstin Schwarz und Christa

Ottken tätig sind (▶ Kap. 4, ▶ Abschn 4.5). Schon zu Beginn beobachten Sie, dass die beiden Frauen mit ihren unterschiedlichen Arbeitsstilen immer wieder aneinander geraten. Was können Sie tun, wie können Sie vorgehen? Überlegen Sie kurz für sich, welche positiven Aspekte beide Arbeitsstile haben und notieren Sie diese.

Eine mögliche Lösung wird hier exemplarisch dargestellt:

Suchen Sie als Leitung möglichst frühzeitig das Gespräch mit Frau Schwarz und Frau Ottken. In einem offenen und freundlichen Gespräch kommen auch gute Gedanken. Gehen Sie als Leitung schrittweise und mit Ruhe und Besonnenheit an die Sache heran, da es sich um ein zwischenmenschliches Problem handelt und nicht die Arbeitsleistung betrifft. Beide Frauen erledigen auf ihre eigene Art die Arbeit. Führen Sie zunächst Einzelgespräche mit den Beteiligten, um zu erfahren, welche Arbeit ihnen am meisten liegt und Spaß macht und wo sich beide evtl. ergänzen können. Hier lässt sich vielleicht schon einiges entzerren. Der Ansturm der Patienten morgens um 8.00 Uhr und die Notfälle sind für Kerstin Schwarz eine Herausforderung, für Christa Ottken ein Horror. Sie liebt es, die Abrechnung zu machen und nach Termin die Patienten zur Bestrahlung vorzubereiten, das findet Kerstin Schwarz langweilig. Hier kann bezüglich der Arbeitseinteilung schon einiges geändert werden.

Stellen Sie offene Fragen wie: »Welche Möglichkeiten sehen Sie, …«, »Welche Erwartung haben Sie …«, »Wo können Sie sich gegenseitig ergänzen?«, »Wie können Sie voneinander profitieren?«. Diese lösungsorientierten offenen Fragen helfen, die verhärteten Positionen beider Kolleginnen aufzuweichen, denn welcher Arbeitsstil der bessere ist, ist nicht zielführend für die tägliche Arbeit.

Der zweite Schritt wäre dann ein Gespräch mit beiden Frauen zusammen zu führen. Stellen Sie als Leitung die positiven Aspekte beider Arbeitsstile heraus, wie z. B. »Spontanität ist auch immer ein Zeichen von Flexibilität, d. h., dass gerade in Situationen, die chaotisch sind, wo alles drunter und drüber geht, diese Person ein größeres Repertoire an Verhaltensmöglichkeiten hat. Umgekehrt spart eine gewisse Ordnung und Planung viel Zeit und macht auch Spaß, da die Dinge viel schneller vom Tisch sind und

man den Kopf für andere Dinge frei hat.«. Erarbeiten Sie gemeinsam mit Frau Schwarz und Frau Ottken ein Ergebnis, hinter dem beide Kolleginnen stehen, denn nur das hat eine positive Langzeitwirkung.

Literatur

Barett A, Piatek C, Korber S, Padula C (2009) Lessons learned from lateral violence and team-building intervention. Nursing administration quarterly. 33: 342–351

Bass BM (1985) Leadership and performance beyond expectations. New York, Free Press

Bochart D, Galatsch M, Dichter M, Schmidt SG, Hasselhorn HM (2011) Warum Pflegende ihre Einrichtung verlassen. http://www.next.uni-wuppertal.de/index.php?artikel-und-berichte-1 (letzter Zugriff am 19.01.2016)

Bono JE, Judge TA (2003) Self-concordance at work: toward understanding the motivational effects of transformational leaders. Academy of Management Journal, 46 (5): 554–571

Boskamp P, Knapp R (1999) Leitung in sozialen Einrichtungen. Luchterhand, Neuwied

Covey St MR (2009) Schnelligkeit durch Vertrauen. Offenbach, Gabal

Darley J, Gross P (1983) Social cognition: Thinking about people. In: Breckler S, Olsen JS, Wiggins E (2006) Social Psychology Alive. Thomson Wadsworth, CA

Doppler K, Lauterburg C (2008) Change Management: Den Unternehmenswandel gestalten. Campus, Frankfurt/Main

Drucker PF (2010) Was ist Management. Das Beste aus 50 Jahren. Econ, München

Estryn-Behar M, van der Heijden B, Fry C, Hasselhorn, HM (2010) Longitudinal analysis of personal and work-related factors associated with turnover among nurses. Nursing research, 59(3), 166–177. DOI:10.1097/NNR. Ob013e3181dbb29f (letzter Zugriff am 19.01.2016)

Feuchtinger J (2014a) Lernen am Beispiel: Magnetkrankenhäuser. Vortrag auf dem Symposium Hinterm Horizont geht's weiter: erleben – erfahren – weitergeben. Berlin, R. Bosch Stiftung, 12.06.2014. URL: g-plus.org/sites/default/files/3_johanna_feuchtinger.pdf (letzter Zugriff 30.01.16)

Feuchtinger J (2014b) Führen im Magnet-Stil. Magnetkrankenhäuser und Führung. Die Schwester Der Pfleger 53(4): 390–393. Melsungen, Bibliomed

George B (2007) True North. Discover your Authentic Leadership. Jossey-Bass, San Francisco

Goffee R, Jones G (2006) Führen mit Charakter. Harvard Business Manager

Goleman D (2003) Emotionale Führung. Ullstein, Berlin

Goleman, D (2000) Leadership that gets results. Harvard Business Review 3: 79–90

Groder M, Holloway WH, Kahler T et al. (1980) Transaktionsanalyse seit Eric Berne – Was werd ich morgen tun? Band 2. Kottwitz, Berlin

Hauck A, Quinn Griffin MT, Fitzpatrick JJ (2011) Structural Empowerment and anticipated turnover among critical care nurses. Journal of Nursing Management, Vol.19(2): 269–276

Hieber M (2016) Das transformationale Führungsstilmodell. Berlin/Heidelberg Springer

KLINIKUMaktuell (2015). Das Magazin des Klinikums der Universität München und der Medizinischen Fakultät 03: 24–25

Kramer M, Schmalenberg C (1988) Magnet Hospitals, Institutions of Excellence. Journal of Nursing Administration, 18: 13–24

Kramer M, Schmalenberg C (1989) In: Siess MA (1999) Ärztliche Leistungsstrukturen und Führungsaufgaben. Organisationskonzepte für das moderne Krankenhaus. Berlin/Heidelberg, Springer

Kramer M, Schmalenberg C (2008) Essentials of a productive nurse work enviroment. Nursing Research, 57(1), 2–13. DOI:10.1097/01.NNR.0000280657.04008.2a

Kreyenberg J (2003) Arbeitsstil und Kommunikationsanalyse mithilfe des Konzepts »Antreiber« (AKA). Zeitschrift für Transaktions-Analyse (TZA), Paderborn

Kreyenberg J (2005) Handbuch Konflikt-Management. Cornelson, Berlin

Krüger W (2002) Teams führen. Haufe, Freiburg

Lennick D, Kiel F (2006) Moral Intelligence. Redline Wirtschaft, Heidelberg

Loffing C (2005) Mitarbeiter richtig führen. Erfolgreiche Führungskräfte führen flexibel. Kohlhammer, Stuttgart

Lüthi E, Oberpriller H (2004) Teamentwicklung mit Diversity Management: Methoden, Übungen und Tools. Haupt, Bern

Lüthy A, Ehret T (2013) Krankenhäuser als attraktive Arbeitgeber. Stuttgart, Kohlhammer

Meuselbach S (2015) Weck die Chefin in dir: 40 Strategien für mehr Selbstbehauptung im Job. München, Ariston/Verlagsgruppe Random House

Müller M (2001) Das vierte Feld. Die Bio-Logik der neuen Führungselite. Econ, München

Oppelt S (2004) Management für die Zukunft. Spirit im Business. Anders denken und führen. Kösel, München

Quernheim G (2010) Und jetzt Sie. Springer, Heidelberg Berlin

Patak M, Simsa R (2015) Kunststück Führung. Worauf es erfolgreichen Führungskräften ankommt. Wien, Linde International

Reinker S (2007) Rache am Chef. Die unterschätzte Macht der Mitarbeiter. Econ, Berlin

Rössler B (2012) Sinnvolle Arbeit und Autonomie. Deutsche Zeitschrift für Philosophie, Berlin, De Gruyter

Spence Laschinger HK, Wong CA, Grau AL (2012) The influence of authentic leadership on newly graduated nurses' experiences of workplace bullying, burnout and retention outcomes: a cross-sectional study. Internat J Nursing Stud 49: 1266–1276

Sprenger RK (1995) Das Prinzip Selbstverantwortung. Campus, Frankfurt

Sprenger RK (2002) Vertrauen führt. Campus, Frankfurt New York

Sprenger RK (2015) Das anständige Unternehmen. Was richtige Führung ausmacht – und was sie weglässt. München, Deutsche Verlags-Anstalt

Stewart AM (1997) Mitarbeitermotivation durch Empowerment. Niedernhausen, Falken

Stokes J (1994) The unconscious at work in groups and teams. In: Obholzer A, Roberts VZ (1994) The unconscious at work. Individual and organizational stress in the human services. Routledge, London

Tewes R (2002) Pflegerische Verantwortung. Huber, Bern

Tewes R (2009) Führungskompetenz ist lernbar. Springer, Heidelberg Berlin

Thomas PL (2012) Charge nurses as front-line leaders: development through transformative learning. J continuing education in nursing 43: 67–74

Thomm M (2016) Schmerzmanagement in der Pflege. Berlin/Heidelberg, Springer

Topf K, Gawrich R (2005) Das Führungsbuch für freche Frauen. Redline Wirtschaft, Frankfurt

West MA (2004) Effective teamwork. Blackwell, Oxford

Wunderer R (1992) Managing the boss. »Führung von unten«. Zeitschrift für Personalforschung 3: 287–311

Wunderer R (2009) Führung und Zusammenarbeit. Eine unternehmerische Führungslehre. Luchterhand, München

Yukl GA, Falbe CM (1990) Influence tactics and objectives in upward, downward and lateral influence attempts. J Appl Psychol 75: 132–140

Internet

http://www.duden.de, Fairness (2013)

http://www.diversity-gesellschaft.de (2010) Diversity-Gesellschaft - Managing Diversity

http://www.crown-coaching.de

http://www.aerztezeitung.de (2013) Pflegekräfte übernehmen Arztaufgaben

http://www.nursecredentialing.org/magnet/ (letzter Zugriff 30.01.16)

http://www.rku.de/files/2_Dr_Johanna_Feuchtinger.pdf

http://www.verah.de (2013) Versorgungsassistentin in der Hausarztpraxis

Umgang im Team

7.1   Umgang mit Fehlern – 104

7.2   Umgang mit Stärken und Schwächen der Mitarbeiter – 104

7.3   Humor – 106

7.4   Theorien und Modelle menschlichen Verhaltens – 107
7.4.1   Das Modell der Persönlichkeitsstrukturen von Riemann (2009) – 107

7.5   Klärung von Erwartungshaltungen – 110
7.5.1   Delegation – 111
7.5.2   Rückdelegation – 111

7.6   Vorbild sein – 111

7.7   Entscheidungen treffen – 112
7.7.1   Entscheidertypen – 112

Literatur – 114

© Springer-Verlag Berlin Heidelberg 2016
S. Möller, *Erfolgreiche Teamleitung in der Pflege*,
DOI 10.1007/978-3-662-50288-4_7

7.1   Umgang mit Fehlern

>> Wenn du feststellst, dass du einen Fehler gemacht hast, ergreife sofort Maßnahmen, um ihn wieder gut zu machen. (Dalai Lama) **

Positive Sichtweise: Wenn ein Mitarbeiter einen Fehler gemacht hat, hat ihm in diesem Moment etwas »ge-fehlt«. Durch Hilfestellung und auch durch das Verzeihen dieses Fehlers, erfährt der Mitarbeiter eine Entlastung.

Wenn Ihnen ein Fehler unterlaufen ist, versuchen Sie sich nicht zu rechtfertigen, zu diskutieren, Ausreden oder lange Erklärungen zu finden. Seien Sie selbstbewusst und stehen Sie zu ihren Fehlern und entschuldigen Sie sich dafür (»Ja, das war mein Fehler, es tut mir leid!«, »Diese Entscheidung war falsch, das geht auf mein Konto.«). Damit zeigen Sie soziale Kompetenz und Offenheit. Finden Sie eine Lösung, die ihrem Gegenüber weiterhilft. Einen Fehler nicht zuzugeben oder zu vertuschen kostet unglaublich viel Energie.

Wenn sich ein Teammitglied für einen Fehler entschuldigt, beweist es Mut und Offenheit. Nehmen Sie die Entschuldigung an, verzeihen Sie der Person und »wärmen« Sie diesen Fehler nie wieder auf. Gerade unter Stress passiert es häufig, dass alte Fehler wieder »aufgewärmt« und aufgezählt werden. Das belastet die Person doppelt und ist nicht zielführend.

Denken Sie an ihrer Vorbildfunktion, das Verzeihen des Fehlers entlastet die Person, setzt positive Energie frei und dient als Modell, wenn die Person selbst einmal anderen verzeihen muss.

Der Umgang mit Fehlern und auch, ob Fehler zur Kategorie Chancen gerechnet oder direkt »geächtet« werden, hängt von der »Fehlerkultur« (Non-Blaming Culture) in ihrem Unternehmen ab. Wer will, dass andere Fehler offenlegen, muss Fehler enttabuisieren, d. h., die Führungskraft muss zu den eigenen Fehlern stehen. Wer zu seinen Fehlern steht, gewinnt in der Regel an Respekt.

Gehen Sie als Führungskraft aktiv mit Fehlern um (Vorbildfunktion), kommunizieren Sie sie direkt und trennen Sie die Sach- und Personenebene. In Krankenhäusern gelten jene Stationen als besonders leistungsfähig, deren Mitarbeiter ermutigt werden, untereinander über Fehler zu reden. Eine starre Hierarchie scheint ähnlich tödlich zu sein wie der Glaube an Routine und Automatisierung (Jasner, 2009).

7.2   Umgang mit Stärken und Schwächen der Mitarbeiter

>> Über Probleme reden schafft Probleme. Über Lösungen reden schafft Lösungen. (Steve de Shazer) **

Wenn Führungskräfte gebeten werden, etwas über ihr Team oder ihre Mitarbeiter zu berichten, kommt oft »wie aus der Pistole geschossen«, was die Personen alles nicht können, welche Schwächen sie haben und welche Schwierigkeiten täglich auftreten. Mitunter erinnert das an Menschen, die sich, nach langer Zeit, zufällig in der Fußgängerzone treffen und sich zuerst über ihre Krankheiten und andere Gebrechen austauschen.

Die Wahrnehmung ist hier auf das gerichtet, was nicht funktioniert. Oder es wird von »pflegeleichten« Mitarbeitern berichtet, die sich so im Mittelmaß bewegen. Pflegeleicht suggeriert hier das Bild von »weichgespült«, angepasst.

Fragt man nach den Stärken jedes einzelnen Teammitgliedes, ist interessant, dass selbst für die vermeintlich »Unfähigen« eine besondere Stärke genannt wird. Die Wahrnehmung wird umgelenkt. Wenn man eine Person am Telefon fragt »Was hast du letzte Woche Schönes erlebt?« wird ihre Wahrnehmung auf das Schöne gerichtet und sie filtert die schönen Erlebnisse der Woche heraus.

> **Erfolgreiche Führungskräfte, die über eine gute Personenwahrnehmung verfügen, setzen Mitarbeiter dort ein, wo sie ihre Stärken haben, da wo sie etwas richtig gut können.**

Viele Motivationsprobleme lösen sich dadurch von selbst, da keine Person dazu motiviert werden muss, etwas zu tun, dass sie sowieso gut beherrscht. An den Stärken zu arbeiten heißt auch, das Selbstbewusstsein des Mitarbeiters zu stärken. Plötzlich trauen sich die Mitarbeiter mehr zu und die vermeintlichen Schwächen verschwinden sogar.

Diese Führungskräfte kümmern sich eher weniger um die Schwächen, weil da nichts herauszuholen ist. Das Kümmern oder das Beseitigen einer Schwäche heißt ja nicht automatisch, dass dadurch eine Stärke entsteht. Wenn eine Führungskraft immer nur an den Schwächen der Mitarbeiter arbeitet, dann erreicht sie als Führungskraft nur Mittelmaß.

Beispiel
Auch Schwächen sind sympathisch
Rita Scholz (Stationsleitung seit 12 Jahren): »Bei uns im Team ist eine junge Kollegin, die sich überhaupt keine Namen merken kann, dafür kennt sie alle Krankenakten in- und auswendig. Das hört sich bei der Übergabe dann so an: Frau Colitis ulcerosa, Zugang vor zwei Tagen, RR 110/70 usw., Zimmer 3, hinten rechts, da muss ich noch Fieber messen usw. Wenn wir diese Kollegin nicht hätten, würden wir bestimmt nicht so oft zusammen lachen!«.

Ein Teamentwicklungstraining, das konsequent an den Stärken des Teams arbeitet ist die Methode des **SolutionCircle**. Die Vorgehensweise des SolutionCircles, stellt einen ganz anderen Denkansatz dar als klassische Teamentwicklungstrainings. Der Schwerpunkt des Trainings liegt darin, dass auf vorhandenen Fähigkeiten, Stärken und Kompetenzen der Mitarbeiter aufgebaut wird. Im Vordergrund steht das konsequente Ausrichten auf angestrebte Ziele und nicht die Suche nach Defiziten, Problemen, der Analyse von Schwächen oder der Suche nach Schuldigen.
Der zentrale Gedanke des SolutionCircle ist: Veränderungen geschehen nachhaltiger, dynamischer und effektiver, wenn sie auf Stärken aufbauen (Meier, 2005). Des Weiteren baut der SolutionCircle auf der Grundannahme auf, dass jeder Mensch, jedes Team und jede Organisation ein viel größeres Potenzial besitzt, als ihnen in der Regel bewusst ist. Ein Team ist nicht ein Problem, das analysiert und gelöst werden muss, sondern ein Potenzial, das entfaltet werden will (Meier, 2005).
Solution steht für die klare Lösungs- und Ressourcenorientierung. Circle beschreibt den Kreislauf, der die Bewegung zur dauerhaften Optimierung der zielbringenden Interventionen ausdrückt (Fragen, wertschätzende Rückmeldungen, Zuhören, Beobachtungsaufgabe usw.).

Beispiele für Situationen, in denen der SolutionCircle eingesetzt werden kann:
— Ein Team möchte weiter zusammenwachsen und neue Teammitglieder besser integrieren.
— Zwischen einzelnen Teammitgliedern bestehen Spannungen, die die Kommunikation extrem erschweren.
— Das Team möchte eine neue Kultur der Zusammenarbeit etablieren.
— Ein Projektteam stößt regelmäßig auf dieselben Probleme.
— In einer Klinik ist die Zusammenarbeit zwischen Pflegepersonal und Ärzten belastet.
— Ein Team möchte seine Gesprächskultur optimieren.

Der Fokus liegt immer auf einer maßgeschneiderten Lösungsentwicklung und deren Umsetzung.

> **Jeder Mensch hat ein unglaubliches Potenzial in sich. Wenn die Menschen nach ihren Fähigkeiten eingesetzt werden und nicht immer ihre Defizite im Vordergrund stehen, kann sich ein Klima des Vertrauens entwickeln. Voraussetzung dafür ist, dass die grundlegenden Fachkenntnisse stimmen.**

Oft entstehen Spannungen und Konflikte im Team, weil die persönlichen Eigenheiten anderer Teammitglieder als Schwächen und Defizite gedeutet werden. Persönliche Unterschiede können als Qualitäten und Stärken gedeutet werden, wenn man gegenüber dem Stil des anderen Kollegen Toleranz übt. Das ist etwas, das die Stationsleitung vorleben und fördern kann.

Übung
Nehmen Sie sich bitte ein Blatt und beantworten Sie folgende Frage: »Was zeichnet mein Team besonders aus?«.

Eine Grundvoraussetzung für effiziente Teamarbeit ist das Vertrauen der Mitarbeiten in ihre Führungskraft:
— Die Teamleitung ist selbst begeistert und überzeugt, vom dem was sie tut.
— Die Leitung ist am Wohl der Mitarbeiter interessiert.

— Sie kennt die Stärken und Schwächen der Mitarbeiter,
— ist fair und freundlich,
— kann zuhören und zeigt Interesse.

Beispiel
Kurzes Blitzlicht mit Stations- und Wohnbereichsleitungen. Die Aufgabe war: »Beschreiben Sie bitte
in einem Satz, was für Sie Führung bedeutet.« Die
Antworten:
— Wohnbereichsleitung: »Führung heißt für mich
   die Menschen zu lieben und ihnen zuzuhö-
   ren!«,
— Stationsleitung (Innere): »Ich mache meine
   Arbeit mit Leidenschaft und arbeite mit Men-
   schen, die ich mag!«,
— Stationsleitung (Chirurgie): »Führung bedeutet
   für mich kreativ, flexibel und ehrlich zu sein!«,
— Stationsleitung (Geriatrie): »Die Aufgabe und
   die Verantwortung für die Menschen treiben
   mich an!«,
— Stationsleitung (HNO): »Führung heißt für mich
   Mensch sein!«,
— Stationsleitung (Pädiatrie): »Führen mit Herz,
   Humor und gesundem Menschenverstand!«.

7.3   Humor

» Give a smile away to brighten someone's day.
(aus Amerika) «

Beispiel
Michael Gellert (Gesundheits- und Krankenpfleger
auf der Geriatrie): »Bei uns auf Station wird viel gelacht, auch mit den Patienten im Frühstücksraum
oder auf dem Flur. Wir sind ein sehr humorvolles
und fröhliches Team, das hilft ungemein bei unserer Arbeit und kommt auch bei den Patienten gut
an.«.

Humor ist eine wichtige Ressource, auf die Sie in
schwierigen Situationen im Klinikalltag und auch
in Teambesprechungen zurückgreifen können.
Eine humorvolle Perspektive einzunehmen, bringt
oft die Lösung. Eine freundliche und humorvolle
Einstellung hilft bei vielen Gelegenheiten. Selbst
Konflikte können mitunter so auf eine angenehme
und auch kreative Art gelöst werden.

Lachen befreit und ist die physiologische Antwort auf Humor. Wenn wir lachen, sind wir in dem
Moment völlig ausgeglichen und es kommen wieder gute Gedanken und Lösungen, da wir uns im
entspannten Zustand befinden. Lachen stärkt das
Immunsystem, hat einen positiven Einfluss auf die
Körperhaltung und fördert gute soziale Bindungen. Menschen, die miteinander lachen, genießen
das Gefühl der Freude ebenso wie das Gefühl der
Zusammengehörigkeit. Heiterkeit ist ansteckend,
führt zu einer freundlichen Kommunikation, mehr
Gelassenheit und schafft dadurch eine angenehme
Arbeitsatmosphäre.

Über sich selbst lachen zu können ist für Führungskräfte die »Königsdisziplin«. Es geht hierbei
jedoch nicht darum sich als Führungskraft zum
»Comedian« zu machen und um jeden Preis einen
Lacher zu kreieren.

Ein ausgeprägter Sinn für Humor kann Stress
und Angst reduzieren (Abel, 2002). Lachen steckt
an, macht schön, erzeugt Sympathie und öffnet das
Herz. Lachen aktiviert den gleichen Gehirnbereich
(Nucleus accumbens) wie Kokain, hat aber keine
schädlichen Auswirkungen auf die Gesundheit
(Mobbs et al., 2003). Der Nucleus accumbens spielt
eine zentrale Rolle im mesolimbischen System,
dem »Belohnungssystem« des Gehirns, sowie bei
der Entstehung von Sucht. Er ist u. a. auch aktiv,
wenn ein Mann ein tolles Auto sieht, eine Person
Schokolade isst oder wenn eine Person freundlich
angelächelt wird, d. h. immer, wenn belohnen-
de Aktionen stattfinden. Humor hilft Situationen
menschlicher zu gestalten und eine positive Beziehung zu Menschen aufzubauen.

Humor ist die Erfolgsstrategie, mit Veränderungen positiv umzugehen. Humor ver–rückt den
Standpunkt.

Übung
— Wann haben Sie das letzte Mal über sich
   selbst gelacht?
— Wann haben Sie das letzte Mal über einen
   Fehler gelacht?
— Wann haben Sie das letzte Mal zusammen
   mit Ihrem Team herzlich gelacht?
— Wann sind Sie das letzte Mal einer ver-
   meintlich aussichtslosen Situation humor-
   voll begegnet?

Humor ist eine unschätzbare Ressource im (Klinik)
alltag und immer ein Zeichen von Flexibilität.

Buchtipp:

▬ Zimmer CM (2013) Lachen: 3×täglich: Humor in Gesundheitsberufen. Springer, Heidelberg Berlin

7.4 Theorien und Modelle menschlichen Verhaltens

- **Umgang mit Mitarbeitern – Kennen Sie ihre Mitarbeiter?**

Es gibt Mitarbeiter, die eher ängstlich sind und eine
gewisse Zeit brauchen, bis sie sich eine neue Aufgabe zutrauen, andere überlegen gar nicht lange.
Diese Unterschiede gilt es zu kennen und zu berücksichtigen. Das Persönlichkeitsmodell von Fritz
Riemann kann hier zur Erklärung unterschiedlichen Verhaltens herangezogen werden.

- **Umgang mit sich selbst – Kennen Sie sich?**

Beim Lesen der im Folgenden benannten Beschrei-
bungen der einzelnen Typen werden Sie sicherlich
das ein oder andere Mal sich selbst wiedererkennen. Um ein Team zu leiten und eine gute Zusammenarbeit zu gewährleisten, ist es wichtig sich mit
den eigenen Stärken und Schwächen auseinander
zu setzen und damit, welcher Persönlichkeitstyp
sich im Führungsverhalten deutlich zeigt und welcher noch weiter entwickelt werden kann.

7.4.1 Das Modell der Persönlichkeits-strukturen von Riemann (2009)

Die Erkenntnis, dass Grundängste, die als Klein-
kind durchlebt wurden, später den Charakter eines
Menschen formen, fasste der Münchener Psychoanalytiker Fritz Riemann in seinem Werk »Grundformen der Angst« zusammen.

Als Führungskraft haben Sie es in Ihrem Team
mit ganz unterschiedlichen Persönlichkeiten/Men-
schen zu tun. Sich mit den unterschiedlichen Cha-
rakteren zu beschäftigen, heißt nicht, den einen
Mitarbeiter in Schublade A und den anderen in
Schublade B zu stecken. Es geht vielmehr darum,
besser wahrzunehmen und zu verstehen, warum

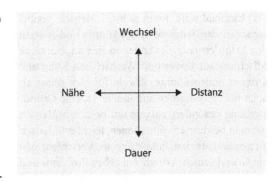

☐ **Abb. 7.1** Grundelemente der menschlichen Persönlichkeit.

Menschen, in gleichen, sozialen Situationen, unterschiedlich reagieren und wie diese Unterschiedlichkeit positiv genutzt werden kann.

Riemann spricht von vier menschlichen
Grundstrebungen (Nähe, Distanz, Wechsel, Dauer), die das Denken, Fühlen und das Verhalten in
unterschiedlicher Weise beeinflussen und motivieren können. Jeder Mensch hat eine andere Art mit
ängstigenden Situationen umzugehen.

Distanz zu halten, geht auf die Angst vor der
Bedrohung unseres Daseins in der Welt zurück.
Nähe zu anderen Menschen zu suchen, geht auf
die Angst vor Trennung und Verlust zurück. Die
Angst vor Schuld und Strafe bedingt, dass man Veränderung und Chaos nur schwer aushalten kann
(Dauer). Die Angst sich zu binden und Verantwortung im Leben zu übernehmen, geht auf die Angst
vor der Bedrohung unseres Selbstwertgefühls und
unserer Identität zurück (Wechsel). Riemann hat
in seiner langjährigen Arbeit diese vier Grundformen der Angst herausgearbeitet, die sich aus zwei
Gegensatzpaaren ergeben (☐ Abb. 7.1). So möchte
eine Person eigenständig sein und strebt nach Distanz. Gleichzeitig benötigt sie auch den Austausch
und Kontakt zu anderen Menschen und strebt deshalb nach Nähe und Geborgenheit. Das heißt, dem
Grundstreben nach Distanz steht das Grundstreben nach Nähe gegenüber.

Jeder Mensch trägt all diese Charaktereigen-
schaften in sich, nur sind sie unterschiedlich stark
ausgeprägt. So entstehen ganz spezifische Stärken
und Schwächen.

Bestimmte Grundstrebungen sind bei jedem
Menschen besonders ausgeprägt, andere treten
mehr in den Hintergrund oder sind angstbesetzt.

Das Idealbild wäre, wenn sich der Mensch flexibel zwischen den Polen bewegen könnte und je nach den Erfordernissen der Situation eine angemessene Mischung aus Dauer und Wechsel und Nähe und Distanz finden könnte, sowohl für sich selbst als auch für das Eingehen auf andere. Ist eine Grundstrebung besonders ausgeprägt, neigt ein Mensch dazu, in bestimmten Situationen, leichter in Krisen zu geraten, als eine andere Person. Verschiebt sich ein Grundelement extrem, entstehen Probleme und erschweren das Zusammenleben von Menschen und die Zusammenarbeit im Team. Ein Teammitglied, dass z. B. extrem distanziert ist und nicht den Raum bekommt, den es zu seinem Wohlbefinden braucht, kann in seinem Verhalten leicht zu Eigensinnigkeit wechseln und damit auch aus dem Team herausfallen (Langmaack, Braune-Krickau, 2010).

Für einen Teamleiter hilft die Kenntnis dieser Grundelemente, um angemessen auf die einzelnen Teammitglieder reagieren zu können und sie dementsprechend für bestimmte Aufgaben einzusetzen. Einem zurückhaltenden Kollegen (Distanz) macht ein Teamleiter keine Freude damit, ein Sommerfest zu organisieren. Er kann damit Angst und Abwehr auslösen. Einer anderen Person im Team, die leicht Kontakte schließt und die offen für alles ist (Wandel) freut sich auf die Übernahme dieser Aufgabe und ist mit großer Begeisterung dabei.

Beschreibung der vier Persönlichkeitstypen
▶ Langmaack, Braune-Krickau, 2010.

▪ Der Distanz-Typ
… als Mitarbeiter Constanze ist eigenständig und geht ihren eigenen Weg. Auf andere Menschen wirkt sie zunächst kühl und zurückhaltend, sie haben es schwer, an sie heranzukommen, da sie immer eine gewisse Distanz hält. Der Wunsch mit anderen Menschen in Beziehung zu treten (Nähe) ist zwar vorhanden, steht aber nicht immer an erster Stelle. Zu viel Nähe macht Constanze Angst, weil sie sich dadurch in ihrer Autonomie bedroht fühlt. Das Arbeiten in einem Team kostet sie viel Energie, über sachliche Themen gelingt es ihr jedoch eine Beziehung zu anderen Menschen aufzunehmen, dort kann sie auch verhalten Gefühle zeigen. Constanze ist eine kritische und scharfe Beobachterin. In ihrer klaren und unsentimentalen Haltung ist sie dem Dauer-Typ ähnlich.

Eine Teamleitung kommt mit Kontaktangeboten auf der sachlichen Ebene weiter, die gleichzeitig für Constanze die Möglichkeit bietet, Distanz zu halten. Dann arbeitet sie offen und konstruktiv mit.

… als Führungskraft Hier zeigt sich eine hohe fachliche Kompetenz, Konflikte werden auf der Sachebene logisch gelöst, das Zwischenmenschliche bleibt auf der Strecke, dadurch kommt es oft zu Scheinlösungen. Formale Bedingungen und Termine werden eingehalten. Der Teamleiter ist überzeugt von seinen eigenen Ideen und Theorien, entscheidet auch über die Köpfe der Teammitglieder hinweg. Der Teamleiter gibt den Mitarbeitern Orientierung, aber keinen Entscheidungsspielraum. Er zeigt wenige Emotionen, Angst vor Bindung. Auf das Team wirkt er unnahbar und distanziert. Die Teammitglieder erhalten Anerkennung über Leistung. Der Teamleiter hört nur auf dem »Sachohr«, dadurch ist eine gestörte Kommunikation vorprogrammiert; er merkt nicht, wenn er den Kontakt zu seinem Team verliert.

▪ Der Nähe-Typ
… als Mitarbeiter Marianne ist genau das Gegenteil von Constanze. Sie geht herzlich und offen auf andere Menschen zu, Zugehörigkeit und Nähe sind für sie wichtig. Sie trägt zu einem guten Teamklima bei und übernimmt, ohne zu zögern, Aufgaben für das Team, die oft weit über das Geforderte hinaus gehen. Damit befriedigt sie gleichzeitig ihren Wunsch nach Nähe. Manchmal wird ihr ihre große Hilfsbereitschaft auch zur Falle, wenn sie keine Gegenleistung an Nähe erhält. Dann zieht sie sich innerlich zurück. Wenn Marianne sich dann nach langer Zeit Luft macht (Distanz), ist es oft zu überzogen und für sie selbst angstbesetzt.

Mariannes hohe Bereitschaft sofort mitzumachen und offen an die Sachen heranzugehen macht es für einen Teamleiter leicht sie einzusetzen. Er sollte jedoch darauf achten, dass sie sich nicht für das Team aufopfert und, dass sie immer zeitnah ein positives und wertschätzendes Feedback erhält. Der Nähe suchende Typ braucht das Beisammensein und den Kontakt mit anderen Menschen. Die Menschlichkeit am Arbeitsplatz ist ihr sehr wichtig.

… als Führungskraft Der Teamleiter zeigt viel Einfühlungsvermögen, setzt sich für die Mitarbeiter ein, sie können mit jedem Problem zu ihm kommen, er findet immer Zeit. Alle Teammitglieder werden unterstützt, er geht empathisch auf die Mitarbeiter ein und vermittelt bei Streitigkeiten. Der Hang zur eigenen Überforderung besteht, da er sich um jedes Teammitglied persönlich kümmert. Da die Atmosphäre im Team aus seiner Sicht so harmonisch und nett ist, fällt es dem Teamleiter schwer die Abklärung von wichtigen Regeln und Vorgehensweisen klar anzusprechen. Zu starke Auseinandersetzungen ängstigen ihn, da dadurch der gute Zusammenhalt im Team gefährdet ist (Verlustangst). Das Streben nach Harmonie ist stark ausgeprägt (»das wird schon wieder«). Das führt wiederum dazu, dass bei den Teammitgliedern oft Hemmungen und ein schlechtes Gewissen bestehen, wenn sie einmal Kritikpunkte ansprechen müssen.

■ **Der Dauer-Typ**

… als Mitarbeiter Fred tritt anderen Personen sachlich und nüchtern entgegen. Für ihn ist es von Anfang an wichtig, wie etwas abläuft, worauf er sich einstellen kann und was er selbst dazu beitragen soll. Er verfügt über ein fundiertes Wissen und hält sich an klare Verabredungen und Vorgaben. Pünktlichkeit ist für ihn selbstverständlich. Von allzu großer Emotionalität, spontanen Ideen oder risikoreiche Veränderungsvorschlägen hält Fred nicht viel, das steht dem Wunsch nach Dauer und Überschaubarkeit entgegen. Fred scheut keine Auseinandersetzungen und behält oft den Überblick, wenn Sachthemen durch zu viele Emotionen überdeckt werden. Er greift planend und ordnend ein, er arbeitet verantwortungsvoll mit und hat Freude daran, wenn seine Vorschläge berücksichtigt werden.

Als Teamleitung ist es wichtig zu wissen, dass für Fred Veränderungen einsichtig gemacht werden müssen (Transparenz), damit er den Ablauf nachvollziehen kann und beruhigt ist. Im Team fallen diese Menschen gleich zu Beginn auf. Sie stellen viele Fragen, die der Orientierung und ordnenden Struktur dienen, alles andere macht ihnen Angst. Als Teamleitung tut man gut daran, Mitarbeitern wie Fred, früh und viel Informationen zu geben.

… als Führungskraft Der Teamleiter ist immer gut vorbereitet, pünktlich und hält zuverlässig Absprachen ein. Er akzeptiert hierarchische Ordnungen und erwartet das Gleiche von den Teammitgliedern. Er sucht nicht das persönliche Gespräch, sondern orientiert sich an Vorschriften und Regeln, mitunter zwanghaft und perfektionistisch. Innovationen werden abgewehrt. Er gibt den Teammitgliedern durch seine Verlässlichkeit viel Sicherheit, er plant genau und versucht dadurch seine Angst vor Unvorhergesehenen zu reduzieren. Auch spontane Reaktionen und Gefühle lösen bei ihm Angst aus, er kann damit nicht umgehen, Ordnung und Überblick sind ihm wichtiger als Gefühle, so können Scheinlösungen entstehen, die aber das eigentliche Problem schnell wieder aufleben lassen.

■ **Der Wandel-Typ**

… als Mitarbeiter Jasmin sucht nach immer neuen Reizen und das Team bietet für sie viele Gelegenheiten das auszuleben. Ihre Interessen zu wechseln ist für sie verlockend, dadurch wirkt sie oft unverbindlich. Jasmin zieht schnell die Aufmerksamkeit auf sich (das Team ist ihr Publikum) und sie löst dadurch bei den anderen Teammitgliedern sowohl wohlwollende als auch negative Reaktionen aus.

Da Jasmins Verhalten sehr ausgeprägt ist, fällt es ihr schwer sich den Gruppennormen anzupassen und sich an Abmachungen zu halten. Bevor jedoch ihre Teamkollegen etwas sagen können, hat sie sie schon mit ihrem Charme verführt. Kontakte schließt sie leicht, doch sie sind oft nur von kurzer Dauer. Sie macht überall schnell und gerne mit. Es gelingt ihr gut, andere Teammitglieder wieder aufzubauen und Optimismus zu verbreiten.

Für die Teamleitung ist das Verhalten von Jasmin auf der einen Seite unkompliziert, auf der anderen Seite verlangt dieses extrem nach außen gerichtete Verhalten bestimmte klare Vorgaben (Konfrontation mit der Realität) und eine gewisse Standhaftigkeit der Teamleitung.

… als Führungskraft Der Teamleiter versteht es Menschen mitzureißen und zu begeistern, er probiert gern Ungewöhnliches aus, die Disziplin für die Durchsetzung dieser Ideen fehlt jedoch oft. Er verliert schnell das Interesse sucht immer neue Anregungen. Offenheit und Spontanität sind ihm wichtig. Er räumt den Mitarbeitern großzügig Freiheiten ein. Keine Ordnung im Team, die Orientierung fehlt, das Abstecken genauer Grenzen und Regeln wird vergessen. Konflikte werden nicht gelöst, oft chaotische Teamsituationen, inkonsequent, verantwortungslos.

Die Ausprägung der Grundstrebungen

Die meisten Mitarbeiter und auch die Führungskräfte sind eine Mischung aus allen vier Typen, wobei sich jeweils ein, manchmal auch zwei Persönlichkeitstypen sehr deutlich zeigen, während sich ein anderer Teil gar nicht zeigt oder abgewehrt wird.

Diese Darstellung soll nicht dazu dienen, Mitarbeiter in Schubladen zu stecken oder nach einem bestimmten Schema vorzugehen. Jeder Mensch hat alle vier Grundstrebungen mehr oder weniger zur Verfügung, eine davon ist besonders stark geprägt. Situationen, in denen Mitarbeiter unerfahren sind, können ihnen Angst machen. Auch in Situationen, die stressig sind, tendieren Menschen dazu, sich auf ihr gewohnten Boden zurück zu ziehen. Der Nähe-Typ wird versuchen das Klima im Team zu retten, der Ordnende versucht noch stärker zu strukturieren.

Für die Teamleitung heißt das, die Mitarbeiter entsprechen ihrer Stärken einzusetzen und auch so einzusetzen, dass sie voneinander lernen und Kompetenzen ihres Gegenpols kennen zu lernen, ihre Ängste überwinden und im positiven Sinn über ihre eigenen Grenzen gehen. Eine Person, die vor lauter Planen die Umsetzung vergisst oder zu spät beginnt, kann von der Begeisterung eines schwungvollen Kollegen einfach zu beginnen sicherlich profitieren bzw. sein Verhaltensrepertoire erweitern. Je besser eine Führungskraft ihre Mitarbeiter kennt, desto eher kann sie gezielt darauf eingehen, was der einzelne Mitarbeiter braucht.

Einen Dauer-Typ, den Veränderung eher verunsichern oder ängstigen, sollte die Führungskraft deshalb mit Routine und Standardaufgaben betrauen. Ein Wechsel-Typ braucht die Herausforderung, ihn kann sie für neue Projekte begeistern. Ein Nähe-Typ springt hilfsbereit ein und der Distanz-Typ kann gut für Sachthemen, die Einzelarbeit verlangen, eingesetzt werden.

> ❯ Denken Sie auch beim Loben daran, welche Mitarbeiter Sie in Ihrem Team haben.

Nähe-Typen brauchen mehr Lob, sie fühlen sich schnell übersehen. Auch für Dinge, um die sie gar nicht explizit gebeten wurden, wie z. B. für jedes Teammitglied das Geburtstag hat, einen Kuchen zu backen. Bedanken Sie sich auch als Führungskraft dafür bei dem Nähe-Typ: »Schön, dass wir heute alle zusammen den leckeren Kuchen essen können, vielen Dank dafür!« und denken Sie daran, einen Mitarbeiter zu beauftragen einen Kuchen für den Nähe-Typ zu backen, wenn er Geburtstag hat. Zugehörigkeit und Nähe sind für ihn wichtig.

Distanztypen (die Intellektuellen) fühlen sich schnell nicht ernst genommen, wenn sie dauernd gelobt werden. Zu viel Nähe stellt für sie eher eine Bedrohung der Eigenständigkeit da.

Das Modell von Riemann hilft, die Andersartigkeit von Menschen zu verstehen, zu erklären und zu akzeptieren. Jeder Mensch hat eine andere Lebensgeschichte und persönliche Lernprozesse sind oft mit Angst und Angstüberwindung verbunden.

7.5   Klärung von Erwartungshaltungen

Teamleiter, die ihre Erwartungshaltung ihren Teammitgliedern gegenüber nicht klar formulieren, verunsichern ihre Teammitglieder. Männer verteilen Aufgaben und drücken klar aus, dass sie erst wieder etwas davon hören wollen, wenn die Aufgaben erledigt sind. Frauen benutzen häufiger Einschränkungen, wie »Ich glaube …«, »eigentlich …« und Verniedlichungen, wie »Es wäre ganz lieb, …« oder nehmen Schwierigkeiten vorweg (»Wenn es schwierig wird, kümmere ich mich darum.«). Gerade Frauen in Führungspositionen neigen dazu, sich äußerst höflich und vorsichtig auszudrücken. Das birgt ein hohes Potenzial an Missverständnissen. Nicht untypisch für Frauen sind Formulierungen, wie: »Würden Sie mal wieder bitte bei Gelegenheit …«. Prägnanter ist der Satz: »Ich erwarte von Ihnen, das …«. Dieser Satz klingt zwar härter, schafft aber deutlich mehr Klarheit und dadurch Sicherheit auf Seiten des Teammitglieds.

Frauen delegieren oft indirekt: »Würden Sie bei Gelegenheit …?« Beobachten Sie sich selbst, wie klar kommunizieren und delegieren Sie Aufgaben.

Topf und Garwich (2005) schlagen die Methode der »4 W-Worte« für eine klare Delegation vor:
1. **Wa**s ist zu delegieren
2. **Bis wa**nn?
3. **Mit we**lchem Ziel?
4. **Wo**zu? (Wird der Sinn klar?)

7.5.1 Delegation

Delegation bedeutet Aufgaben zu »übertragen«. Delegation bedeutet nicht, die eigene Person überflüssig zu machen. Stellen Sie sich als Führungskraft die Frage: »Welcher Mitarbeiter kann diese Tätigkeit genauso gut erledigen, damit ich mich als Führungskraft in der dadurch frei werdenden Zeit anderen Aufgaben widmen kann. Denken Sie auch an Aufgaben, die ein zuverlässiger Schüler auf der Station übernehmen kann (Daten abgleichen, Termine ausmachen oder Tabellen schreiben usw.).

Im Hinblick auf eine Delegation ist nach Seifert (2007) zu empfehlen:
- Nicht nur die Aufgabe selbst delegieren, sondern gleichzeitig erforderliche Kompetenzen und Verantwortung übertragen.
- Nur an Personen delegieren, die die Aufgabe auch bewältigen können.
- Möglichst an Mitarbeitende delegieren, die durch die Tätigkeit hinzulernen können. So fördern und entwickeln Sie gleichzeitig ihre Mitarbeiter.
- Aufgaben immer vollständig delegieren.
- Nachfragen und sicherstellen, dass die übertragene Aufgabe auch verstanden wurde.
- Die Letztverantwortung bleibt immer bei dem, der delegiert.
- Strategisch wichtige Aufgaben eignen sich ebenso wenig zur Delegation wie nach Aufgabendefinition Unzulässiges. Auch Vertrauliches muss selbst erledigt werden.

7.5.2 Rückdelegation

Bekommen Sie als Führungskraft die delegierte Aufgabe relativ schnell wieder zurück, sollten Sie zunächst klären, ob es an einer unklaren Anweisung lag. Wenn nicht, ist es wichtig, die Verantwortung für die Aufgabe stets beim Mitarbeiter zu belassen und folgende Fragen an ihn zu richten:
- »Was sind Ihre Ideen, um das Problem zu lösen?«
- »Was könnten Sie noch machen, um das Problem/die Aufgabe zu lösen?«
- »Welche Informationen benötigen Sie noch von mir für die Problemlösung?«

Zur Sicherstellung des gewünschten Endergebnisses macht es Sinn, sich periodisch Zwischenergebnisse vom Mitarbeiter präsentieren zu lassen. Durch diese Art der Vorgehensweise vermeiden Sie das Gefühl der Kontrolle beim Mitarbeiter.

Es gibt immer wieder Mitarbeiter, die die Nähe der Führungskraft suchen und jede Gelegenheit ausnutzen, um Fragen zu der delegierten Aufgabe zu stellen: »Was soll ich denn da machen?«, »Ich weiß gar nicht, wie ich anfangen soll?« etc. »Spielt« da die Führungskraft mit, könnte ihr Motiv »Ich will gebraucht werden« sein. »Meine Mitarbeiter erfüllen mir meine Bedürfnisse.«

Natürlich ist das schmeichelhaft, aber auf Dauer kontraproduktiv, so kann sich kein Mitarbeiter entwickeln und zum selbstständigen Arbeiten angeleitet werden. Reflektieren Sie als Leitung Ihr Verhalten gegenüber den Mitarbeitern und Ihre Motive.

Reagieren Sie beim nächstes Mal einmal anders und nicht gleich mit ausführlichen Tipps. Setzen Sie Informationsfragen ein, wie: »Was meinen Sie, wäre das Beste?«, »Haben Sie eine Idee dazu?«, »Was schlagen Sie vor?« , »Was muss passieren, damit …?«

7.6 Vorbild sein

> **Eine Führungskraft zeichnet sich durch Glaubwürdigkeit, Integrität und Authentizität aus.**

Viele Teammitglieder lernen durch Modelle und imitieren ihre Vorgesetzten häufiger, als diese erwarten würden. Eine Teamleiterin wird z. B. unglaubwürdig, wenn sie von ihren Teammitgliedern Pünktlichkeit verlangt, selbst aber immer zu spät kommt. Eine integere Führungskraft versteht es, das Gesagte mit dem eigenen Handeln in Einklang zu bringen, d. h. zwischen Reden und Tun besteht eine ausgesprochen hohe Übereinstimmung, auch Kongruenz genannt.

»Walk the talk« (aus Amerika), d. h. leben Sie, was sie »predigen«:

— Halten Sie Versprechen!
— Kommunizieren Sie Veränderungen!
— Sprechen Sie positiv!
— Vertrauen Sie Ihren Mitarbeitern!
— Inspirieren Sie Ihre Mitarbeiter!
— Respektieren Sie Ihre Mitarbeiter!
— Übernehmen Sie Verantwortung!
— Geben Sie Verantwortung ab (z. B. VERAH)!
— Reduzieren Sie Vorschriften!

7.7   Entscheidungen treffen

» Wer entscheidet, findet Ruhe. Wer Ruhe findet, ist sicher. Wer sicher ist, kann überlegen. Wer überlegt, kann verbessern. (Konfuzius) «

Es ist prinzipiell hilfreich Teammitglieder in bestimmte Entscheidungen mit einzubinden, manche Entscheidungen müssen jedoch allein getroffen werden. Das Treffen von Entscheidungen gehört zu den Hauptaufgaben von Führungskräften (Taylor, 2005) und das möglichst zeitnah und optimal. »Grundsätzlich ist Entscheidungsfreude eine Kompetenz von guten Führungskräften.« (Storch, 2005).

Eine Entscheidung zu treffen, setzt je nach Situation, ein umfassendes Fachwissen, ein gutes Gefühl, Intuition, Erfahrung, Logik und gesunden Menschenverstand voraus. Meistens ist es eine Kombination von allem. Wichtig ist, dass eine Entscheidung getroffen wird, mit dem aktuellen Wissen, das der Führungskraft in der Situation zu Verfügung steht. Verzögern löst nicht das Problem, sondern lässt es im Gegenteil größer werden. Wenn die Zeit knapp wird nimmt auch der Druck zu und die Optionen verringern sich und der Handlungsspielraum wird eingeschränkt und Stress wird erzeugt.

Von Führungskräften wird erwartet, dass sie sich der Herausforderung, Entscheidungen zu treffen, stellen. Dabei spielt die Intuition, d. h. spontan und unbewusst Sachverhalte und Situationen zu erfassen, eine bedeutsame Rolle. Intuition (lat.) wird definiert als Eingebung, (plötzliches), ahnendes Erfassen (Duden, 1990).

7.7.1   Entscheidertypen

Storch (2005) hat eine Typologie entwickelt, die Führungskräften eine Unterstützung bieten soll, ihre Defizite bzgl. Intuition und Gefühl zu erkennen und entsprechend bewusst entgegenzuwirken. Sie unterteilt in vier Entscheidertypen:

— der Ausgeglichene,
— der Selbstausbeuter,
— der Schnellentscheider,
— der Zerrissene.

▪ Der Ausgeglichene

Der ausgeglichene Typ arbeitet sowohl mit seiner Intuition wie auch mit seinem Verstand. Um zu einer guten Lösung zu kommen, weiß er, dass beide Bereiche miteinander kombiniert werden müssen. Das ist eine optimale Ausgangslage für richtige Entscheidungen. Intuition und Verstand kommen bei einem Problem oder einer Frage zum selben Ergebnis, das führt zu psychischen Wohlbefinden.

▪ Der Selbstausbeuter

Zu diesem Typ gehören Menschen, die ihr ganzes Leben streng dem Leistungsprinzip unterordnen, oft auch junge »Karrierefrauen«, die sich und ihrem Umfeld etwas beweisen wollen. Der »Selbstausbeuter« ist leistungsorientiert, erfolgreich und verhält sich loyal gegenüber seinem Arbeitgeber. Er arbeitet bis zur Erschöpfung und delegiert ungern Aufgaben. Stress und Druck empfindet diese Person als Ansporn. Einen Ausgleich zur Arbeit, egal welcher Art, braucht er nicht. Entscheidungen werden meist mit dem Verstand getroffen, ein Zugang zur Intuition ist versperrt, weil der »Selbstausbeuter« sein Unterbewusstsein nicht wahrnimmt. Er hat keine Verbindung zu seinem emotionalen Erfahrungswissen. Die Folge ist, dass er nicht zwischen fremden und seinen eigenen, persönlichen Zielen unterscheiden kann.

Beispiel

Frau Müller arbeitet in der Marketingabteilung eines großen Pharmakonzerns. Überstunden sind an der Tagesordnung und ihr Chef ist für sie eher so etwas wie eine »Vaterfigur«. Ihrer Assistentin überträgt sie selten etwas, damit nichts schief läuft. Sie möchte immer alles unter Kontrolle haben und über den Verlauf sämtlicher Projekte genauestens im Bilde sein. Zu den Kollegen aus den anderen Abteilungen hat sie schon lange keinen Kontakt mehr, da sie es nicht mehr schafft, in die Kantine zu gehen. Manchmal merkt sie erst am Ende des Tages, dass sie den ganzen Tag nichts gegessen hat, beruhigt sich aber damit, dass sie gesunde »Smoothies« trinkt. Abends nimmt Frau Müller immer noch Arbeit mit nach Hause, private Einladungen nimmt sie schon seit längerem nicht mehr an. Zielvereinbarungen hält Frau Müller immer ein, bis sie eines Tages umkippt.

Personen vom Typ »Selbstausbeuter« haben in ihren eigenen Augen gar kein Problem, außer ihr Verhalten zeigt körperliche Auswirkungen, wie ein akuter Zusammenbruch, Burnout, Anorexia nervosa, Panikattacken oder Depression.

Frau Müller muss zunächst ihr eigenes, vernachlässigtes Problembewusstsein wieder entwickeln. Hier geht es darum, aufzuzeigen, dass es eine Unterscheidung zwischen eigenen und fremden Zielen gibt. Des Weiteren ist die »verschüttete« Intuition und Körperwahrnehmung wieder zu schulen und die Aufmerksamkeit auf die Vorgänge im eigenen Körper zu lenken. Als Vorgesetzter sind sie hier im Rahmen ihrer Fürsorgepflicht gefordert.

- **Der Schnellentscheider**

Schnellentscheider sind generell oft ungeduldig, impulsiv und haben viel Temperament. Sie entscheiden intuitiv meistens allein auf Basis ihrer Erfahrung (Bauch-Typ), ohne eine objektive Analyse der Situation vorzunehmen (Kopf-Typ). Sie sind leicht zu begeistern und liegen aufgrund ihrer Schnelligkeit auch mitunter daneben. Sie sind nicht in der Lage eine gute Entscheidung mit einer gründlichen Analyse in Ruhe vorzubereiten. Außerdem fällt es diesem Entscheidungstyp schwer aufmerksam zuzuhören. Sie haben die Lösung bereits im Kopf.

Storch (2005) unterscheidet hier zwei Untergruppen, die »Unerfahrenen« und die »Berufserfahrenen«:

Zu der ersten Gruppe gehören oft junge Manager, die relativ neu in einer höheren Position sind und sich dieser Situation noch nicht ganz gewachsen fühlen. Sie entscheiden häufig sehr schnell. Zum einen, weil sie noch unsicher sind und aufgrund ihrer mangelnden Erfahrung gar nicht wissen, welche Fakten sie zur Entscheidungsfindung heranziehen müssen und zum anderen, um gegenüber Dritten ihre »Macherqualitäten« zu beweisen. Für eine erfahrene Fachkraft mit langjähriger Berufserfahrung stellen solche jungen Vorgesetzten oft eine große Herausforderung dar.

Beispiel

Herr vom Felde (Controller, 26 J.) bekleidet eine Führungsfunktion in einem Verbund von Reha-Kliniken. Aufgrund der angespannten Kostensituation in diesem Segment, fordert sein Chef einen Kostenrestrukturierungsvorschlag innerhalb von zwei Tagen. Herr vom Felde delegiert die Aufgabe an verschiedene erfahrene Mitarbeiter seiner Abteilung mit einer klaren Terminvorgabe. Da die Anforderung sehr komplex ist, können seine Mitarbeiter diesen Termin nicht halten. Die Abgabe verzögert sich deshalb um einen Tag.

Herrn vom Felde bleibt nicht die eingeplante Zeit für die Überprüfung der eingereichten Vorschläge. Um sich seinem Chef gegenüber keine Blöße zu geben, entscheidet er sich rasch, ohne eingehende Analyse und ohne erforderliche Rücksprache mit seinen Mitarbeitern für eine Variante. Dabei ist das Risiko der Fehlentscheidung sehr hoch.

Zu der zweiten Gruppe gehören Menschen mit einer langen Berufserfahrung, die einen guten Zugang zu ihrem Unterbewusstsein haben. Diese sog. »Bauchtypen« verlassen sich aufgrund der Erfahrung allein auf Ihre Intuition. Sie sagen schnell und überzeugt »Ja« oder »Nein«, wenn es um neue Ideen geht, und starten schnell mit neuen Projekten.

Beispiel

Herr Aschenbeck ist seit über 10 Jahren Fertigungsleiter in einem Pharmakonzern. Für die Summe seiner Entscheidungen war in den meisten Fällen seine Erfahrung und Intuition die Basis dafür.

Es kommt plötzlich zu einem nicht zu klärenden Ausfall in der Produktionskette. Anstatt mit seinen Mitarbeitern einen Krisenstab zu bilden, gemeinsam die Situation zu analysieren und auf dieser Basis eine abgestimmte Entscheidung zu treffen, entscheidet sich Herr Aschenbeck allein aufgrund seiner langjährigen Erfahrung, ohne Abstimmung, für eine Vorgehensweise. Auch hier ist das Risiko einer Fehlentscheidung gegeben.

Diese Personen sollten weiterhin ihrer Intuition vertrauen, aber den Einfluss des Verstandes verstärken, d. h. die Entscheidung in Ruhe noch einmal zu überdenken und Projekte mit Bedacht anzugehen. Dies kann z. B. durch ein gezieltes Training gefördert werden.

■   **Der Zerrissene**
Dieser Mensch macht sich das Leben selbst schwer, denn er entscheidet wie der »Selbstausbeuter« in erster Linie aufgrund rationaler Argumente. Im Gegensatz dazu nimmt der »zerrissene« Typ seine Intuition jedoch wahr, er traut aber seinem Bauch nicht. Er kann nicht akzeptieren, dass das Gefühl dem Verstand überlegen sein könnte und unterdrückt es.

Beispiel
Herr Michalski, Personalmanager einer großen Klinik in Hessen führt ein Einstellungsgespräch mit einem jungen Bewerber. Herr Schellhorn wirkt auf Herrn Michalski versnobt und arrogant. Herr Michalski ignoriert die deutlichen Signale, die sein »Bauch« meldet. Die Bewerbungsmappe ist perfekt, darüber hinaus verfügt der Kandidat über einige Zusatzqualifikationen, die er im Ausland, in verschiedenen Kliniken erworben hat. Herr Michalski lässt sich davon »blenden« und stellt den Bewerber ein. Bereits kurz nach der Probezeit ist Herr Schellhorn mit dem ganzen Team zerstritten.

Hätte sich Herr Michalski auf sein Bauchgefühl verlassen, dann hätte er nicht diesen Bewerber mit den hervorragenden Zeugnissen eingestellt, sondern einen Bewerber berücksichtigt, der die Grundvoraussetzungen erfüllt und darüber hinaus nach seiner subjektiven Einschätzung am besten ins Team passt.

❯ **Intuition ist immer in Verbindung mit Verstand und Sachinformationen nützlich.**

Dies gilt auch für Bereiche, die die Komplexität des Lebens betreffen, mögliche Alarmsignale für schwierige Situationen zu erkennen, die richtigen Entscheidungen zu treffen, sich selbst mehr zu vertrauen und Gesamtzusammenhänge klarer zu erkennen.

Das Unterbewusstsein hat alle gesammelten Informationen abgespeichert und stellt sie oft im richtigen Moment zur Verfügung. Die Herausforderung ist, diese Signale zu empfangen und zu werten, auch wenn man sie manchmal nicht in Worte fassen kann.

Literatur

Abel MH (2002) Humor, stress, and coping strategies. Humor – International Journal of Humor Research 15: 365–381

Duden (1990) Das Fremdwörterbuch. Brockhaus, Mannheim

Jasner C (2009) Gefühlte Sicherheit. Brand eins, Hamburg 07/2009: 52ff

Langmaack B, Braune-Krickau M (2010) Wie die Gruppe laufen lernt. Beltz, Weinheim

Meier D (2005) Wege zur erfolgreichen Teamentwicklung. SolutionSurfers, Basel

Mobbs D, Greicius MD, Abdel-Azim E, Menon V, Reiss AL (2003) Humor modulates the mesolimbic reward centers. Neuron 40: 1041–1048

Riemann F (2009) Grundformen der Angst. Reinhardt, München

Seifert LJ (2007) Das neue 1 × 1 des Zeitmanagements. Gräfe Unzer, München

Storch M (2005) Das Geheimnis kluger Entscheidungen. Goldmann, München

Taylor F (2005) A comparative study examining the decision-making process of medical and nursing staff in weaning patients from mechanical ventilation. Intensive Crit Care Nurs 22: 253–263

Topf K, Gawrich R (2005) Das Führungsbuch für freche Frauen. Redline Wirtschaft, Frankfurt

Zimmer CM (2013) Lachen: 3x täglich: Humor in Gesundheitsberufen. Springer, Heidelberg

Teamentwicklung

8.1 **Was können Sie für die Teamentwicklung tun – 116**
8.1.1 Themenzentrierte Interaktion (TZI) als Methode zur internen
Teamentwicklung – 116
8.1.2 Der erste Tag im neuen Team – 118
8.1.3 Die Rolle der Teamleitung im Alltag – 121

8.2 **Teamtraining – 123**
8.2.1 Training für bestehende Teams – 124
8.2.2 Zusammenführung von bestehenden Teams – 125

8.3 **Teamkultur – 125**
8.3.1 Wahrheiten – 126
8.3.2 Tabus – 127
8.3.3 Lästerverhalten in Pflegeteams – 127

8.4 **Was zeichnet ein gutes Team aus – 128**
8.4.1 Miteinander – 130

Literatur – 132

© Springer-Verlag Berlin Heidelberg 2016
S. Möller, *Erfolgreiche Teamleitung in der Pflege*,
DOI 10.1007/978-3-662-50288-4_8

8.1   Was können Sie für die Teamentwicklung tun

Bei der Teamentwicklung ist eine entsprechende Planung und Schulung der Mitarbeiter sinnvoll, denn bestimmte Fähigkeiten, die zur Entwicklung eines guten Teams beitragen, können erlernt werden. Es gibt Praxen, Krankenhäuser, Altenheime und soziale Einrichtungen die ganz selbstverständlich in die Entwicklung von Teams investieren.

Gute Erfahrungen machten Hope et al. (2005) mit einem speziellen Teambildungsprogramm für Studierende des Gesundheitswesens, dem sog. »Downstate Team-Building Initiative (DTBI)«. In ihrer Untersuchung mit 65 Studierenden konnten folgende Veränderungen durch die Teilnahme am DTBI festgestellt werden:

- Zunahme der Teamatmosphäre und Teamarbeitsfähigkeit von 48%.
- Zunahme des interdisziplinären Verständnisses um 42%.
- Verbesserung der multikulturellen Gruppenfähigkeit von 36%.

Das DTBI wird von 96% der Untersuchungsteilnehmer als bedeutungsvoll und passend für den klinischen Bereich beschrieben.

Eine weitere Methode der Teamentwicklung ist die **Teamsupervision**. Wittig et al. (2006) konnten in der Freiburger Uniklinik bei dieser Methode positive Ergebnisse verzeichnen. In ihrer Untersuchung belegten sie, dass kommunikative Schwierigkeiten ebenso abnahmen wie die Probleme mit interdisziplinärer Kooperation.

Körner (2008) untersuchte die Entwicklung multiprofessioneller Teams in der medizinischen Rehabilitation. Er bietet zur Teamentwicklung fünf Module an:

- Führungskräftecoaching,
- Kommunikationstraining,
- Einstellungsänderung bezüglich der Zusammenarbeit,
- aufgabenbezogene Teamentwicklung,
- Training soziointegrativer Aspekte.

Ostermann et al. (2010) untersuchen die Effekte von **Teambildungsprozessen** an einer Spezialklinik für neurologische Rehabilitation. 77 Pflegekräfte und 44 Angehörige von Patienten wurden befragt, folgende Verfahren kamen zum Einsatz: »Work Enviroment Scale« (WES-10), »Life Satisfaction Scale« (BMLSS), »Conviction of Therapeutic Competency Scale« (CTC) und »Client Satisfaction Questionaire« (CSQ-8). Drei Jahre nach der Intervention schätzten die befragten Pflegekräfte ihre Fähigkeit, Konflikte konstruktiv zu lösen, deutlich besser ein. Bei den anderen o. g. Verfahren waren keine signifikanten Veränderungen feststellbar. Sie blieben über den gesamten Zeitraum der Untersuchung (3 Jahre) konstant auf hohem Niveau.

Durch Veränderungen im Gesundheitswesen müssen Pflegekräfte mehr Patienten betreuen als jemals zuvor. Dadurch häufen sich auf der einen Seite Fehler, auf der anderen Seite führt dies zu Burnout-Symptomen, wie Frustration und Überlastung, bei den Pflegenden. Durch Einführung von Teambildungsprogrammen (TeamSTEPPS und »Healthy Workplace Intervention«) lassen sich hier Verbesserungen erzielen. Clark (2009) wies in einer Studie nach, dass sich nach Implementierung solcher Programme folgende Bereiche verändert haben:

- weniger Fehler,
- geringere Personalfluktuation,
- höhere Arbeitszufriedenheit beim Pflegepersonal.

8.1.1   Themenzentrierte Interaktion (TZI) als Methode zur internen Teamentwicklung

Die themenzentrierte Interaktion ist ein von Ruth Cohn begründetes Modell auf der Basis der humanistischen Psychologie (Cohn, 1994). Die TZI wird in vielen Formen der Gruppenarbeit (Konferenzen, Supervision, Organisationsentwicklung usw.) angewandt.

Jedes Team besteht aus einzelnen Menschen mit unterschiedlichen Persönlichkeiten und Bedürfnissen. Sie arbeiten gemeinsam daran bestimmte Aufgaben zu erledigen oder ein bestimmtes Ziel zu erreichen. Während dieser sozialen Interaktion laufen gruppendynamische Prozesse ab und auch das Umfeld hat einen Einfluss auf das Team. Diese vier Faktoren sind:

- Das **Ich**:
  - Das Ich steht für jedes einzelne Teammitglied. In einem guten Team hat der Einzelne Raum, seine Individualität zu entfalten. Hier geht es jedoch nicht um das egoistische Durchsetzen von eigenen Interessen.
- Das **Wir**:
  - Beim Wir geht es darum, eine Form des gemeinsamen Tuns zu finden. Offenheit, Akzeptanz und das Zugehörigkeitsgefühl stehen hier im Mittelpunkt. Auch der Umgang mit Konflikten, die auftreten können.
- Das **Es**:
  - Das Es steht für die Erledigung der anfallenden Aufgaben. Hierbei ist eine klare Zielsetzung, eine eindeutige Verantwortungsregelung und eine strukturierte Planung und Kontrolle nötig.
- Das **Umfeld**:
  - Das Umfeld steht für den Einfluss von außen. Dieser muss immer mit berücksichtigt werden, da das Team ein Element des Gesamtsystem (z B. Krankenhaus) ist und in Beziehung zu den anderen Elementen verstanden werden muss.

Die TZI verlangt, dass diese vier Faktoren in dynamischer Balance gesehen werden (Cohn, Stumm, 2009). Die einzelne Person (das Ich), womit jedes einzelne Teammitglied mit seinen ganz persönlichen Bedürfnissen gemeint ist, die Interaktion mit anderen (das Wir), womit das Team als Gemeinschaft und kollektives Ganzes gemeint ist, die jeweils relevante Aufgabe (das Es, das Thema), und das Umfeld (Globe), womit der Bezug des Teams zum umgebenen Organisationssystem im sozialen Kontext gemeint ist (◻ Abb. 8.1).

Dieses dynamische Gleichgewicht der vier Faktoren ist die Voraussetzung für eine hohe Leistungsfähigkeit der Gruppe.

Das Modell reduziert die komplexe Dynamik der Gruppe auf das Zusammenspiel von überschaubaren vier Faktoren. Zahlreiche Situationen in Teams lassen sich so anschaulich analysieren und verstehen. Interventionen können so abgeleitet werden.

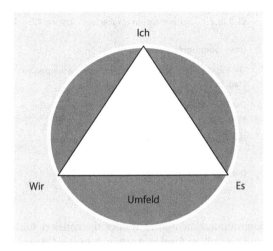

◻ **Abb. 8.1** Die vier Faktoren des TZI.

Die einseitige Über- oder Unterbetonung eines Faktors kann kurzfristig problemlos sein, führt aber mittel- und langfristig vorhersehbar zu Spannungen (◻ Tab. 8.1).

Die Aufgabe des Leiters der Gruppe ist es, innerhalb des Lern- und Arbeitsprozesses die Ansprüche und Bedürfnisse der drei Punkte (Ich, Es, Wir) miteinander auszugleichen und den Bezug zur Umfeld dabei nicht aus dem Auge zu verlieren.

Für die interne Teamentwicklung ist die TZI eine gute Methode, um ein Team aktiv zu unterstützen bzw. zu begleiten. Die Teammitglieder haben so die Möglichkeit, ihre eigene Rolle im Team zu reflektieren und ihre Bedürfnisse zu benennen (Ich). Weiterhin kann die Interaktion in der Gruppe beleuchtet werden, d. h. welche Interaktionen und Kommunikationsstrukturen sind in unserer Gruppe vorherrschend (Wir), wie sieht es mit der gemeinsamen Aufgabenerfüllung aus, um welche Sache oder Aufgabe geht es (Es), in welchem Umfeld bewegen wir uns (Rahmenbedingungen) und welche Wirkung haben wir als Team nach außen (Umfeld).

Die Teammitglieder werden so angeregt in ihrem Team Erfahrungen auszutauschen, voneinander zu lernen und die eigene Haltung und die der Gruppe zu kennen und zu diskutieren (»Wo ist ein Ungleichgewicht?«, »Was können wir verbessern?«). Gleichzeitig werden in der Gruppe die Grundlagen für eine gute Interaktion und

▣ Tab. 8.1 Beispiel für ein Ungleichgewicht der TZI-Faktoren	
Über- oder Unterbetonung	Mögliche Folge
Die individuellen Bedürfnisse der Einzelnen werden zu stark bedient	Das Wir-Gefühl geht verloren
Das Teamdenken und der Teamgeist werden überbetont	Der Einzelne erlebt Gruppenzwang und kann seine eigenen Qualitäten nicht entfalten
Die Arbeitserfüllung steht einzig im Vordergrund	Jeder ist auf seine Zielerfüllung fixiert und das Wir-Erlebnis kann sich nicht entwickeln
Die Rahmenbedingungen wechseln ständig	Arbeitsaufgaben werden nicht vollendet und Erfolge vereitelt

Kommunikation immer wieder thematisiert und sind Grundlage für den Austausch in der Gruppe, sodass diese positive Kommunikationskultur mit in den Alltag übernommen werden kann.

▪ **Kommunikationsregeln von Cohn**

Für die Arbeit in Gruppen haben zwei Postulate Bedeutung gewonnen (Cohn, 1994):
1. Sei dein eigener Chairman!
2. Störungen haben Vorrang!

Bei dem ersten Postulat geht es darum selbstverantwortlich zu entscheiden, beim zweiten darum das Gruppengespräch zu unterbrechen, wenn etwas Belastendes die einzelne Person hindert oder ablenkt. Störungen müssen beachtet werden, da sie das Lernen und die Arbeit in der Gruppe behindern.

Ruth Cohn (1994) hat Regeln erarbeitet, die die Kommunikation und Kooperation in Gruppen erleichtern und Teams helfen, zu einer effektiven und angenehmen Arbeitsweise zu gelangen:
- Vertritt dich selbst in deinen Aussagen: Sprich per »ich« und nicht per »wir« oder »man«.
- Wenn du eine Frage stellst, so sage, warum du fragst und was die Frage für dich bedeutet.
- Sei authentisch in deiner Kommunikation. Mache dir bewusst, was du denkst und fühlst, und wähle aus, was du sagst und tust!
- Seitengespräche als Signale aufnehmen.
- Nur einer zur gleichen Zeit bitte.
- Beachte Signale aus deinem Körper und achte auf solche Signale auch bei den anderen.
- Verwende den Dreischritt »Ich nehme wahr, dass... und das bedeutet für mich ... und deshalb werde ich folgendes tun...«.

Besonders die letzte Regel vermeidet vorschnelles Reagieren, denn oft steuern Interpretationen und Vorurteile die Wahrnehmung und das Handeln.

Diese Kommunikationsregeln erleichtern die Interaktion der Teammitglieder und machen sie direkter und lebendiger. Werden sie in den Alltag integriert, helfen sie die Kommunikation und soziale Interaktion mit anderen Menschen nachhaltig zu verbessern. Regelmäßige Schulungen und Teamtrainings können eine große Unterstützung sein.

8.1.2   Der erste Tag im neuen Team

Beispiel

Sie kommen in ein neues Team und werden mit den Worten empfangen: »Mal schauen, wie lange Sie es bei uns aushalten!«. Unmissverständlich macht Ihnen die Teamleitung klar, dass hier alles nach ganz genauen Regeln abläuft, die sie vorgibt. Alle anderen Teammitglieder verhalten sich ruhig und agieren im Hintergrund. Eine persönliche Vorstellung findet nur kurz statt. Die Atmosphäre ist kalt und die Stimmung im Team angespannt. Sie fühlen sich vom ersten Augenblick an unwohl und deplatziert. Sie laufen den ganzen Tag mit (Einarbeitung), aber kein Teammitglied gibt wirklich Informationen heraus. Immer wieder wird betont, dass es wichtig sei »nur keine Fehler« zu machen. Diese ängstliche Grundstimmung überträgt sich auf Sie und in den nächsten Tagen gehen Sie eher gehemmt mit den Patienten um. Da es in diesem Team als Zeichen von Schwäche gewertet wird, trauen Sie sich nicht Fragen zu stellen. Ihre anfängliche Freude ein neues Team zu ergänzen ist schnell verflogen, stattdessen erleben Sie es als stark belastend jeden Tag zur Arbeit zu fahren.

Beipiel

Sie haben ihren ersten Arbeitstag in einer neuen Facharztpraxis und werden vom Chef und allen Teammitgliedern freundlich empfangen. Sie werden durch die Praxis geführt und mit allen Räumlichkeiten vertraut gemacht. Auf dem Schrank für ihre persönlichen Sachen steht ihr Name und ein weißes Poloshirt, in der richtigen Größe, bestickt mit ihrem Namen liegt für Sie bereit. Spezielle, in dieser Praxis geläufigen Fachtermini und Abrechnungsziffern sind für Sie in einer Mappe zusammengestellt worden, damit Sie sich in Ruhe damit vertraut machen können. Sie werden ermuntert Fragen zu stellen und überall mit einbezogen. Mittags fragt man Sie freundlich, ob Sie mit zum gemeinsamen Mittagessen kommen möchten. Der erste Arbeitstag vergeht »wie im Flug« und Sie haben ein gutes Gefühl in diesem Team zu arbeiten. Der Umgangston im Team ist freundlich und höflich und das wirkt sich auch positiv auf die Patienten aus. Jede Woche findet eine kurze Teambesprechung statt. Mit Fehlern wird sehr offen umgegangen, in dem Sinne: »Was können wir alle daraus lernen und wie können wir es beim nächsten Mal besser machen.«. Insgesamt macht es auch in den nächsten Wochen Spaß in diesem Team zu arbeiten.

Wie wichtig ein guter Einstieg in das Team ist und wie sensibel diese erste Phase ist, konnte Tewes (2002) in ihrer Untersuchung nachweisen. Pflegende erinnern sich, auch nach 20 Jahren noch ganz genau an ihre Einstiegsituation. Eine junge Ärztin erinnert sich sogar noch an den ersten Satz, der zu ihr gesagt wurde: »Das erste Jahr ist für jeden schrecklich, danach wird's besser, da muss jeder durch.«.

Ein Gesundheits- und Krankenpfleger wurde an seinem ersten Arbeitstag auf der neuen Station mit den Worten begrüßt: »Willkommen an der Front!«. Worte machen Leute, interessant ist hier, wie der Arbeitsplatz von der Stationsleitung erlebt wird und dementsprechend beschrieben wird. Diesen Spruch kann der neue Kollege zum einen positiv auslegen: »Die an der Front gekämpft haben, waren eine »eingeschweißte« Truppe, die sich aufeinander verlassen konnten!« oder negativ: »Auf dieser Station muss sich das Team durchkämpfen.«. Unser Gehirn merkt sich gut Situationen, die mit Emotionen oder Bildern verknüpft sind. Das Bild der »Front« bleibt im Kopf, die Worte verhallen.

Solche Sprüche sind weder hilfreich, noch nützlich. Nicht jeder Spruch kommt so an, wie er gemeint wurde. Ebenso verhält es sich mit Sprüchen an der Wand oder im Stationszimmer.

Spruch am Stationstresen eines großes Krankenhauses, der nicht nur für die Angestellten, sondern auch für die Patienten und Besucher sichtbar ist: »Die Welt ist ein Irrenhaus und hier ist die Zentrale!«.

Sich jeden Tag so negativ einzustimmen und das Bild eines Irrenhauses im Kopf zu haben ist weder positiv noch motivierend. Welche Wirkung hat dieser Spruch tagtäglich auf die Mitarbeiter, Kollegen aus anderen Abteilungen, Patienten, Besucher und v. a. auf neue Mitarbeiter?

Die erste Woche im neuen Team wird als besonders bedeutsam erlebt und abgespeichert. Eine logische Konsequenz daraus ist, neue Mitarbeiter professionell einzuarbeiten und positiv in das Team einzuführen. Dazu gehört eine gute Vorbereitung und, wenn möglich, die Benennung eines Paten oder Mentors, der dem neuen Mitarbeiter zur Seite steht. Informieren Sie das gesamte Team, sodass sich alle Teammitglieder darauf einstellen können und es nicht zu »Aha-Erlebnissen« kommt: »Oh, heute kommt ja der Neue, wer übernimmt denn die Einarbeitung?«.

Mitarbeiter, die sich nicht willkommen fühlen oder in den ersten Wochen erleben, dass die Einarbeitung »irgendwie« oder »so neben bei« erfolgt oder dass sie z. B. mittags nicht mit in die Kantine genommen werden, verlassen relativ schnell wieder die Klinik. Denken Sie als Stationsleitung daran, alle Räumlichkeiten zu zeigen und alle Mitarbeiter persönlich vorzustellen. Ziel sollte es sein, dass der Mitarbeiter am Ende der Einarbeitung fachlich gut vorbereitet für die neue Station ist und auch die außerfachliche Einbindung in soziale und organisatorische Strukturen erfolgt ist.

Eine Informationsmappe über das Haus, eine aktuelle und detaillierte Stellenbeschreibung sowie ein Organigramm sollten bei der

Vertragsunterzeichnung ausgehändigt werden. Auf der Station kann ein Einarbeitungsplan, eine Einführungsmappe, eine Übersicht mit den gebräuchlichsten Abkürzungen und ein kleiner Willkommengruß für den Bewerber eine Hilfe sein. Struktur gibt Sicherheit, denn neue Mitarbeiter sind oftmals am ersten Tag etwas aufgeregt (eine neue Station, neue Aufgaben, neue Kollegen). Menschen brauchen ein gewisses Maß an Vertrautheit, Routine und Struktur, um sich wohl zu fühlen. Ein Einarbeitungsplan sollte für die erste Woche stehen. Ermutigen Sie den neuen Kollegen dazu, immer sofort nachzufragen, falls etwas unklar ist.

Auch hier sind Sie in ihrer Position als Leitung Vorbild für den neuen Mitarbeiter. Oft wird die Einarbeitung von der Stationsleitung übernommen. Zeigen Sie mit ihrer Arbeitsweise, ihrer Freundlichkeit und generell mit ihrem Verhalten gegenüber Patienten und Teammitgliedern, was Sie von dem neuen Teammitglied erwarten und welcher Umgangsstil auf der Station gepflegt wird. Machen Sie deutlich, dass Sie als Ansprechpartnerin immer zur Verfügung stehen und, dass neue Ideen willkommen sind.

Beispiel

Natalie Krenz (Schülerin, 3. Ausbildungsjahr): »Da ich in einem kleinen Kreiskrankenhaus meine Ausbildung mache, muss ich oft in andere Krankenhäuser, um alle Bereiche der Ausbildung abzudecken. Bislang habe ich als Schülerin nur ein einziges Mal eine Informationsmappe bekommen, sie wurde mir von der Stationsleitung überreicht. Auf dem Deckblatt stand: Herzlich Willkommen auf unserer Station, wir freuen uns, dass Sie da sind. In der Mappe war alles detailliert aufgeführt, wie z. B. Aufgabengebiet, Krankheitsbilder, welche Süchte gibt es, Doppeldiagnosen, Medikamente, Fachausdrücke usw.. Das war sehr hilfreich und ich habe mich auf der Station auch wirklich Willkommen gefühlt.«.

Oft fallen neuen Teammitgliedern Dinge auf, die man selbst vor lauter »Betriebsblindheit« gar nicht mehr sieht. Seien Sie offen, nutzen Sie das Wissen neuer Mitarbeiter, das sie aus anderen Häusern mitbringen. Drücken Sie ihre Freude darüber aus, dass Sie einen neuen Mitarbeiter für ihr Team gewonnen haben. Ein Mitarbeiter, der sich angenommen und willkommen fühlt, wird nicht so schnell die Station verlassen.

❯ **Mitarbeiter trennen sich nicht von schlechten Unternehmen, sondern von schlechten Vorgesetzten.**

Hilfreich ist es, als Leitung, wenn neue Kollegen das Team ergänzen, noch einmal folgende Punkte zu reflektieren:

- Welche Ziele haben Sie und wie kommunizieren Sie diese?
- Was ist der gemeinsame Sinn Ihres Teams?
- Was hält Sie als Team zusammen?
- Welche (un)ausgesprochenen Regeln gibt es? (Verhaltenskodex untereinander, wie »Jeder hilft jedem!«).
- Welche Rollen gibt es, sind sie allen bekannt und werden sie akzeptiert?
- Wie werden Konflikte gelöst – zeitnah, offen, Feedback geben?

Planen Sie in den ersten Wochen regelmäßige Gespräche mit dem neuen Mitarbeiter ein und geben Sie ihm Feedback. Fragen Sie auch nach seinen Eindrücken und aktualisieren Sie ggf. den Einarbeitungsplan. Die ersten Wochen entscheiden maßgeblich darüber, ob der Mitarbeiter bleibt oder das Haus wieder verlässt.

Übung

Erinnern Sie sich an Ihren ersten Tag in der Klinik als Schülerin und nach der Ausbildung? Was war positiv, was negativ?

● **Was Schüler sich von Stationsleitungen wünschen**

- Ankündigung, dass ein Schüler kommt oder über eine Tafel bekannt machen.
- Eine Informationsmappe über die Station.
- Namentliche Vorstellung mit Ausbildungsjahr beim Team.
- Vorstellung bei den Ärzten.
- Kein Lästern über Schwestern oder Ärzte.
- Keine abfälligen Blicke oder Bemerkungen über Kollegen.

8.1.3 Die Rolle der Teamleitung im Alltag

» Was man lernen muss, um es zu tun, das lernt man, indem man es tut. (Aristoteles) **«**

Die auf den nächsten Seiten geschilderten Fallbeispiele spiegeln Situationen wider, die von Ihnen als Stations- oder Wohnbereichsleitung erheblich mehr als Ihre fachliche Kompetenz fordern.

Die Aufgaben- und Verantwortungsbereiche einer Teamleitung sind klar beschrieben, doch die Art und Weise, wie Führung auf der Station oder im Wohnbereich gelebt und umgesetzt wird, ist stark von den einzelnen Stationsleitungen abhängig, von ihrer Persönlichkeit, ihrem Verständnis und ihrem Bild von Führung.

Beim Studium der folgenden Fallbeispiele können Sie eigene Lösungsmodelle entwickeln. Die jeweils am Ende aufgeführten Analysen, Vorschläge und Lösungen unterstützen Sie dabei.

Zwei Gruppen müssen ein Team bilden
Beispiel

Marietta Schober (Gesundheits- und Krankenpflegerin): »Bei uns auf der Station gibt es einen Dauerkonflikt, weil zwei Gruppen in einem Team zusammenarbeiten müssen (Spätschicht und Frühdienst). Ein Teamgefühl, so wie es früher einmal mit nur einem Team war, gibt es nicht mehr. Jede Gruppe ist für sich eine »eingeschweißte« Truppe. Das hat zur Folge, dass gegenseitig regelrecht Fehler gesucht werden, um die andere Gruppe abzuwerten (»Unsere Schicht ist besser, kollegialer, macht weniger Fehler, die anderen sind Schuld usw.«). Es ist schon ein richtiger Automatismus geworden. Fehler der anderen Gruppe werden gesammelt und an die Stationsleitung weiter gegeben. Die Stationsleitung schlägt sich stets auf die Seite der stärkeren Gruppe. Sie schafft es nicht, sich neutral zu verhalten, außerdem hat sie Angst vor dem dominanten Verhalten von Frau Traunsteiner (informelle Führerin der einen Gruppe), die auch mal laut werden kann.

Frau Traunsteiner, eine ältere Kollegin mit 25 Jahren Berufserfahrung und eine ausgezeichnete Fachkraft, mobbt systematisch eine junge Kollegin, Frau Schnieder, aus der anderen Gruppe. Diese ist medizinische Fachangestellte, hat einen anderen Ausbildungshintergrund und kennt einige Vorgänge noch gar nicht und braucht dadurch etwas länger. Frau Schnieder fühlt sich durch die permanenten Zurechtweisungen stark verunsichert. Sie kann aber mit der Stationsleitung nicht über ihr Problem sprechen, da deren Reaktion vorhersehbar ist. Deshalb vertraut sie sich nur engsten Kollegen an. Frau Traunsteiner hat hier schon einige junge Kollegen rausgeekelt.

Obwohl unsere Stationsleitung diese Vorfälle registriert hat, schaut sie einfach weg. Sie toleriert damit stillschweigend, dass Frau Schnieder »fertig gemacht« wird. Hinzu kommt, dass Frau Traunsteiner »ihre Gruppe« so fest im Griff hat, dass sie, auch wenn sie als Gruppe einspringen müssen, Kollegen aus der anderen Gruppe nicht unterstützen, sondern »einfach links liegen lassen«, egal wie viel Arbeit sie haben.

Unsere Stationsleitung ist viel zu lieb und sucht damit den Weg des geringsten Widerstands. Konflikten geht sie aus dem Weg. Ich denke, sie hat Angst, dass ihr bei einem etwaigen Konflikt alles entgleiten würde.«

- **Analysе**
- Zwei konkurrierende Gruppen und damit keine Identifikation mit dem Team möglich.
- Die Konkurrenzsituation belastet die tägliche Arbeit und steht einer optimalen Patientenversorgung im Wege.
- Die Kommunikation im Team ist geprägt durch Abwertungen, Schuldzuweisungen, Lästern und Angst.
- Fehlende gegenseitige Wertschätzung und Respekt.
- Mobbing, auflaufen lassen.
- Manipulation der Stationsleitung durch die informelle Führerin der stärkeren Gruppe.
- Aus Angst davor, selbst Mobbingopfer zu werden, wird die Schwächste der Gruppe nicht von den anderen unterstützt.
- Die Stationsleitung verbündet sich immer mit der stärkeren Gruppe, keine Führungskompetenz.

- **Fazit**

Hier handelt es sich um einen hochkomplexen Gruppenkonflikt, den die Führungskraft ohne professionelle, externe Hilfe nicht lösen kann. Dieses Erkennen bedeutet keinesfalls eine Minderung der eigenen Führungsqualität. Ganz im Gegenteil, eine realistische und zielorientierte Einschätzung der Situation sind Zeichen von Führungsstärke.

》 Führung erfordert Klarheit und Konsequenz (Sprenger, 2001). **《**

- **Lösung**

Ein Konflikt dieser Qualität und Dimension kann nur in einem Teamtraining unter professioneller Führung gelöst werden. Aber … diese Maßnahme hätte unbedingt zum Zeitpunkt der Teambildung erfolgen müssen. Durch die bereits fortgeschrittene Ausprägung (Grabenkämpfe), ist ein positives Ergebnis des Teamtrainings erschwert.

Einteilung von Überstunden
Beispiel

Liane Kohn (Gesundheits- und Krankenpflegerin): »Bei uns ist die Einteilung der Überstunden immer wieder ein Thema. Unsere Stationsleitung teilt es immer so ein, dass die »Besten«, speziell eine »Überschwester«, nie Überstunden machen müssen. Obwohl wir das als Ungerechtigkeit empfinden nehmen wir das so hin, weil auf uns sowieso nicht eingegangen wird.«.

- **Analyse**
- Die Überstundenzuteilung durch die Leitung erfolgt rein nach Sympathie und nicht nach Gerechtigkeit, d. h. die Bevorzugung einzelner Teammitglieder führt zu einer Spaltung des Teams.
- Es entsteht Neid und Resignation bei den Teammitgliedern.
- Fehlende Transparenz, Offenheit und Kommunikation.
- Kein Führungsverhalten.

- **Fazit**

Überstunden müssen gerecht und transparent für alle verteilt werden. Diskussionen und Beschwerden einzelner Teammitglieder sind in Kauf zu neh-

men und zu lösen. Auch Konflikte auf diesem niederen Level können unter Umständen das gesamte Team sprengen.

Beide Beispiele zeigen, dass nicht nur die »üblichen« Faktoren, wie Stress, Zeitdruck, zu viele Patienten, Personalmangel usw. auf die Mitarbeiter einwirken, sondern zusätzlich im besonderen Maße die Belastungen im Team. Die Untersuchung von Fengler (2001) zeigte, dass Mitarbeiter aus dem Gesundheitswesen an erster Stelle den fehlenden Rückhalt im Team als besonders belastend angaben. Ungleichbehandlung, fehlende Anerkennung und Unterstützung, eine mangelnde Kommunikation und Neid tragen u. a. maßgeblich dazu bei.

Ich stehe hinter meinem Team!
Beispiel

Helga Reinhardt (Gesundheits- und Krankenpflegerin): »Unsere Stationsleitung sorgt immer dafür, dass alles gut läuft. Wenn Probleme auftreten wird das sofort ausdiskutiert und wenn etwas hochkocht, setzt sie sofort eine Sitzung an. Bei uns wird nichts »unter den Teppich« gekehrt und das wissen alle. Sie setzt sich immer für das Team ein, wenn es sein muss, auch gegenüber den Ärzten. Von den Ärzten wird sie sehr geschätzt. Unsere Leitung hat sehr hohe Ansprüche, dass Team gut zu leiten, unsere Wünsche werden berücksichtigt und wenn nötig, organisiert sie Tauschpartner. Wir haben ein sehr gutes Zusammengehörigkeitsgefühl im Team.«.

- **Analyse**
- Stationsleitung füllt ihre Führungsrolle aus.
- Wertschätzung der Mitarbeiter.
- Hohes Teamverständnis.
- Keine Angst vor Konflikten (Mitarbeiter und Ärzte).
- Offene Gesprächskultur.

»Sowohl im administrativen wie auch im medizinischen und pflegerischen Sektor hängt nicht nur die Leistungsfähigkeit, und damit direkt und indirekt die Betreuung der Patienten, sondern auch die Arbeitszufriedenheit der Mitarbeiter in entscheidendem Maße von der Qualität der Führung ab.« (Leutzinger, Luterbacher, 2000).

⬛ Tab. 8.2 Aspekte, die den Umgang mit pflegerischer Verantwortung … (Mod. nach Tewes 2002; mit freundl. Genehmigung der Autorin)

fördern	hemmen
Teamleitung wird als Vorbild bezüglich fachlicher und interpersonaler Kompetenz erlebt	Teamleitung wird nicht oder nur im Hinblick auf fachliche Kompetenz als Vorbild erlebt
Teamleitung spricht ihren Teammitgliedern die Autorität zu selbstbestimmten Arbeiten zu	Teamleitung teilt die Verantwortung und Macht nicht mit ihren Teammitgliedern
Teamleitung spricht ihrem Team die Lernfähigkeit für selbstbestimmtes Arbeiten zu	Teamleitung hält ihr Team nicht für lernfähig und nicht fähig zu selbstbestimmten Arbeiten
Zusammenarbeit im Team (Kooperation ist Ziel)	Konkurrenz im Team (Teamziel unklar)
Gegenseitiges Vertrauen der Teammitglieder überwiegt	Gegenseitiges Misstrauen der Teammitglieder überwiegt
Gegenseitiges Wertschätzen und Loben	Gegenseitiges (oft indirektes) Kritisieren
Fehlerfreundlichkeit (gemeinsame Lösungssuche zentral)	Fehlerfeindlichkeit (individuelle Suche nach dem Schuldigen zentral)
Offenen Kommunikation (wenig Tabus, Lästern ist kein Problem)	Verdeckte Kommunikation (viele Tabus, Lästern ist ein Problem)
Probleme werden bewusst sachlich angegangen	Probleme werden emotional angegangen
Selbstreflexion ist (v. a. bei Problemen) erwünscht	Probleme werden abgewehrt (Projektion, Leugnung, Ausagieren)
Positiv erlebter Einstieg ins Team (mit eigenen Fähigkeiten Anerkennung erfahren)	Negativer Einstieg ins Team (Überforderung, keine Anerkennung mitgebrachter Fähigkeiten)
Demokratischer Führungsstil	Autokratischer Führungsstil
Arbeitssystem: Bereichspflege, Primary Nursing	Arbeitssystem: Funktionspflege

Die drei Beispiele dieses Abschnitts zeigen Ihnen sehr deutlich, dass Fachkompetenz allein nicht ausreicht um erfolgreich ein Team zu führen. In ihrer Untersuchung über Verantwortung in der Pflege erforschte Tewes (2002) die Kompetenzen der Führungskräfte (Stationsleitungen) und ihren fördernden bzw. hemmenden Einfluss auf den Umgang ihrer Mitarbeiter mit Verantwortung (⬛ Tab. 8.2). Sie konnte nachweisen, dass die Fachkompetenz der Führungskräfte nicht ausreicht, um verantwortungsbewussten Verhalten der Mitarbeiter zu unterstützen.

Damit Verantwortung übernommen werden kann, sind vier Vorbedingungen notwendig (Tewes, 2002):

1. Zugeschriebene Autorität für eine Aufgabe oder ein Amt durch den Vorgesetzten oder der Regelung im Arbeitsvertrag,
2. Autonomie, d. h. die Fähigkeit und Freiheit, Entscheidungen treffen zu können,
3. Fachkompetenz,
4. interpersonale bzw. Sozialkompetenz.

8.2 Teamtraining

❯❯ Es gibt Wichtigeres im Leben, als beständig dessen Geschwindigkeit zu erhöhen. (M. Gandhi) ❮❮

Eine gezielte Teamentwicklung ist wichtig, denn effiziente Teamarbeit trägt maßgeblich zum Erfolg eines Krankenhauses bei. Gerade in Kliniken ist das innere System von Gruppen durch zahlreiche Einflussfaktoren im ständigen Wandel (Mitarbeiterfluktuation, Zusammenlegung von Stationen etc.). Dieser ständige Anpassungs- und Veränderungsprozess muss für ein erfolgreiches Miteinander berücksichtigt werden. Flexibilität, Kreativität, innovatives Handeln, Offenheit und Vertrauen sind im Berufsalltag gefordert. Durch situations- und bedarfsgerechte Teamentwicklungsmaßnahmen und Teamcoaching kann dies unterstützt werden. Durch eine gute Kommunikation, Klarheit über die Rollen und Aufgaben im Team kann schon viel für eine positive Gestaltung des Miteinanders erreicht werden.

Zur Teamentwicklung werden oft gezielt Aktionen eingesetzt, um das Kennenlernen zu erleichtern und die Zusammenarbeit im Team zu verbessern. Diese sind unter den folgenden Namen bekannt: »Kennenlernworkshop«, »Kick-Off-Meeting«, »Klausurtagung«.

Es gibt auch einfache Möglichkeiten, die in jedem Team durchgeführt werden können, um sich kennenzulernen.

> **Übung**
> **Wer bist du? Wer sind wir?**
> Material: Ein Zettel und ein Stift pro Person.
> Gruppengröße: 4–8 Teilnehmer.
> Diese Übung stellt eine sehr einfache und effektive Aktion dar, um sich als Team kennen zu lernen. Im ersten Durchgang erhält jedes Team die Aufgabe Gemeinsamkeiten aufzuschreiben: »Was hat jeder in eurem Team gemeinsam?« So haben Christiane und Anna beide mehrere Jahre in verschiedenen Krankenhäusern im Ausland gearbeitet. Äußerliche Dinge wie dunkle Haare, zwei Füße etc. zählen nicht. In der zweiten Runde geht es um die Individualität: »Was unterscheidet euch voneinander?« Sabine hat ihre Ausbildung zur Krankenschwester in Chile gemacht, Corinna ist auch Rettungssanitäterin, Thomas spricht fließend türkisch etc. Danach werden die Ergebnisse in der großen Gruppe vorgetragen.
> Lernziel: Die Aktion fördert den Gemeinschaftssinn. »Ich bin nicht alleine. Andere Gruppenmitglieder kennen vergleichbare Situationen, fühlen und denken ähnlich, haben gleiche Interessen.« Gleichzeitig wird die Individualität gefördert. »Ich habe individuelle Erfahrungen gemacht, Dinge gelernt, die für mein Team förderlich sein können.« (Bonkowski, 2009).

> **Übung**
> **Alphabetübung:** Eine Übung, welche die Kooperation, die Kreativität und die Kommunikation untereinander fördert, ist die »Alphabetübung«. Die Gruppe wird in mehrere Teams aufgeteilt. Ziel der Übung ist es, in der Handtasche, Hosentasche oder im Rucksack nach Utensilien zu suchen, die zusammen möglichst das Alphabet ergeben, z. B. A-ugentropfen, B-uch, C-reme, … U-hr etc. Gewinner ist, wer in einer bestimmten Zeit so viele Buchstaben des Alphabets zusammenbekommt wie möglich (Bonkowski, 2009).
> Bei dieser Übung wird sehr viel gelacht, oft herrscht eine ausgelassene Stimmung.

8.2.1 Training für bestehende Teams

Outdoortraining ist in vielen Firmen schon ein fester Bestandteil der Personalentwicklung (Schad, Michl, 2004). Durch Outdoortraining (Hochseilgarten, Rafting, Feuerlauf, Überlebenstraining, etc.) sollen die Teilnehmer ganz neue Erfahrungen machen, eigene Grenzen überwinden, sich auf andere Teammitglieder einlassen bzw. verlassen und gemeinsam etwas schaffen. Die Teilnehmer müssen miteinander kommunizieren, um eine bestimmte Aufgabe gemeinsam zu bewältigen. Die einzelnen Teams werden wahllos zusammengestellt, sodass man auch mit Kollegen zusammen ist, die man sich freiwillig nie ausgesucht hätte. So können Vorurteile abgebaut werden.

Im Outdoortraining kann es zu Extremsituationen kommen, dadurch kann es passieren, dass einige Mitarbeiter schon im Vorfeld spontan abgeschreckt sind und neue Konflikte entstehen. So kann ein Besuch des Hochseilgartens bei einigen nicht schwindelfreien Gruppenmitgliedern schon im Vorfeld Ängste erzeugen, obwohl sie durch Netze und Seile vor dem Abstürzen gesichert sind; auch Floßfahrten mit Schwimmwesten erzeugen Ängste, wenn ein Teammitglied nicht schwimmen kann und tagelang mit dem Gedanken beschäftigt ist, wie sie es den anderen sagen soll; es war ihr peinlich, eine vermeintliche Schwäche zuzugeben. Mitunter kommt es sogar zu Solidarisierungen gegen den Teamleiter: »Da kann der alleine hinfahren!«, »Dann werde ich eben krank.«.

Zur Teambildung reichen oft auch schon »kleine Freizeitevents« aus, wie z. B. einen Ausflug in eine andere Stadt machen, zusammen einmal ganz besonders essen zu gehen (»Dinner in the Dark«, Dialog im Dunkeln), Hafenrundfahrt, Kochen im Team, Rallye im Zoo usw. Gerade in Zahnarztpraxen kommt die Kommunikation zwischen den zahnmedizinischen Fachangestellten und dem Labor oft zu kurz. Wenn Abdrücke oder fertige Modelle geholt werden, bleibt wenig Zeit sich auszutauschen oder richtig kennenzulernen. Diese Kommunikation zwischen »Tür und Angel« führt häufig zu Missverständnissen.

Veranstalten Sie einen »Team-Tag« in der freien Natur. Wandern Sie mit ihrem Team. Als Team ein Stück zusammen zu gehen fördert die Kommunikation untereinander. Die Natur lenkt von den beruflichen Alltagsproblemen ab und die Teammitglieder können sich untereinander austauschen.

Für neue und für bestehende Teams ist es immer sinnvoll Seminare zur Interaktion und Kommunikation und Seminare zur Persönlichkeitsentwicklung anzubieten. So lernen die Teilnehmer ihr Verhalten zu reflektieren und bekommen ein Feedback von den anderen Seminarteilnehmern (Fremdeinschätzung). Die Verbesserung des Kommunikationsverhaltens ist gerade für Berufe im Gesundheitswesen außerordentlich wichtig, da die Kommunikation ihren Arbeitsalltag bestimmt und es hier immer wieder zu Missverständnissen und Konflikten kommt.

Umfangreiche Studien aus der Medizin stellen Kommunikationsprobleme als zentrale Fehlerquelle im Alltag heraus. Die häufigsten negativen Folgen von Kommunikationsproblemen sind mangelhafter Informationstransfer und mangelhaftes Schnittstellenmanagement zwischen verschiedenen Berufsgruppen (z. B. Chirurgie und Anästhesie, ambulanter Pflegedienst und Physiotherapie, Praxis und Labor). In einer umfangreichen Befragung in US-amerikanischen Krankenhäusern nannten mehr als 65% der Pflegefachkräfte und Ärzte auf die Frage, welcher Einflussfaktor von größter Bedeutung für eine bessere Sicherheit und Effektivität sei, die Verbesserung der Kommunikation (Sexton et al., 2000).

Da berufsgruppenübergreifende Kommunikation erlernt werden kann, schlagen Towle u. Hoffman (2002) vor, eine Ausbildung in Kommunikation schon während der Berufsausbildung zu absolvieren. Dies gilt auch und v. a. für die Mitarbeiter und Mitarbeiterinnen im ärztlichen Dienst (Davidson, 2002).

8.2.2 Zusammenführung von bestehenden Teams

Im Gesundheitswesen kommt es oft vor, dass aus ökonomischen Gründen zwei Stationen zusammengelegt werden. Problematisch dabei ist, dass eine der beiden Leitungen nun zur Stellvertretung wird. Solche Prozesse gilt es sehr behutsam anzugehen, hier sind einige Vorgespräche mit beiden Beteiligten, unabhängig voneinander, notwendig. Denn wer immer auch in die zweite Reihe geht, verliert den ersten Leitungsposten, was zu passiv aggressivem Verhalten führen kann. Nicht zu unterschätzen sind die Auswirkungen des Mobbings. Zapf (2000) fand in seiner Untersuchung heraus, dass Mitarbeiter im Gesundheitswesen 7-mal häufiger von Mobbing betroffen sind als in anderen Bereichen.

8.3 Teamkultur

Von einer guten Teamkultur spricht man, wenn die Ebene des Miteinanders von Wertschätzung, Offenheit und Sachlichkeit geprägt ist. Des Weiteren, dass sich die Teammitglieder gegenseitig respektieren, die gemeinsame Arbeit Freude macht und man sich auf seinen Kollegen verlassen kann und ihnen vertraut. Auch, dass gemeinsame Aufgaben erfolgreich gemeistert werden, Absprachen und Aufgaben klar sind und ein guter Informationsaustausch herrscht. Zu einer guten Teamkultur gehört auch, dass Klarheit darüber herrscht, wie mit Fehlern umgegangen wird.

Im Krankenhaus, bzw. im Gesundheitswesen im Allgemeinen herrscht oft der »pathologische Blick« vor, d. h. was stimmt alles nicht? Das ist jedoch nicht ressourcenorientiert. Sobald sich dieser »Blick« – die innere Einstellung – ändert, ändert sich auch etwas im Außen.

Führungskräfte können im Alltag einen respektvollen Umgang kultivieren, wenn sie positiv und wertschätzend mit den Mitarbeitern umgehen (Vorbild). Mit kleinen Änderungen kann relativ schnell eine ausgeglichene Stimmung im Team erzeugt

◻ Tab. 8.3 Einflüsse des Leitungsverhaltens auf die Teamdynamik (Mod. nach Tewes 2002; mit freundl. Genehmigung der Autorin)

Positive Einflüsse	Negative Einflüsse
Zu Visionen ermutigen	Alles kontrollieren
Den Teammitgliedern vertrauen	Den Teammitgliedern misstrauen
Emotionale Beteiligung ausdrücken	Vermeiden von Gefühlen
Gesprächsnähe ausdrücken	Gesprächsdistanz herstellen
Offener Umgang mit Problemen	Fehler vermeiden und verdecken
Anerkennung der Fähigkeiten der Pflegenden	Suche nach der/dem Schuldigen bei Fehlern
Engagement über die Klinik hinaus	Handeln bleibt auf die Station begrenzt
Hohe Erwartung an die Pflegenden	Erwartungshaltung unklar

werden. Beginnen und beenden Sie beispielsweise Teambesprechungen positiv, heben Sie Teilerfolge hervor, seien Sie aufmerksam, wenn jemand spricht (aktives Zuhören), pflegen Sie einen freundlichen Umgang.

> ❱❱ Humor, Freude, Vertrauen, Respekt und Optimismus sind wichtige Voraussetzungen für die Erarbeitung einer Teamkultur.

Erarbeiten Sie mit Ihrem Team Verhaltensrichtlinien, wie z. B. »In unserem Team wird nicht gelästert!«, »Mit Fehlern gehen wir offen um!«, »Wir halten uns an Absprachen!« usw. Ganz wichtig ist die Kommunikationskultur im Team, d. h. Informationen werden an alle weiter gegeben und es wird offen miteinander diskutiert. Die vom Teamleiter vorgelebte Akzeptanz und Toleranz der Andersartigkeit ist eine Grundhaltung die wirkt und sich auf das Team überträgt (»you go first«).

Auch das Ermuntern von jungen Kollegen im Team wirkt sich positiv auf die Teamkultur aus: »Man kann nicht von Anfang an alles wissen, bitte immer fragen, wenn etwas unklar ist.«, »Jeder macht Fehler, nur man muss daraus lernen und darf den Kopf nicht hängen lassen.«, »Wir können die Befunde auch zusammen durchgehen, wenn du dir unsicher bist.«.

Hier ist die Ebene des Miteinanders geprägt von Wertschätzung und Offenheit. Hilfsbereitschaft und das Vertrauen, dass die Kollegen Aufgaben gemeinsam erfolgreich meistern können, werden signalisiert und vorgelebt.

Ein positives Leitungsverhalten hat einen großen Einfluss auf die Gruppendynamik und die Teamkultur (◻ Tab. 8.3).

8.3.1 Wahrheiten

Mitunter werden Vermutungen über Situationen und Menschen angestellt, ohne diese zu überprüfen. Auch Gerüchte werden einfach so übernommen und weitererzählt (»Hast du auch schon gehört, dass die ...«). Wenn die anderen Kolleginnen dann auch noch diese Vermutungen teilen, werden diese bald zur Wahrheit. Das weitere Handeln wird darauf aufgebaut, eine Klärung mit dem Gegenüber findet nicht statt.

> ❱❱ Für die Teamarbeit bzw. ein gut funktionierendes Team ist es außerordentlich wichtig zu verstehen, dass es nicht nur die eine Wahrheit gibt. Jeder konstruiert sich seine eigene Wirklichkeit.

Warum Gerüchte so gefährlich sind beschreibt Reiter (2012) sehr anschaulich. Wenn ein Gerücht von einer nicht vertrauenswürdigen Person über eine uns entfernt bekannte Person – Cornelia Fuchs – verbreitet wird, speichern wir sie in unserem Gedächtnis ab mit dem Hinweis »nicht besonders glaubwürdig«. Kommt allerdings dann zu einem viel späteren Zeitpunkt, in einem ganz anderen Zusammenhang, wieder das Gespräch auf Cornelia Fuchs, erinnern wir uns an das Gerücht »Da war doch was, die hat doch ....« Hier kommt es zu einer Fehlattribution (lat. Attribution, Zuschreibung) und Cornelia Fuchs wird fälschlicherweise belastet. Unser Gehirn vergisst die Quelle, aber etwas bleibt immer hängen.

Gerüchte

Gerüchte haben besonders in unsicheren Zeiten Konjunktur. Mangelnde Informationspolitik fördert dies. Je weniger eine Führungskraft, besonders in schwierigen Zeiten, mit den Mitarbeitern kommuniziert, desto mehr leiten sich die Mitarbeiter ab. Es wird getuschelt, spekuliert und interpretiert, so entsteht eine Eigendynamik. »Worst-Case-Szenarien« werden heraufbeschworen. Neutrale Inhalte bleiben dabei mit der Zeit auf der Strecke.

Heidrun Brunner (Gesundheits- und Krankenpflegerin): »Ich stand mit einer Kollegin auf dem Flur, die mir, »hinter vorgehaltener Hand« etwas erzählte. Eine Schülerin ging an uns vorbei und sagte sehr freundlich und ruhig: »Flüsterkuchen wird nie gar.« Wir waren beide peinlich berührt.«

8.3.2 Tabus

Beispiel

Jil Sundermann (Altenpflegerin): »Auf unserer Station müssen immer dieselben Kollegen einspringen und Überstunden machen, andere (die schon lange auf der Station sind) werden gar nicht gefragt. Dieses Thema darf nicht angesprochen werden.«.

Ein Tabu ist etwas Unantastbares, etwas, über das nicht gesprochen werden darf. Die Kommunikation und Motivation eines Teams leiden extrem darunter. Die Stationsleitung zeigt ein Führungsverhalten, dass den Nährboden dafür bietet. Das oben genannte Tabuthema wird aus verschiedenen Gründen nicht von Frau Sundermann angesprochen:

- Angst vor der Stationsleitung und den alteingesessenen Kollegen,
- Zweifel, ob die anderen Kollegen sie in dem Moment unterstützen,
- Klima wird noch schlechter, als es schon ist,
- Angst vor Ausgrenzung oder Mobbing,
- mit Aggressivität und Feindseligkeit ist zu rechnen (böse Blicke, verletzendes Reden).

Es erfordert viel Mut, dieses schon lang emotional beladene Thema beim Namen zu nennen und es somit plötzlich öffentlich zu machen. Je länger ein Tabu besteht, desto schwieriger wird es, es anzusprechen.

Mitunter trauen sich (sehr gefestigte, sehr forsche oder dominante Kollegen), die neu auf die Station

kommen und diese Ungleichbehandlung miterleben sofort etwas zu sagen (»Wieso macht hier denn nicht jedes Teammitglied Überstunden?«).

Ein anderes Tabu besteht, wenn Ärzte, Kolleginnen oder Schüler vor versammelter Mannschaft fertig gemacht werden. Jeder ist peinlich berührt und keiner sagt etwas – das sollte aber nicht sein!

Beispiel

Martha Timmermann (Anästhesiefachschwester, 8 Jahre in einer Missionsklinik in Südamerika tätig): »Hören Sie bitte sofort auf damit, den Kollegen zu attackieren und wählen Sie einen anderen Umgangston!«.

8.3.3 Lästerverhalten in Pflegeteams

Die Zusammenarbeit im Team wird durch Lästern belastet und negative Energie wird freigesetzt. Selbst wenn die Person, über die gelästert wird, nicht anwesend ist und den Klatsch und Tratsch nicht hört, spürt sie doch, dass irgendetwas nicht stimmt bzw. über sie geredet wurde. Auch wenn die Person in den Raum kommt und das Gespräch abrupt abgebrochen wird, entsteht eine negative Spannung. Beim Lästern will jemand entweder eine andere Person abwerten oder sich selbst in ein besseres Licht stellen.

❯ Lästern ist eine Form verbaler Aggression.

Oft ist Lästern der Ausdruck eines mangelnden Selbstwertgefühls, das auf diese Art und Weise zu kompensieren versucht wird. Welche Aspekte das Lästerverhalten von Pflegeteams beeinflussen zeigt Tewes (2009) auf. Alles, was eine offene Kommunikation fördert, wirkt sich hemmend auf das Lästerverhalten von Teammitgliedern aus. Dazu gehören u. a. eine respektvolle, empathische und wertschätzende Kommunikation der Mitarbeiter untereinander und das offene Angehen von Konflikten. Ein demokratischer Führungsstil, die gezielte Förderung der Selbständigkeit der Teammitglieder und die Stärkung der Mitarbeiterautonomie reduziert das Lästern. Das Erleben der Stationsleitung als fach- und sozialkompetent ist ein weiterer wichtiger Faktor (Tewes, 2009).

Der schnellste Weg zu einem schlechten Vorgesetzten ist, Klatsch, Tratsch und Lästern mitzu-

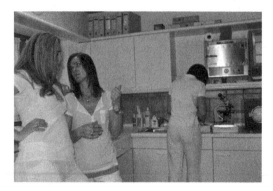

◘ Abb. 8.2   Lästern.

machen. Lassen Sie sich nicht dazu verführen, wenn Sie auch nur ein einziges Mal mitmachen, sind Sie bei den Teammitgliedern »unten durch!« Eine Führungskraft, die sich nicht loyal verhält, wird nicht anerkannt. Außerdem ist es ein Zeichen mangelnder Professionalität. Sollten Sie als Stationsleitung in eine solche Situation kommen, signalisieren Sie schon durch eine kurze Bemerkung, wie: »Wir können miteinander reden, aber nicht übereinander!«, dass Sie nicht mitmachen und Lästereien nicht tolerieren (Klarheit).

> ❯ Beim Lästern belasten wir einen anderen Menschen mit unserer Last. Das ist eine Belästigung (Schaffer-Suchomel, Krebs, 2007).

Lästern ist eine Kommunikationsstörung, die sich negativ auf die Teamarbeit und die Pflege auswirkt (◘ Abb. 8.2).

❯ Die drei Siebe

Eines Tages kam ein Bekannter zum griechischen Philosophen Sokrates gelaufen. Höre, Sokrates, ich muss dir berichten, wie dein Freund … Halt ein, unterbrach ihn der Philosoph. Hast du das, was du mir sagen willst, durch drei Siebe gesiebt? Drei Siebe? Welche? fragte der andere verwundert. Ja! Drei Siebe! Das erste ist das Sieb der Wahrheit. Hast du das, was du mir berichten willst, geprüft ob es auch wahr ist? Nein, ich hörte es erzählen, und … Nun, so hast du sicher mit dem zweiten Sieb, dem Sieb der Güte, geprüft. Ist das, was du mir erzählen willst – wenn schon nicht wahr – wenigstens gut? Der andere zögerte. Nein, das ist es eigentlich nicht. Im Gegenteil … Nun, unterbrach ihn Sokrates, so wollen wir noch das dritte Sieb nehmen

und uns fragen, ob es notwendig ist, mir das zu erzählen, was dich so zu erregen scheint. Notwendig gerade nicht … Also, lächelte der Weise, wenn das, was du mir eben sagen wolltest, weder wahr noch gut noch notwendig ist, so lass es begraben sein und belaste weder dich noch mich damit. **«**

Ein Seminarteilnehmer erzählte nach Monaten: »Diese Geschichte von den drei Sieben ist bei mir so präsent und ich erzähle sie oft, wenn wieder jemand mit Halbwahrheiten oder Klatsch und Tratsch ankommt. Es ist für mich eine elegante Art und Weise solche Geschichten zu stoppen und meinem Gegenüber einen Denkanstoß zu geben, ohne ihn persönlich zu verletzen.«.

8.4   Was zeichnet ein gutes Team aus

Beispiel

Karla Lübben, examinierte Pflegerin, in der ambulanten Pflege tätig, berichtet: »Das A+O einer guten Pflege ist ein intaktes Team und eine gute Kommunikation untereinander. Das sind die Grundvoraussetzungen. Unser Team trifft sich jeden Morgen, bevor wir zu den Patienten fahren. Wir tauschen uns aus, helfen und unterstützen uns gegenseitig. Jeder springt für jeden, wenn es notwendig ist, kurzfristig ein. Darüber wird gar nicht lange geredet, das ist für unser gesamtes Team selbstverständlich. Wenn das nicht so wäre, würden wir den enormen Druck (Zeit sparen, Gespräche mit Patienten abbrechen, Zeitfenster einhalten, Druck der Krankenkassen etc.), den uns die Leitung aus Kostengründen macht, überhaupt nicht aushalten. Trotz der oft starken emotionalen Belastung und der körperlichen Anstrengung (viel Behandlungspflege, zunehmend Patienten mit Portzugängen sowie Körperpflege) macht uns die Arbeit Spaß und wir halten im Team gut zusammen. Auch der Humor kommt bei uns nicht zu kurz, wir lachen viel zusammen, das befreit.«.

In diesem Beispiel wird extrem deutlich, wie wichtig ein guter Zusammenhalt im Team ist, um mit den täglichen Belastungen, die die Arbeit mit sich bringt, umzugehen.

Gute Teams zeichnen sich immer durch eine freundliche, offene Atmosphäre und ein

»Wir-Gefühl« aus. Die Ziele und Aufgaben des Teams sind klar und werden von allen akzeptiert. Es hat sich ein gemeinsames Verantwortungsbewusstsein im Team entwickelt. Entscheidungen, die anstehen, werden gemeinsam getroffen. Im Team herrscht eine offene und direkte Kommunikation vor. Kritik wird sachlich geäußert und Diskussionen werden zielorientiert geführt. Oft wurden hier schon gleich zu Beginn der Teamarbeit formale und soziale Regeln für die Zusammenarbeit aufgestellt. Diese Teams arbeiten effektiver und effizienter, weil sie sich auf das konzentrieren, worauf es ankommt.

Formale Regeln, wie z. B.:

- vereinbarte Termine werden eingehalten,
- Informationen werden an alle weitergegeben,
- Informationen gehen nur dann nach außen, wenn das ganze Team damit einverstanden ist.

Soziale Regeln, wie z. B.:

- es wird sachlich diskutiert,
- kein Lästern und Reden hinter dem Rücken,
- kein schwarzer Humor, Zynismus, eiskalte Bemerkungen oder Sarkasmus.
- Killerphrasen sind verboten, z. B.: »Das ist doch Unsinn; das weiß doch jeder!«.
- Jeder hat das Recht auszureden.
- Kritik wird in Ich-Botschaften ausgedrückt: »Ich ärgere mich…«.

Ich-Botschaften erzielen die besten Effekte, wenn sie aus drei Elementen bestehen:

- den eigenen Gefühlen: »Ich bin sehr unzufrieden damit,…«,
- dem konkreten Verhalten: »…, dass die Arbeit nicht wie vereinbart fertig geworden ist…«,
- der Folgewirkung: »…– jetzt geraten wir noch mehr unter Zeitdruck.«.

Vertrauen ist auch hier ein wesentlicher Aspekt. Stellen Sie immer eine vertrauliche Atmosphäre her, alles was gesagt wird, bleibt hier im Team. Auch Rituale helfen, das Gefühl zu verstärken, Teil eines Teams zu sein. Das kann sein, sich zur Begrüßung die Hand zu geben, zum Geburtstag zusammen eine Sahnetorte zu essen oder gemeinsam zum Mittagessen zu gehen. Oft sind es die kleinen Gesten, die den Zusammenhalt fördern.

> **Tipp**
>
> Entwickeln Sie Leitlinien für die Zusammenarbeit im Team und halten Sie diese schriftlich fest!
>
> - Fairness und Respekt stehen an erster Stelle.
> - Jeder im Team erkennt den anderen als gleichwertigen Partner an.
> - Jeder hat das Recht auf seine eigene Meinung.
> - Fehler werden offen benannt und als Lernmöglichkeit betrachtet.
> - Jeder hat Zugang zu allen Informationen. Informationen werden nicht bewusst zurück gehalten.
> - Kritik ist konstruktiv und konkret.
> - Konflikte werden nicht verschwiegen, sondern gemeinsam und sachlich gelöst.
> - Persönliche Angriffe sind absolut tabu.

Beantworten Sie als Stationsleitung und als Team auch einmal folgende Fragen/Reflexion.

> **Übung**
> Wenn ich als Patient auf dieser Station wäre:
> - würde mir sofort auffallen, dass …
> - erlebe ich als positiv, dass …
> - erlebe ich als negativ, dass …
> - würde ich beibehalten …
> - würde ich sofort ändern …

Eine Atmosphäre, die zur Aktivität ermuntert, beeinflusst das Teamklima positiv. Teammitglieder haben so die Möglichkeit sich einzulassen und sich mit ihrer Arbeit zu identifizieren. Die Akzeptanz und Beachtung der einzelnen Mitglieder führt dazu, dass das Arbeiten als gemeinsamer Prozess erlebt wird. Das »Anderssein« von Teammitgliedern sollte positiv genutzt werden, neue Ideen und Kreativität sind hilfreich für die ganze Gruppe. Vielseitige Betrachtungsweisen eines Problems wirken Pauschalisierungen, wie »Schwarz-weiß-Denken« entgegen (◻ Abb. 8.3).

Jeder Mensch verfügt über eine bestimmte Persönlichkeitsstruktur, die nicht grundlegend veränderbar ist. So wird ein introvertierter Mensch

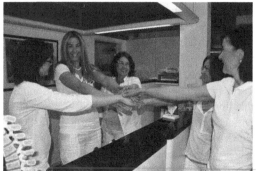

◻ **Abb. 8.4**   Wir sind ein gutes Team.

Einen Mitarbeiter aufgrund seiner Persönlichkeit und seiner Stärken richtig einzusetzen ist eine Herausforderung.

8.4.1 Miteinander

>> Ein freundliches Lächeln ist mehr wert als ein gutes Essen. (aus Afrika) <<

Jede Person hat unterschiedliche Erwartungen an eine gute Zusammenarbeit im Team. Die Erfahrungen unterscheiden sich und damit ist die Einstellung gegenüber den Kollegen und der Arbeit verschieden. Wenn durchweg gute Erfahrungen im Team gesammelt wurden, werden die Personen mit anderen Erwartungen auf ein neues Team oder auf ein neues Projekt zugehen. Erwarten sie etwas Negatives, so gehen sie eher skeptisch auf ein neues Team zu.

In einem guten Team zu arbeiten hat viele Vorteile (◻ Abb. 8.4). Je besser man sich kennt und versteht, desto leichter geht man mit den »Macken« von Kollegen um. Spannungen im Team werden viel schneller abgebaut. Oft lacht man gemeinsam darüber, dass Pfleger Markus heute wieder einmal so »oberpingelig« war oder Dr. Schröder wie immer endlos Monologe geführt hat und dann ist die Sache »vom Tisch«. Die gute Atmosphäre und der Teamgeist stehen auf diesen Stationen im Vordergrund.

Folgende positive Verhaltensweisen werden von jungen Mitarbeitern besonders geschätzt:
- Jeder unterstützt den anderen, auch außerhalb des eigenen Zuständigkeitsbereichs.

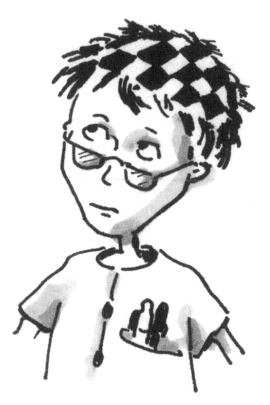

◻ **Abb. 8.3**   Bloß nicht »Schwarz-weiß-Denken«.

entgegen seinem Naturell nicht plötzlich zum Alleinunterhalter des Teams werden. Denkbar ist jedoch, dass dieser Mensch bestimmte kommunikative Fähigkeiten trainiert, die es ihm ermöglichen, mehr aus sich herauszugehen. Wichtig ist, dass die Person ihr Verhaltensrepertoire erweitern möchte und sich über ihre eigenen Stärken und Schwächen bewusst ist. Es geht nicht darum eine »Rolle« zu spielen.

Als Führungskraft ist es wichtig, seine Mitarbeiter gut zu kennen und einzuschätzen (▶ Kap. 3, ▶ Abschn. 7.2). Menschen haben unterschiedlich stark ausgeprägte Persönlichkeiten und Verhaltensprogramme, die unbewusst ablaufen. So kann ein Mensch vom Grundtypus extravertiert sein (dieses Verhaltensmuster dominiert), jedoch auch über introvertierte Verhaltensmuster verfügen. Die Kunst besteht darin, herauszufinden, was der einzelne Mitarbeiter besonders gut kann, wovon er begeistert ist oder was er gar nicht mag.

- Als Team z. B. in der Notaufnahme: Den Patienten gemeinsam »fertig machen« bis er auf Station verlegt ist und dann zusammen zur Pause gehen.
- Im Nachtdienst nach getaner Arbeit noch mal kurz zusammen sitzen, etwas Essen und Trinken, den »schwierigen« Patienten besprechen oder auch mal scherzen, bevor man ins Bett oder wieder an die Arbeit geht.
- Unkomplizierter Einsatz bzw. Einspringen bei kurzfristigem Ausfall eines Kollegen.
- Einer lässt dem anderen den Vortritt bei Dingen, die man für Aus- oder Weiterbildung braucht.
- Auch außerhalb des Krankenhauses etwas zusammen unternehmen.

Haben wir einen Kollegen, dem wir nichts zutrauen, in einer außergewöhnlichen Situation positiv erlebt bzw. anders als erwartet (»Eigentlich dachte ich immer, das ist ein arroganter, kalter Typ, der nichts kann.«), werden wir in Zukunft wachsamer sein. Durch diese neue Erfahrung kann sich plötzlich die ganze Atmosphäre in der Gruppe ändern. Ändert ein Teammitglied sein Verhalten, so hat das eine Auswirkung auf die ganze Gruppe. Selbst minimale Veränderungen können zu großen Wirkungen führen.

Beispiel

Frau Dr. med. Jakobs: »Störend empfinde ich, dass die Geschwindigkeit zugenommen hat. Die zwischenmenschliche Seite bleibt oft auf der Strecke. Für Gespräche auf der Station mit den Teamkollegen und mit den Patienten fehlt oft die Zeit. Am Wochenende wurde eine alte Dame aus Frankreich mit einer Schenkelhalsfraktur eingeliefert. Wir haben uns mehr oder weniger mit Händen und Füßen verständigt, da sie nur französisch sprach. Als ich das am nächsten Tag auf der Station erzählte, sagte eine Kollegin zu mir: »Warum hast du denn nicht Christiane dazu geholt, die hatte doch Dienst und spricht fließend französisch?« In dem Moment wurde mir das erste Mal richtig bewusst, wie wenig »Privates« ich von meinen Kolleginnen auf der Station weiß. Mit Christiane arbeitete ich schon seit vier Jahren zusammen. Das werde ich ab sofort ändern.«.

- **Faktoren, mit denen Sie die Zusammenarbeit verbessern können**
- Sorgen Sie für gute Arbeitsbedingungen und eine gleichmäßige Arbeitsverteilung.
- Setzen Sie Fähigkeiten und Talente der Mitarbeiter gezielt ein.
- Sorgen Sie für einen guten Informationsfluss innerhalb des Teams.
- Kein Mitglied darf das Gefühl haben zu wenig informiert zu sein, sonst entstehen Gerüchte und es wird »getratscht«.
- Setzen Sie auf Kooperation und auf ein partnerschaftliches, offenes Miteinander.
- Gerade kooperatives Verhalten gilt auch für die Zusammenarbeit mit Nachbarstationen und Funktionsabteilungen, wie Labor oder Röntgen.
- Ein guter Kontakt ist wichtig und der Umgang ist viel positiver, wenn man sich persönlich kennt.
- Reden Sie nicht über andere Teams, das bindet negative Energie.
- Wir selbst sind für die Anderen die Anderen.

Nachhaltigkeit und jung und alt

»Nachhaltigkeit ist ein Handlungsprinzip zur Ressourcen-Nutzung, bei dem die Bewahrung der wesentlichen Eigenschaften, der Stabilität und der natürlichen Regenerationsfähigkeit des jeweiligen Systems im Vordergrund steht« (http://de.wikipedia.org/wiki/Nachhaltigkeit).

Heute leben und arbeiten Teams in ständiger Veränderung. Der Begriff »Nachhaltigkeit« wird häufig überstrapaziert. In verschiedenen Medien wird von nachhaltiger Mitarbeiterführung, nachhaltigem Personalmanagement oder nachhaltiger Personalführung gesprochen. Nur, was heißt das? Ich definiere Nachhaltigkeit als Vernunft auf einer Zeitachse. Nachhaltigkeit heißt, dass Mitarbeiter und Führungskräfte nicht ständig überlastet werden dürfen. Dazu gehören eine vorausschauende Personalplanung, Fort-und Weiterbildungen, um das Personal weiter zu qualifizieren, und auch eine vernünftige, ausgewogene Altersstruktur im Team, so kann voneinander und miteinander gelernt werden.

Doch wie bringt man jung und alt und die unterschiedlichen Erfahrungen, Erwartungen und

Ansichten zusammen? Indem man miteinander kommuniziert. Das Ziel muss immer eine klare Kommunikation und eine konstruktive Zusammenarbeit sein. Das von- und miteinander Lernen verbindet, altersgemischte Teams sind eine Bereicherung. Als ältere Kollegin kann man auch ehrlich sagen: »Das geht mir jetzt zu schnell, das habe ich nicht verstanden« und umgekehrt auch. Auch eine humorvolle Kommunikation hilft über viele Klippen hinweg.

Emilia Sancho (Gesundheits- und Krankenpflegerin aus Spanien, seit 2 Jahren in Deutschland tätig): »Mir fällt auf, dass das Achten der jahrelangen Erfahrung der älteren Kollegen hier in Deutschland nicht so einen hohen Stellenwert hat wie bei uns in Madrid.«

Wenn junge Führungskräfte ältere Mitarbeiter im Team haben, ist der gegenseitiger Respekt sehr wichtig. Mangelnde Akzeptanz oder sogar Neid führen zu keiner konstruktiven Zusammenarbeit. Behandeln junge Führungskräfte ältere Mitarbeiter genauso wie jüngere Teammitglieder, entspricht das oft nicht dem sozialen Gerechtigkeitsempfinden der älteren Mitarbeiter, obwohl es formal gerecht ist.

Junge Mitarbeiter sind untereinander gut vernetzt und im Umgang mit neuen Medien, dem Abruf von schnellem Wissen vertraut. Für sie gehört es ganz normal zum Alltag.

Schülerin fragt eine Kollegin: »Wie sieht denn eigentlich so eine Trommelfellperforation aus?«

Kollegin: »Ich zeige dir in unserer Mittagspause ein Bild im Boenninghaus – Hals-Nasen-Ohrenheilkunde«

Schülerin: »Ach lass mal, ich »google« das schnell«

In diesem Fall trifft eine »digitale Schülerin« auf eine »analoge Kollegin«, die mit einer vermeintlich überholten Arbeitsweise Informationen beschaffen möchte. Nimmt die Kollegin die Antwort der Schülerin persönlich (»da meint man es gut ...«) kann schnell Unmut entstehen. Eine positive Reaktion könnte sein: »Oh ja, gute Idee, daran habe ich gar nicht gedacht, das schaue ich mir auch gerne einmal mit an.« So kann ein Wissens- und Erfahrungsaustausch stattfinden und es entsteht kein Stress. Für die »Digital Natives«, die »online« aufgewachsen sind, gehört es ganz selbstverständlich zum Alltag, etwas zu »googlen«. Die Kliniken/Führungskräfte müssen umdenken und flexibel sein.

Junge Mitarbeiter haben Freude am eigenen Denken und möchten ihre Talente und Begabungen einbringen. Sie sind Mitdenker, Querdenker und Fragesteller. Althergebrachtes wird infrage gestellt und stellt damit manche Abteilung oder Station »auf den Kopf«. Sie trauen sich Dinge anzusprechen, nehmen nicht alles so hin, weil es so ist oder »schon immer so« gemacht wurde, hinterfragen, helfen und unterstützen sich gegenseitig.

Junge Mitarbeiter gehen offen und tolerant miteinander um und zeigen viel Verständnis für Menschen aus anderen Kulturen, da sie teilweise selbst multikulturell aufgewachsen sind.

Literatur

Bonkowski F (2009) Team Building. 44 Aktionen, die verbinden. Aussaat, Neukirchen-Vluyn

Clark PR (2009) Teamwork: building healtier workplaces and providing safer patient care. Critical care nursing quarterly 32: 221–231

Cohn R (1994) Von der Psychoanalyse zur Themenzentrierten Interaktion. Klett-Cotta, Stuttgart

Cohn R, Stumm G (2009) Themenzentrierte Interaktion (TZI). In: Stumm G & Pritz A (Hrsg) Wörterbuch der Psychotherapie. Springer, Wien New York

Davidson PM (2002) The surgeon for the future and implications for training. ANZ 72: 822–828

Fengler J (2001) Helfen macht müde. Zur Analyse und Bewältigung von Burnout und beruflicher Deformation. Klett-Cotta, Stuttgart

Hope JM, Lugassy D, Meyer R et al. (2005) Bringing interdisciplinary and multicultural team building to health care education: the downstate team-building initiative. Academic medicine. J Association Am Med Colleges 80: 74–83

Körner M (2008) Analysis and development of multiprofessional teams in medical rehabilitation. Psycho-social medicine 5: Doc01

Leutzinger A, Luterbacher T (2000) Mitarbeiterführung im Krankenhaus. Huber, Bern

Ostermann T, Bertram M, Bussing A (2010) A pilot study on the effects of a team building process on the perception of work enviroment in an integrative hospital for neurological rehabilitation. BMC complementary and alternative medicine 10: 10

Reiter M (2012) Schlaue Zellen. Gütersloher Verlagshaus, Gütersloh

Schad N, Michl W (2004) Outdoor-Training. Personal- und Organisationsentwicklung zwischen Flipchart und Bergseil. Reinhardt, München

Schaffer-Suchomel J, Krebs K (2007) Du bist, was du sagst. mvg, Heidelberg

Sexton JB, Thomas EJ, Helmreich RL (2000) Error, Stress and Teamwork in medicine and aviation: cross sectional surveys. BMJ 320: 745–749

Sprenger RK (2001) Aufstand des Individuums. Campus, Frankfurt New York

Tewes R (2002) Pflegerische Verantwortung. Huber, Bern

Tewes R (2009) Führungskompetenz ist lernbar. Springer, Heidelberg Berlin

Towle A, Hoffman J (2002) An advanced communications skill course for fourth-year professional Clerkship students. Acad Med 77: 1165–1166

Wittig A, Dieterle WE, Schüpbach H, Wirsching M (2006) Teamsupervision in der Krankenpflege – Erwartungen, Effekte und Nutzen. Psychotherapie, Psychosomatik, medizinische Psychologie 56: 450–456

Zapf D (2000) Mobbing – eine extreme Form sozialer Belastung in Organisationen. In: Muhsahl HP, Eisenhauer T (Hrsg) Psychologie der Arbeitssicherheit. Beiträge zur Förderung der Gesundheit und Sicherheit in Arbeitssystemen. Asanger, Heidelberg

Internet

http://de.wikipedia.org/wiki/Nachhaltigkeit). (letzter Zugriff am 30.01.16)

Lob, Anerkennung, Motivation

9.1   **Anerkennung – 136**

9.2   **Loben, aber richtig – 137**
9.2.1   Blame-Culture – 137
9.2.2   Demotivation – 137
9.2.3   Komplimente – 138
9.2.4   Selbstlob – 138
9.2.5   Loben im Alltag – 138

9.3   **Motivation – 139**
9.3.1   Intrinsische und extrinsische Motivation – 140
9.3.2   Das Flow-Konzept – 140
9.3.3   Grundvoraussetzungen für die Motivation von Mitarbeitern – 141
9.3.4   Negative Motivationsmethoden – 141
9.3.5   Positive Motivationsmethoden – 142
9.3.6   Modellernen – 143

9.4   **Wie unterstütze bzw. motiviere ich Mitarbeiter? – 143**
9.4.1   Durch die Förderung der Selbstkompetenz – 143
9.4.2   Durch Ansteckungsmotivation: »Chef hat gute Laune!« – 143
9.4.3   Durch persönliche Ansprache und Blickkontakt – 144

9.5   **Wie kann man herausfinden, was andere Menschen motiviert? – 144**
9.5.1   Motivation der Mitarbeiter – 144
9.5.2   Achten Sie auf Ihre Sprache – Sprechen Sie motivierend – 144

Literatur – 145

© Springer-Verlag Berlin Heidelberg 2016
S. Möller, *Erfolgreiche Teamleitung in der Pflege*,
DOI 10.1007/978-3-662-50288-4_9

» Wer immer nur das tut, was er schon immer getan hat, wird auch immer nur das erreichen, was er
schon immer erreicht hat. (G.B. Shaw) **«**

Das Wertschätzen und Loben von Mitarbeitern
muss zu den stärksten Führungsinstrumenten der
Personalentwicklung gezählt werden. Obwohl sich
diese Methoden sehr bewährt haben, kommen sie
im Gesundheitswesen selten zum Einsatz. Gezielte
positive Feedbacks motivieren nicht nur Mitarbeiter, sondern schaffen auch ein gutes Arbeitsklima.
Einen negativen Effekt hat undifferenzierte Wertschätzung. Wenn ein Vorgesetzter z. B. die ganze
Person lobt im Sinne von: »Sie sind meine beste
Mitarbeiterin.« und nicht spezifisches, lobenswer-
tes Verhalten: »In dieser schwierigen Situation mit
Herrn Meyer haben Sie brillant reagiert!«. Lob und
Anerkennung sollten konkrete Leistungsergebnisse
hervorheben (Nerdinger, 2003).

9.1   Anerkennung

Besonders das Thema Anerkennung wird von vielen Führungskräften unterschätzt. Der Medizinso-
ziologe J. Siegrist sieht fehlende Wertschätzung als
Ursache vieler Probleme im Arbeitsalltag und sieht
die Hauptursache für psychische Berufskrankheiten in einem Missverhältnis von erbrachter Leistung und empfangener Anerkennung (www.weser-
kurier.de). Das Fehlen von Anerkennung durch die
Stationsleitung und diensthabende Ärzte wird oft
als Kränkung erlebt. Die Patienten und Angehörigen drücken Dankbarkeit und Lob aus.

Beispiel
Saskia Wellenstein (Gesundheits- und Krankenpflegerin): »Unsere Stationsleitung lobt gar nicht, es
wird nur das Schlechte erwähnt!«.

Führungskräfte vergessen oft zu loben oder wissen
nicht so recht, wie es geht oder ob es überhaupt
»gut ankommt«.

Oftmals trainieren sich Personen in leitenden
Funktionen in Management- oder Motivations-
trainings die eigenartigsten Verhaltensweisen an,
um ihre Mitarbeiter zu loben oder zu motivieren,
anstatt sich auf ihren gesunden Menschenverstand

zu verlassen. Sie versuchen Techniken anzuwen-
den, wie: »Loben Sie mindestens einmal pro Woche ihre Mitarbeiter.«, »Fragen Sie ihre Mitarbeiter
immer wie der Urlaub war.« etc. Dieses antrainierte
Verhalten kann nie echt wirken, weil es nicht von
Herzen kommt. Das ist ungefähr so, als würde man
eine lebhafte Person, die einen Vortrag hält, dazu
»zwingen«, ihre Hände in den Hosentaschen zu lassen, obwohl sie sich dabei nicht wohl fühlt.

Mitarbeiter hören und spüren ganz genau, ob
Lob authentisch oder aufgesetzt ist? Wenn Sie im
Kopf haben »Eine Führungskraft muss ihre Mitarbeiter regelmäßig loben!« bedienen Sie schon die
Erwartung anderer und spielen eine Rolle. Wichtig
ist, dass Sie aus sich heraus handeln. Authentisch
sind Sie nur, wenn Sie aufrichtig loben. Drücken Sie
ihre Freude aus, wenn etwas richtig gut gelaufen ist.
Freundlichkeit, Einfühlungsvermögen und kommunikative Fähigkeiten sind auch hier von Vorteil.

Beispiel
Sonja Walter (Chefin eines privaten Pflegedienstes):
»Wenn etwas gut läuft, freue ich mich und gebe das
gleich morgens an meine Mitarbeiterinnen weiter.
Dann starten alle positiv in den Tag.«.

Die meisten Menschen freuen sich über unterstüt-
zende, aufbauende und ermutigende Worte. Trotzdem werden gute Leistungen der Mitarbeiter gern
als selbstverständlich hingenommen, während
Fehler sofort kritisiert werden.

Es gibt Menschen, die, wenn Sie kein Lob bekommen, resignieren oder ihre Leistung reduzieren (»Warum soll ich mir hier denn noch ein Bein
ausreißen, es wird ja sowieso nicht bemerkt und
anerkannt!«). Menschen sind unterschiedlich und
brauchen dementsprechend auch eine andere Ansprache (▶ Abschn. 7.4).

Schüler und Praktikanten sind es aus der Schule
und der Familie noch sehr gewohnt für Leistungen
gelobt zu werden. Gerade bei den ersten Arbeitsein-
sätzen auf den verschiedenen Stationen »schlum-
mert« in den meisten Auszubildenden noch eine gewisse Unsicherheit über die eigene Leistung, sodass
sie nur sicher sind und sich mehr zutrauen, wenn
sie eine Rückmeldung bekommen. Für Schüler ist
es etwas ganz besonderes, wenn sie von der Stationsleitung, Kollegen oder dem Stationsarzt gelobt werden.

Beispiel
Marcus Müller (Gesundheits- und Krankenpfleger): »Wir werden nicht gelobt, das habe ich noch nie erlebt.«.

Henriette Clausen (Gesundheits- und Krankenpflegerin): »Gelobt wird bei uns von der Stationsleitung nicht, es ist alles selbstverständlich, das Team funktioniert. Untereinander loben wir uns schon und zeigen Wertschätzung, wenn jemand etwas richtig gut kann: »Da holen wir Liane, die kann am besten Blut abnehmen.« Manchmal lobe ich mich auch so innerlich selbst: »Das hat du jetzt richtig gut hinbekommen.« Die Patienten loben uns immer und drücken ihre Dankbarkeit aus.«.

Wenn Sie loben, schauen Sie die Person immer an. Ein Schulterklopfen zwischen Tür und Angel oder ein Tätscheln am Arm sind Signale, die nicht gut ankommen. Auch einfach auf den Schreibtisch geworfene Unterlagen mit den Worten »Gut gemacht!« und dann zu schnell verschwinden, kommt bei Mitarbeiter schlecht an. Ebenso, wenn jede Kleinigkeit gelobt wird (»totloben«), möglichst noch mit den Worten »Supi« oder »Ganz toll« (Kindergartensprache). Das nutzt sich schnell ab.

9.2 Loben, aber richtig

» Eine schöne Handlung aus vollem Herzen loben, heißt in gewissem Maße, an ihr teilhaben. (F. de la Rochefoucauld) «

9.2.1 Blame-Culture

Eine Führungskraft sollte darauf verzichten, Mitarbeiter vorzuführen bzw. vor anderen zu blamieren. Sie disqualifiziert sich damit und schadet sich im Endeffekt selbst.

Beispiel
Frau Fuchs steht an der Anmeldung einer großen physiotherapeutischen Praxis hinter ihren zwei ca. zehn Jahre jüngeren Angestellten. Eine Patientin einer der beiden jüngeren Angestellten betritt die Praxis, geht zur Anmeldung und nennt ihren Namen. Noch ehe die junge Kollegin die Patientin

begrüßen kann, fragt Frau Fuchs: »Haben Sie schon die nächsten Termin ausgemacht?« – »Die Mädels vergessen das immer!«.

Hier findet nicht nur eine Vermischung von Aufgaben statt (Eingreifen in das Aufgabengebiet ihrer Angestellten), sondern auch ein Vorführen von Inkompetenz plus einer Verniedlichung (»die Mädels«) und dem Zusatz »immer« (Reizwort).

Leider ist das Phänomen der »Blame-Culture« in unserer Gesellschaft sehr verbreitet (Wer hat Schuld?). Beleidigen und Vorführen (»Blame-Game«) führt nicht dazu, dass der Mitarbeiter sein Verhalten ändert.

»Relativ schnell« mit Schuldzuweisungen zu arbeiten ist »relativ einfach«.

9.2.2 Demotivation

Beispiel
Stationsarzt zum Arzt im Praktikum (AIP) vor dem gesamten Team: »Wenn Sie so weiter machen, können Sie sich bald zur Heilpraktikerprüfung anmelden!«.

Führen ist v. a. das Vermeiden von Demotivation (Sprenger, 2010). Herabwürdigende Worte, oft auch in Kombination mit einer ablehnenden Mimik und Gestik, wirken wenig vertrauensfördernd auf die weitere Zusammenarbeit, können den Kollegen nachhaltig kränken und zu Resignation und Mutlosigkeit führen. Auch Sätze wie: »Jetzt reißen Sie sich doch mal zusammen!« sind nicht motivierend, sondern immer pauschal und regen nicht zu einer positiven Verhaltensänderung an.

Durch einen respektvollen Umgang mit den Mitarbeitern werden die Standards des Umgangs miteinander gesetzt. Vorgesetzte unterschätzen oft, wie stark das eigene Auftreten und die Art und Weise mit den Mitarbeitern zu sprechen, den Ton auf der Station prägen.

Beispiel
Veronika Hummel (Gesundheits- und Krankenpflegerin): »Wenn wir Überstunden machen, sagt unsere Stationsleitung: »Im Namen der PDL ganz

großen Dank dafür!«. Das wird mittlerweile so oft dahingesagt bzw. heruntergeleiert, dass ich es nicht mehr als Lob empfinde.«.

In diesem Beispiel wird noch einmal ganz deutlich, dass es sehr wichtig ist, wie etwas gesagt wird (»herunterleiern«). Dadurch können ungewollt Frustration und Demotivation beim Mitarbeiter ausgelöst werden. Die Anerkennung der Arbeit durch andere ist wichtig. Fehlt sie (ganz), verstärkt sich das Gefühl, dass all die Mühe umsonst war und unser Einsatz nicht geschätzt wird.

Beispiel
Silke Kessler (medizinische Fachangestellte): »Unser Chef lobt sehr selten, aber wenn, dann hat es auch Hand und Fuß, dann bin ich richtig stolz auf meine Arbeit!«.

Die Wertschätzung des Mitarbeiters, ihn als Mensch so zu nehmen, wie er ist und nach seinen Stärken einzusetzen, ist eine große Gabe einer Führungskraft. Anderen Menschen mit Wertschätzung zu begegnen ist eine Frage der inneren Haltung.

Beispiel
Dr. Pauline Betke (Kinderärztin): »Meine damalige Stationsleitung und der Stationsarzt haben mich immer wieder dazu ermutigt, Medizin zu studieren. Ich habe sehr viel Wertschätzung und Anerkennung für meine Arbeit bekommen. Ohne die beiden wäre ich wahrscheinlich immer noch als Krankenschwester auf der Pädiatrie tätig.«.

Machen Sie sich als Führungskraft einmal in Ruhe darüber Gedanken, was Sie an ihren Mitarbeitern für lobenswert halten.
Folgende Fragen helfen dabei:
- Was schätze ich an jedem einzelnen Mitarbeiter?
- Was zeichnet diesen Menschen aus?
- Was kann er, was andere nicht können?

9.2.3   Komplimente

Komplimente müssen ehrlich sein und von Herzen kommen. Jemandem eine Freude machen ohne

Hintergedanken. Menschen haben sehr feine Antennen dafür. Komplimente machen den Umgang angenehmer.

Kennen Sie das auch? Sie sprechen ein Kompliment aus und die Person antwortet sofort: »Das ist doch nicht der Rede wert!« oder »So neu ist der Mantel gar nicht, ich hatte ihn schon zweimal an.« usw. Menschen, die auf Komplimente mit irgendwelchen Phrasen antworten und »den roten Teppich« gleich wieder einrollen, den man ihnen ausrollt, haben entweder ein geringes Selbstwertgefühl, eine mangelnde Anerkennung sich selbst gegenüber oder sie machen sich bewusst selbst kleiner (»fishing for compliments«).

Wenn Sie gelobt werden bedanken Sie sich dafür, mehr nicht! »Das freut mich!«, »Das tut mir jetzt gut!«.

Beipiel
Facharzt zu seiner Angestellten, die mit einer neuen Frisur in die Praxis kommt: »Oh, neuer Kopf, das ist gut«. Dies ist kein wirkliches Kompliment und bewirkt eher das Gegenteil, von dem, was erwünscht war, nämlich dass sich die Angestellte fragt: »Was hat er denn damit gemeint?«. Besser wäre gewesen zu sagen: »Die neue Frisur steht Ihnen sehr gut!«.

9.2.4   Selbstlob

Loben Sie sich auch einfach einmal selbst: »Das habe ich heute richtig gut gemacht.«. Der Spruch: »Eigenlob stinkt!« ist so fest in den Köpfen verankert, dass sich das kaum einer traut oder gar ausspricht – »Eigenlob tut gut!«. Freuen Sie sich über Ihren Erfolg, genießen Sie ihn und wachsen daran.

9.2.5   Loben im Alltag

Worte wirken und schaffen Wirklichkeit. Die meisten Menschen sprechen mehr als sie schreiben. Wenn sie aufschreiben müssten, was sie bewerten, würden sie vielleicht schreiben: »Eine sehr gute Leistung« oder »Frau X hat eine gute und solide Arbeit abgeliefert«. Ausgesprochen hört es sich oft so an: »Gar nicht so übel« oder »keine schlechte Leistung«. In Teams werden diese Sätze oft nicht bewusst wahrgenommen, sie entfalten jedoch ihre Wirkung. Sprechen Sie positiv, wenn Sie jemanden bewerten. So schaffen Sie eine positive Stimmung im Team und ein gutes Arbeitsklima.

> **So loben Sie richtig**
> - Lob muss von Herzen kommen
> - Je konkreter, spontaner, emotionaler und respektvoller Lob ausgesprochen wird, desto besser kommt es bei den Mitarbeitern an (authentisch)
> - Wenn der Mitarbeiter etwas Besonderes geleistet hat und zwar sofort
> - Schauen Sie ihren Mitarbeiter an – Blickkontakt
> - Delegieren Sie Lob nie (»Sagen Sie Herrn Huber, dass er gute Arbeit geleistet hat.«)
> - Loben Sie konkret, nicht zwischen den Zeilen
> - Loben Sie nicht pauschal wie: »Ganz wunderbar, Frau Heinze!«, sondern sagen Sie, was genau Ihnen gefallen hat
> - Loben Sie das Verhalten, das Sie beobachtet haben, nicht die Person

- **Verbinden Sie Lob nie mit Kritik**
  - »Das war super, aber das Anlegen der Infusion hätte besser sein können!«
  - »Für deine Verhältnisse war das ganz passabel, aber grad so ausreichend.«

- **Keine Verneinungen**
Benutzen Sie keine Verneinungen, wie »Gar nicht schlecht!« oder »Nicht übel.«.

Beispiel
Oberarzt zum Assistenzarzt: »Das hast du gar nicht so schlecht gemacht.«

Drücken Sie sich immer positiv aus und setzen Sie soziale Verstärker ein, wie Aufmerksamkeit, Lächeln und auch Bewunderung.

Beispiel
Oberarzt zur Stationsleitung: »Sehr gut, wie immer.«

Chefarzt zum Assistenzarzt: »Sehr schön, perfekt geschnitten, Schnitt und Narbe sind die Visitenkarte des Chirurgen, das haben Sie sehr gut gemacht.«
Stationsleitung zur Schülerin: »Klasse, das hast du richtig gut gemacht.«

- **Keine Vergleiche**
Vergleichen Sie die erbrachte Leistung eines Mitarbeiters nie mit Leistungen anderer Kollegen, wie: »Im Vergleich zu Frau Brenner-Hollbeck zeigen Sie aber wenig/viel Engagement.«.

- **Loben vor dem Team**
Verzichten Sie auch darauf, einen Mitarbeiter vor versammelter Mannschaft zu loben. Zum einen kann das für den Betreffenden peinlich sein, weil die Arbeit für ihn selbstverständlich ist, und zum anderen kann es Neider geben.

- **Keine Floskeln**
Floskelhafte Äußerungen (»Sie machen das doch immer so schön!«) oder zu häufige Anerkennungen werden nicht ernst genommen.

Wertschätzung wird auch ausgedrückt, wenn die Führungskraft den Mitarbeiter bei wichtigen Entscheidungsprozessen hinzuzieht, Arbeit delegiert (Vertrauen) oder Fragen an das Team weitergibt. Auch Führungskräfte dürfen Fragen stellen und untergraben damit nicht ihre Autorität. Fragen zu stellen bedeutet nicht gleichzeitig Schwäche zu zeigen.

> **Übung**
> - Über welches Lob haben Sie sich rückblickend am meisten gefreut?
> - Welche Form der Anerkennung hat Sie am meisten beeindruckt?

9.3 Motivation

>> The sky is always perfect. (Indianerweisheit) **«**

Die Motivationspsychologie (lat. movere, bewegen) beschäftigt sich damit, was Menschen bewegt ein bestimmtes Verhalten zu zeigen, einer bestimmten Arbeit nachzugehen, ein riskantes Hobby zu haben, Führungskraft zu werden, eine Position im Ausland anzunehmen, in ihrer Freizeit bei einer Hilfsorganisation zu arbeiten usw. Es geht um die unterschiedlichsten Motive, die Menschen antreiben. Warum verhalten sich Menschen so und nicht anders? Motivation ergibt sich aus dem Zusammenspiel aller Motive, die angeregt wurden.

Motive stellen ein theoretisches Konstrukt dar und bezeichnen Beweggründe, Antriebe, Drang, Ursachen, Zwecke und Bestimmungsgründe im Hinblick auf grundsätzlich zielgerichtetes menschliches Verhalten. Sie sind zeitlich relativ konstante charakteristische Dispositionen eines Menschen (Rosenstiel v., 2003).

Motive werden durch äußere Anreize (z. B. Salami-Pizza-Werbung, den Duft von Kaffee, das Versprühen von Vanilleduft in Kaufhäusern) oder einen erlebten Mangel (z. B. Hunger, Durst) aktiviert. Motive kann man nicht sehen, man kann nur das beobachtbare Verhalten beschreiben und bestimmte Motive daraus erschließen.

Sie werden als Führungskraft immer extrem motivierte Mitarbeiter mit einer positiven Ausstrahlung finden, die Spaß an der Arbeit haben, und andere, die vielleicht einen gelangweilten und zurückgezogenen Eindruck machen und auch über gute Eigenschaften verfügen. Die Frage ist nur, worauf ihre Motivation abzielt.

Auch Ihre eigenen, persönlichen Gründe und Ursachen und Visionen motivieren nur Sie selbst, nicht aber andere!

9.3.1 Intrinsische und extrinsische Motivation

» Ein König beschloss, zu Ehren seines Gottes einen Tempel zu bauen zu lassen. Während der Bauarbeiten an diesem Tempel wurden drei unterschiedliche Bauarbeiter zu ihrem Tun befragt. Der eine schlug gerade die großen Steine für die Außenmauern. »Was machst du da?« – »Ich haue Steine.« Ein anderer arbeitete gerade eine wunderschöne Säule aus dem Stein heraus. »Was machst du da?« – »Ich verdiene Geld für meine

Familie.« Der dritte meißelte ein wunderschönes Ornament. »Was machst du da?« – »Ich baue einen Tempel.« «

Extrinsische (äußere) Motivation: Motivation, die durch äußere Faktoren geschaffen wird, wie z. B. durch Bezahlung, Prämien, Beförderungen, Lob, Anerkennung, Bestrafung, Androhung von unangenehmen Konsequenzen. Oft erwarten Mitarbeiter oft von außen motiviert zu werden.

Beispiel
Herr Schulte (Altenpfleger): »Wenn mein Chef mir mehr zahlen würde, würde ich mich auch mehr anstrengen.«.

Intrinsische (innere) Motivation: Motivation, die aus der Person selbst heraus entspringt, wie z. B. Interesse, Spaß, Begeisterung, Freude, Neugier etc.

Motivation aus sich selbst heraus entsteht durch Freude an der Arbeit, aus Begeisterung, auch ohne äußere Anerkennung oder Belohnung durch materielle Anreize oder Incentives. Eine solche innere Motivation macht unabhängig von äußeren Faktoren.

> **Motivation muss von innen aus der Person selbst kommen. Man kann langfristig von außen keinen Menschen motivieren. Wer das glaubt erzeugt eine sinkende Arbeitsmoral.**

9.3.2 Das Flow-Konzept

Das Flow-Konzept der intrinsischen Motivation geht der Frage nach, welche Bedingungen erfüllt sein müssen, damit ein Mensch Freude an seiner Tätigkeit empfindet.

Der Begriff Flow beschreibt einen Zustand, in dem ein Mensch völlig in seiner Tätigkeit vertieft und ganz bei der Sache ist (Csikszentmihalyi, 2010).

Folgende Merkmale kennzeichnen den Flow-Zustand:
- Eine mühelose und intensive Konzentration auf die ausgeübte Tätigkeit.
- Die Tätigkeit wird als hochgradig befriedigend und beglückend erlebt.

- Es wird eine optimale Leistungsfähigkeit erreicht, ohne dass ein Gefühl starker Anstrengung entsteht.
- Das Zeitgefühl wird verzerrt: »Die Zeit vergeht wie im Flug!«.
- Selbstzweifel und andere störende Gedanken treten vollständig in den Hintergrund.
- Die Person geht in ihrer Tätigkeit auf!

Als wichtigste Voraussetzung für die Entstehung eines Flow-Zustands ist die optimale Passung zwischen den Anforderungen der Tätigkeit und den Fähigkeiten der Person zu nennen. Wird die Person überfordert, kann dies Unsicherheit und auch Angst erzeugen, Unterforderung führt zu Langeweile.

Eine der größten persönlichen Herausforderungen dabei ist es, herauszufinden, was einem wirklich Freude macht und einem zutiefst erfüllt.

Beispiel
Hannelore Blickert (Gesundheits-und Krankenpflegerin):»Mit Leidenschaft etwas tun ist für mich die größte Motivation.«.

» Love it, leave it or change it. (unbekannt) **«**

»Wer etwas kann und sich in seinem Können als erfolgreich erlebt, will es auch tun« (Sprenger, 2015, S.101).

Wenn ich es gewählt habe, dann geht es da lang!

9.3.3 Grundvoraussetzungen für die Motivation von Mitarbeitern

Wenn Sie andere Menschen motivieren wollen, müssen Sie zuerst einmal selbst begeistert sein, von dem was Sie tun. Inwieweit wirken sich Ihr eigenes Verhalten und ihre Einstellung auf ihre Mitarbeiter aus? Wenn ich als Führungskraft »schlecht drauf bin«, bekomme ich auch schlechte Ergebnisse. Außerdem gibt es kein Recht, seine schlechte Stimmung an anderen Menschen auszulassen. Mit Ihrem Tun und Lassen sind Sie immer ein Modell für Ihre Mitarbeiter. Sie können sich nicht »nicht verhalten«. Beobachten

Sie Ihr eigenes Verhalten und die Auswirkungen auf Ihr Team. Behalten Sie einen klaren Blick und reflektieren Sie Ihr Verhalten, was übernehmen Ihre Mitarbeiter von Ihnen und was nicht.

Die eigentlich interessante Frage ist doch: Was trägt die Führungskraft dazu bei, dass sich der Mitarbeiter so verhält, wie er sich verhält? (Sprenger, 2010:44). Die Grundhaltung der Führungskraft ist hier bedeutsam. Auf Kontakt und Aufmerksamkeit kann man nicht verzichten (Sprenger, 2010). Das ist eine Zuwendung, die nicht an Leistung gebunden ist. Anerkennung heißt auch, ich freue mich mit (offen, ehrlich), wenn mein Mitarbeiter etwas besonders gut gemacht hat.

Den Mitarbeiter wahrnehmen:
- positive Zuwendung,
- Anerkennung,
- Freundlichkeit,
- Interesse und Aufmerksamkeit.

Welche Prozesse gehen schnell voran und welche gestalten sich als zäh? Welche Erwartung hatten Sie vielleicht schon vorher im Kopf (»Das wird richtig gut!« oder »Das wird schwierig und zäh.«) und haben das unbewusst durch ihre Mimik und Gestik ausgedrückt?

> **Menschen übernehmen unbewusst die Mimik und Gestik ihres Gegenübers. So steckt Fröhlichkeit und Tatkraft an und umgekehrt kann schlechte Laune das ganze Team mit herunterziehen.**

Teamgeist lässt sich nicht erzwingen. Halten Sie sich mit gut gemeinten Hilfsangeboten zurück (das Gegenteil von gut ist gut gemeint), sonst erwecken Sie unter Umständen den Eindruck alles kontrollieren zu wollen.

Teilen Sie Ihr Wissen mit anderen, machen Sie nichts komplizierter als es ist, hören Sie gut zu und reden Sie miteinander, vergessen Sie den Spaß bei die Arbeit nicht.

9.3.4 Negative Motivationsmethoden

Es gibt diverse schlechte Methoden, Mitarbeiter zu motivieren, zwei davon sind Angst und Anreiz.

- **Angst**

Sind Mitarbeiter durch Angst motiviert, geht es Ihnen nicht darum, etwas Bestimmtes zu gewinnen, sondern darum, etwas nicht zu verlieren – ihre Arbeit. Angst mit Arbeit zu verbinden, ist das Schlimmste, was man als Führungskraft machen kann.

- **Anreiz**

Eine Belohnung wird in Aussicht gestellt und der Mitarbeiter strengt sich an, um diese zu bekommen. Der Nachteil dieser Methode liegt darin, dass die Mitarbeiter immer belohnt werden wollen, wenn sie etwas geleistet haben. Als Führungskraft muss man sich immer bessere Anreize ausdenken, damit die Mitarbeiter ihre Arbeit erledigen. Besondere Ausmaße nahm das in der IT-Branche in den 1990er Jahren an (Incentives, wie Flüge nach New York, Tauchen auf den Malediven, Aufenthalte in exclusiven Wellnesshotels, teure Dienstwagen usw.) waren an der Tagesordnung, um die Mitarbeiter noch mehr zu »motivieren«. In den Teams schaffte das Unruhe und Neid (»Wer bekommt was?«, »Warum bekomme ich das nicht?«) und jeder einzelne Mitarbeiter stand extrem unter Druck, noch bessere Ergebnisse zu liefern.

Motivation bedeutet etwas aus eigenem Anreiz heraus zu tun, man erkennt in seinem Handeln einen Sinn oder hat einfach Freude daran. Zu viele Motivationsmaßnahmen machen den eigenen Antrieb kaputt, der die Basis allen Handelns sein sollte.

Beispiel

Motivation über Belohnung (monetärer Anreiz): Sie geben ihrem Kind 50 Cent, damit es die Geschirrspülmaschine ein- und ausräumt. Normalerweise wäre diese kleine Hilfe im Haushalt selbstverständlich und sollte aus der Eigenmotivation des Kindes kommen. Haben Sie erst einmal damit angefangen und geben immer wieder 50 Cent, gerät diese Belohnung in den Vordergrund und wird zum Hauptzweck. Ohne Geld wird nicht mehr ein- oder ausgeräumt und irgendwann sind diese 50 Cent selbstverständlich. Um jetzt wieder einen neuen Motivationsimpuls zu erzielen, müssen Sie nachlegen und 60 oder 80 Cent geben.

Dieses Beispiel zeigt überspitzt, wie monetäre Belohnungen auf Dauer wirken. Es muss immer nachgelegt werden.

Es ist immer das gleiche Muster: »Tu dies, dann bekommst du das« – Irgendwann konzentrieren sich die Menschen nicht mehr auf das »dies«, sondern es geht nur noch um die Belohnung. »Materielle Belohnung dämpft die kooperative Natur« (Tomasello, 2010, S. 20). Im o. g. Fall tut das Kind nicht mehr, was es will, sondern wofür es belohnt wird.

9.3.5 Positive Motivationsmethoden

Belohnungen müssen etwas Besonderes sein.

Im Gesundheitswesen ist eine Motivation mit monetären Anreizen nicht möglich. Deshalb sind Sie als Führungskraft gefordert andere Möglichkeiten der Motivation zu suchen.

Beobachten Sie Ihre Mitarbeiter genau und sprechen Sie mit ihnen. Eine Fort- und Weiterbildung mag für den einen Mitarbeiter genau das Richtige sein, für den anderen überhaupt nicht passen. Orientieren Sie sich auch an den Wünschen der Mitarbeiter (nur Nachtdienst, Wochenenddienst und an Feiertagen), kommunizieren Sie dies auch im Team. Treffen Sie, wenn möglich Absprachen, mit denen ihre Teammitglieder zufrieden sind und kein Neid aufkommt. Wenn alle das Gefühl haben, dass es fair zugeht, entsteht keine negative Gruppendynamik.

> **Jeder Mensch ist anders und reagiert dementsprechend auch anders auf bestimmte Anreize.**

Für den einen Kollegen ist ein Freizeitausgleich für geleistete Überstunden wichtig, für den anderen ein finanzieller Ausgleich. Führungskräfte, die mit ihren Mitarbeitern kommunizieren und ihnen zuhören, können so relativ schnell herausfinden, was den einzelnen Mitarbeiter motiviert bzw. was für ihn wichtig ist und welche Anreize für ihn passen. Oft sind Anreizmodelle, die Alternativen bieten und dem Mitarbeiter die Wahl lassen (Wahlfreiheit), besser. Je mehr sich ein Mitarbeiter eingebunden und respektiert fühlt, desto eher wird er sich mit der Klinik bzw. der Station identifizieren und sich auch engagieren. Arbeitszufriedenheit im Sinne von, es macht einen Sinn für mich, hier zu arbeiten, minimieren Fehlzeiten oder Gedanken die Station zu verlassen.

Beispiel

Stationsleitung Hilde Meier (kurz vor der Pensionierung, nach über 40 Dienstjahren in einer Klinik): »Man muss die Menschen so nehmen, wie sie sind, es gibt keine anderen. Mit dieser positiven Einstellung habe ich »so manches Kind geschaukelt!«.

Es gibt hoch motivierte Mitarbeiter, die Freude an der Arbeit auf der Station haben und auch mit ihren Kollegen gut auskommen, jedoch andere Prioritäten setzen. Für sie steht vielleicht die nächste Reise nach Tibet mit einer Wanderung in das Himalaya-Gebirge im Vordergrund und nicht, irgendwann eine Leitungsposition zu besetzen. Diese Mitarbeiter erreichen Sie nicht mit einer Karriereplanung oder dem Aufzeigen anderer beruflichen Perspektiven im Haus.

Auch eine Gesundheits- und Krankenpflegerin, die die Ausbildung macht, um die Wartezeit für ein Medizinstudium zu überbrücken, erreichen Sie so nicht. Diese Kollegin können Sie damit motivieren, so oft wie möglich, wenn es die Zeit zulässt, an ärztlichen Untersuchungen oder Eingriffen teilzunehmen.

Beispiel

Stationsleitung Hella Seidel: »Sabrina, Dr. Günther von der HNO kommt gleich zu uns auf die Station und legt Frau Beier, die eine Otitis externa hat, einen Salbenstrang in den Gehörgang ein. Wenn du magst, kannst du da zuschauen.«.

Unterstützen und fördern Sie ihre Mitarbeiter so gut wie es geht, das bekommen Sie immer wieder zurück. Wurde eine Stationsleitung als vorbildlich erlebt, dient sie als Modell.

Durch das Beobachten sozial bedeutsamer Bezugspersonen können neue Verhaltensweisen aufgebaut bzw. bestehende Verhaltensweisen verstärkt werden. So neigen Medizinstudenten dazu, dass Verhalten von Ärzten anzunehmen, auf die sie während ihrer Praktika treffen.

9.3.6 Modellernen

Die sozialkognitive Lerntheorie und der Begriff des Modellernens (auch Beobachtungslernen oder Imitationslernen genannt) geht auf Albert Bandura (1979) zurück. Während seiner Arbeit über die fami-

liären Ursachen von Aggression stieß er auf die zentrale Rolle des Modellernens bei der Persönlichkeitsentwicklung. Die sozialkognitive Lerntheorie stellt heraus, dass Menschen durch das Beobachten von Verhalten anderer Menschen lernen. Dieser Prozess ist für die Herausbildung sozialer Fertigkeiten von großer Bedeutung. Die Stationsleitung stellt somit ein Modell für die Kollegen, Schüler und Praktikanten dar. Ihr Verhalten kann sowohl negativ als auch positiv von den Mitarbeitern übernommen werden.

9.4 Wie unterstütze bzw. motiviere ich Mitarbeiter?

9.4.1 Durch die Förderung der Selbstkompetenz

Indem ich ihre Selbstkompetenz fördere, d. h. wenn der Mitarbeiter etwas nicht kann, nehme ich es ihm nicht gleich aus der Hand und mache es selbst, sondern unterstütze an der Stelle, an der der Mitarbeiter äußert, das er hier nicht weiterkommt; nur kurz in Kontakt gehen, etwas helfen und dann den Mitarbeiter weiter machen lassen. Immer in Reaktion auf die Selbstäußerung des Mitarbeiters agieren – braucht er kurz Hilfe oder an der Stelle nur eine Ermutigung. Die Person (das Selbst) spielt hier eine wichtige Rolle, das Selbst muss angesprochen werden, d. h. »das man es von selbst kann«.

Beispiel

Hemmen der Selbstkompetenz: Ein Kind sitzt im Wohnzimmer und baut aus bunten Duplo-Steinen einen Turm. Plötzlich kommt es nicht weiter und ruft. Wenn der Erwachsene kommt und dann den Turm für das Kind fertig baut (es ihm sozusagen aus der Hand nimmt) verliert das Kind sofort das Interesse daran und wendet sich ab. Greift der Erwachsene nur kurz unterstützend ein, wird das Kind den Turm zu Ende bauen.

9.4.2 Durch Ansteckungsmotivation: »Chef hat gute Laune!«

Die Führungskraft zeigt positive Gefühle und drückt das auch mit ihrer Mimik, Gestik und Stimme aus. Der ansteckende Charakter von Gefühlen spielt eine große Rolle. Die Hirnforscher sprechen hier von Spiegelneuronen, die automatisch anspringen und im Gegenüber ähnliche Reaktionen auslösen. Emotionen sind die Grundlage für Motivation, die intuitive Ansteckung.

9.4.3 Durch persönliche Ansprache und Blickkontakt

Indem die Führungskraft eine Geschichte aus dem Leben erzählt, da fühlt sich der Mitarbeiter oder das Team persönlich angesprochen. Persönliche Geschichten können so eingeleitet werden:»Als Schwesternschülerin/junger Arzt ist mir einmal … passiert … «,»In meiner ersten Woche als Stationsleitung …«.

Geschichten über Patienten, die immer wieder auf der Station erzählt werden, bleiben in den Köpfen der Zuhörer haften. Das können besondere Krankheitsbilder von Patienten sein, Geschichten über Patienten, die in einer anderen Art und Weise auffällig waren oder nette Begegnungen. Sobald sich jemand persönlich angesprochen fühlt und ein Bild im Kopf hat, erreiche ich ihn.

Die Motivationspsychologie versucht Gründe zu finden, warum jemand handelt, gesucht wird das Motiv, das, was den Menschen bewegt, etwas zu tun.

9.5 Wie kann man herausfinden, was andere Menschen motiviert?

Indem man eine Beziehung zu dem Menschen herstellt, Fragen stellt, zuhört und genau beobachtet.

Die Führungskraft sollte signalisieren – es interessiert mich, was du machst, im Dialog bleiben, dranbleiben, Interesse zeigen (besonders, wenn jemand in der Ausbildung ist). Der Mensch ist ein soziales Wesen, fehlendes Interesse an den Mitarbeitern, fehlende Wertschätzung und Anerkennung können zu Burnout führen (▶ Abschn. 4.6).

9.5.1 Motivation der Mitarbeiter

- Die Führungskraft muss selbst Freude und Begeisterung an ihrer Arbeit haben und das auch zeigen/leben,

- respektvoller Umgang miteinander,
- sorgfältiger Umgang mit Macht,
- Wertschätzung und Anerkennung zeigen,
- den Mitarbeitern Freiräume geben,
- Ziele vorgeben – wo wollen wir hin und warum machen wir das.
- Kennen Sie ihre Mitarbeiter? Es macht wenig Sinn, einem (noch) unselbstständigen Mitarbeiter viel Entscheidungs- und Handlungsfreiheit einzuräumen. Andererseits werden Sie einen hochmotivierten, fähigen Mitarbeiter kaum mit einfachen Routinetätigkeiten beschäftigen können.

Werden die Kompetenzen der Pflegekräfte nicht adäquat gewürdigt oder bei der Arbeitsaufteilung nicht entsprechend berücksichtigt, führt das zu einer hohen Unzufriedenheit bei den Pflegekräften und letztlich zum Berufsausstieg (Estryn-Behar et al., 2010).

9.5.2 Achten Sie auf Ihre Sprache – Sprechen Sie motivierend

▪ Klarheit und aktive Ansprache
Es gibt Führungskräfte, die mit Formulierungen wie:»Wir müssen unbedingt…« oder »Wir sollten in der nächsten Woche …« versuchen ihr Team zu motivieren. Die meisten Mitarbeiter empfinden solche Ansprachen nicht motivierend und es passiert auch nichts.

Verwenden Sie **aktive Ausdrücke** wie:»Wir erledigen bis zum …«,»Wir werden …« und streichen Sie »müssten«, »könnten« und »sollten« aus Ihrem Wortschatz, wenn Sie Ihr Team oder einzelne Mitarbeiter zu etwas bewegen wollen. Streichen Sie weitere Konjunktivformulierungen, wie: »Es wäre schön, wenn …«,»Ich hätte da mal eine Frage« oder »Könnte da mal jemand …?«.

Sprechen Sie motivierend:»Du hast ja schon viel geschafft.« statt »Du bist ja immer noch nicht fertig!«.

Verstecken Sie sich nicht hinter anderen: Wenn die Führungskraft äußert:»Das wurde so »von oben entschieden«, wird sie irgendwann nicht mehr ernst genommen und die Motivation des Team leidet darunter.

Kommunizieren Sie klar: »In der letzten Stationsleiterbesprechung haben wir mehrheitlich darüber abgestimmt, dass …«

So wird ersichtlich, dass die Leitung selbstbestimmt ist, dass auch kommuniziert und sich nicht hinter denen »da oben« verstecken muss.

Wie gehen Sie als Leitung mit Veränderungen um und drücken es sprachlich aus? »Ich mache mir Sorgen« = Ich mache sie mir, sie sind gar nicht da!

Sorgen vergrößern ein Problem und vertiefen es, gelöst wird es dadurch nicht. Sorgen bringen uns zum Stillstand und lähmen die Handlungsfähigkeit.

Beispiel

»Ich mache mir große Sorgen, ob wir die Arbeit auf unserer Station mit so wenig Personal noch lange schaffen«

»Ich sorge dafür, dass meine Mitarbeiter die Unterstützung bekommen, die sie brauchen.«

Probleme lösen Sie nicht, indem Sie sich sorgen, sondern indem Sie Entscheidungen treffen und handeln.

Fragen Sie sich: »Was ist zu tun?« und nicht was sollte, könnte oder müsste man machen.

Veränderungen wird häufig mit Ablehnung begegnet. Angst, Unsicherheit und Widerstand können entstehen, wenn ein vertrautes System aufgegeben werden muss. Kommunizieren Sie Veränderungen, die anstehen, und erklären Sie den Betroffenen, warum sie notwendig sind und welche Vorteile sich daraus langfristig ergeben.

Literatur

Bandura A (1979) Sozial-kognitive Lerntheorie. Klett, Stuttgart

Estryn-Behar M, van der Heyden JIMJ, Frey C, Hasselhorn H-M (2010) Longitudinal analysis of personal and work-related factors associated with turnover among nurses. Nursing research, 59/3: 166-177.

Csikszentmihalyi M (2010) Flow - Das Geheimnis des Glücks. Klett-Cotta, Stuttgart

Nerdinger FW (2003) Motivation von Mitarbeitern. Hogrefe, Göttingen

Rosenstiel L v. (2003) Motivation managen. Beltz, Weinheim Basel

Sprenger RK (2010) Mythos Motivation. Campus Frankfurt New York

Sprenger R K (2015) Das anständige Unternehmen. Was richtige Führung ausmacht – und was sie weglässt. München, Deutsche Verlags-Anstalt

Tomasello M (2010) Warum wir kooperieren. Berlin, Suhrkamp

www.weser-kurier.de: Anerkennung hilft gegen Berufskrankheiten, 28.04.2013

Gespräche

10.1 **Mitarbeitergespräch – 148**

10.2 **Das Beurteilungs- und Fördergespräch – 149**
10.2.1 Mitarbeiter wird bei der Beförderung nicht berücksichtigt – 149
10.2.2 Zusätzliche Aspekte eines Fördergesprächs – 150
10.2.3 Mitarbeitergespräche mit emotionalen Inhalten – 151

10.3 **Führen von Einstellungsinterviews – 153**
10.3.1 Urteilsbildung – 154
10.3.2 Professionelle Vorbereitung – 155
10.3.3 Fragetechniken – 155

Literatur – 157

© Springer-Verlag Berlin Heidelberg 2016
S. Möller, *Erfolgreiche Teamleitung in der Pflege*,
DOI 10.1007/978-3-662-50288-4_10

10.1   Mitarbeitergespräch

>> Der größte Feind der Qualität ist die Eile. (Henry Ford) <<

Alle in den vorgelagerten Punkten genannten Module sind die Basis für ein beidseitig befriedigendes Personalgespräch.

Generell ist das Führen von Mitarbeitergesprächen ein wichtiges Personalentwicklungsinstrument. Hier geht es darum, dem Mitarbeiter eine Rückmeldung über seine Arbeit und sein Verhalten zu geben und ihn für die kommenden Aufgaben zu motivieren. Auch Maßnahmen zur Qualifizierung, wie Aus-, Fort- oder Weiterbildung werden thematisiert und die evtl. Teilnahme an Inhouse-Seminaren. Des Weiteren sollten auch kritische Themen mit dem Mitarbeiter besprochen und Lösungsmöglichkeiten aufgezeigt und vereinbart werden.

Um das Mitarbeitergespräch professionell zu führen, sollten Sie die Grundlagen der Kommunikationspsychologie beherrschen (Modell von Schulz von Thun, Kommunikationstechniken, Ich-Botschaften, gekonnt und wertschätzend Fragen, aktives Zuhören, eindeutige Formulierungen usw.). Ein Mitarbeitergespräch geht immer über die routinemäßige Alltagskommunikation hinaus. Achten Sie auch hier auf die Wirkung ihrer Körpersprache (nicht auf die Uhr schauen, mit den Fingern auf den Schreibtisch tippen, aus dem Fenster schauen usw.). Bleiben Sie freundlich zugewandt, setzten Sie Ihre Körpersprache positiv ein. Körpersprache unterstützt verbale Aussagen und erhöht die Verständlichkeit.

Im Mitarbeitergespräch kommt dem aufmerksamen Zuhören (wer aufmerksam zuhört kann gute Fragen stellen) und dem Paraphrasieren (das Gesagte mit eigenen Worten wiederholen) eine ganz besondere Bedeutung zu. Beides hört sich leichter an, als es ist. Es bedarf einiger Übung, sachliche und auch emotionale Aussagen des Gesprächspartners mit seinen eigenen Worten wieder zu geben. Das Paraphrasieren ist eine besondere Form der geschlossenen Frage. Die Stationsleitung oder PDL fasst die Antworten zu einem Thema kurz zusammen (durch aktives Zuhören) und der Mitarbeiter bestätigt die Korrektheit mit »Ja« oder »Nein«. So werden Missverständnisse frühzeitig aus dem Weg geräumt, der Mitarbeiter bekommt eine Rückmeldung darüber, wie seine Aussagen angekommen sind und das Gesprächsklima wird verbessert.

Beispiel
PDL: »Habe ich Sie richtig verstanden, dass ...«.

Für den Erfolg des Mitarbeitergesprächs ist es wichtig, sich mit den Zielen, Bedürfnissen und Erwartungen des Mitarbeiters an das Gespräch auseinanderzusetzen. Auch Hintergrundinformationen sind wichtig (Laufbahn des Mitarbeiters, Zugehörigkeitsdauer). Der Mitarbeiter setzt Freundlichkeit, Höflichkeit, Akzeptanz seiner Person, Offenheit, Fairness und Anerkennung seiner Person voraus.

Bezüglich seiner Arbeitsleistung geht der Mitarbeiter davon aus, dass er eine angemessene Rückmeldung über sein Arbeitsverhalten bekommt und auch Anerkennung, ggf. Hilfestellung und klare Anweisungen. Auch individuelle Erwartungen, die sich auf die Arbeitszeit, Überstunden, Gehalt, Aufstieg usw. beziehen werden angesprochen.

Sorgen Sie dafür, dass Gespräche von gegenseitigem Vertrauen und Respekt geprägt sind. Kommunizieren Sie authentisch, wahrheitsgemäß und transparent. Richten Sie Ihre Aufmerksamkeit und Konzentration auf Ihren Gesprächspartner, lassen Sie sich nicht ablenken. Hören Sie aktiv zu, verwenden Sie Ich-Botschaften und formulieren Sie verständlich. Bleiben Sie bei schwierigen Themen sachlich und ruhig und fassen Sie das Gesagte mit eigenen Worten zusammen.

Das Gespräch mit dem Mitarbeitern ist das wichtigste Instrument, um den Mitarbeiter langfristig an das Unternehmen zu binden, individuelle Fördermaßnahmen durchzuführen und den Mitarbeiter weiter zu qualifizieren unter Einbeziehung seiner persönlichen Bedürfnisse sowie seiner Vorstellungen über seinen individuellen Karriereweg.

Setzen Sie Mitarbeitergespräche nicht ad hoc an, planen Sie genügend Zeit für das Gespräch ein. Achten Sie auf eine störungsfreie Atmosphäre (keine Unterbrechungen durch Dritte, keine Telefonanrufe).

Informieren Sie den Mitarbeiter rechtzeitig über den Ablauf und die Inhalte des Gesprächs und fordern Sie auch Ihren Mitarbeiter auf, sich auf das Gespräch inhaltlich vorzubereiten. Folgender

Ablauf der Vorbereitung eines Mitarbeitergesprächs ist empfehlenswert:

- Gesprächsvorbereitung,
- Termin ansetzen
- Einladung an den Mitarbeiter,
- Dokumentation des Gesprächs,
- Nachbereitung des Gesprächs.

> **Tipp**
>
> Bereiten Sie sich als Führungskraft gut auf das
> Gespräch vor. Wie haben Sie den Mitarbeiter
> wahrgenommen? Wie verhält er sich gegen-
> über Kollegen, wie ist die Zusammenarbeit im
> Team?

10.2 Das Beurteilungs- und Fördergespräch

Um einen Mitarbeiter ausgewogen zu beurteilen,
sollten unterschiedliche Bereiche in die Bewertung
mit einfließen. In einer Evaluation zu Mitarbeiterbeurteilungen im Krankenhaus konnten fünf
Hauptgruppen von Beurteilungskriterien herausgearbeitet werden (Wichmann, 2004):

1. Mentale Fähigkeiten (Auffassungsgabe),
2. Arbeitsverhalten,
3. Verhalten gegenüber Kollegen und Vorgesetzten,
4. Führungsverhalten,
5. persönliches Auftreten.

Neben diesen Hauptgruppen muss natürlich auch
immer das Fachwissen des Mitarbeiters Teil der Beurteilung sein, ggfs. auch das aktuelle Fachwissen
benachbarter Disziplinen.

10.2.1 Mitarbeiter wird bei der Beförderung nicht berücksichtigt

- **Situationsbeschreibung**

Sie sind die PDL Frau Braun und damit verantwortlich für mehrere Stationen im Haus, u. a. eine Station für Brandverletzungen. Diese Station genießt
im Haus ein hohes Ansehen, ist als Team intakt

und leistet in der Gesamtsicht einen hervorragenden Dienst an den Patienten. Einer der Teammitglieder, Herr Meier, sticht durch seine Leistungen
besonders heraus.

Die Stationsleitung dieser Station geht früher
als gedacht in den Ruhestand. Daraus ergibt sich
die Notwendigkeit diese Stelle neu zu besetzen. Es
liegen Ihnen dafür die Bewerbungen von Herrn
Meier, der derzeit eine berufsbegleitende Ausbildung im Blockunterricht zur Stationsleitung an
einer Hochschule macht und Frau Schulze vor. Frau
Schulze arbeitet erfolgreich als stellvertretende Stationsleitung auf der Orthopädie.

Obwohl Sie Herrn Meier als die bessere Fachkraft einschätzen, entscheiden Sie sich für die andere Bewerberin Frau Schulze, deren Potenzial
Mitarbeiter zu führen Sie höher bewerten als die
erwiesene Fachkompetenz von Herrn Meier.

- **Sichtweise von Herrn Meier**

Er arbeitet seit Jahren auf der Spezialstation für
Brandverletzungen und bekommt viel Anerkennung seiner Arbeit sowohl von den Patienten als
auch von seinen Kollegen und den Ärzten. Über
die Zeit baut sich in ihm das Verständnis auf, für
höhere Aufgaben befähigt zu sein.

Eines Tages ergibt sich, wie oben beschrieben,
die Situation, dass die Stelle für die Stationsleitung
auf seiner Station vakant ist. Florian Meier bewirbt
sich und rechnet insgeheim mit einem positiven
Bescheid.

- **Problemsituation für Frau Braun**

In einem Personalgespräch muss Frau Braun Herrn
Meier die Entscheidung vermitteln, dass Frau
Schulze die Stelle als Stationsleitung bekommt und
sogleich sicher stellen, dass er weiterhin seine Aufgaben mit hoher Qualität erfüllt.

Zudem muss sie gewährleisten, dass Herr Meier
weiterhin motiviert und engagiert seine Aufgaben
erfüllt und die neue Stationsleitung akzeptiert.

Um Herrn Meier nicht zu frustrieren entscheidet sich in unserem Fall Frau Braun für folgende
Vorgehensweise:

- Zu allererst möchte sie Herrn Meier die Entscheidung kommunizieren. Anschließend wird
  sie ihm ggf. anhand von Beispielen seine hohe
  Fachkompetenz erläutern. Daraufhin wird sie

aber auch Herrn Meier seine Entwicklungspotenziale zum Thema Mitarbeiterführung/Teammanagement aufzeigen.

— Um diese Potenziale auszuschöpfen wird anschließend eine verbindliche gegenseitige Vereinbarung getroffen. Darin enthalten ist ein klarer Zeitplan für die Umsetzung und ein angestrebtes Ergebnis enthalten.

— Weiterhin wird Frau Braun Herrn Meier erläutern, dass, sollte er dieses vereinbarte Ziel erreichen, einer Berücksichtigung zukünftiger Personalentscheidungen für Führungsaufgaben nichts mehr im Wege steht.

■ Ergebnis

Die PDL hat ihre Entscheidung kommuniziert und transparent gemacht. Damit hat sie vermieden, dass sie zu einem möglicherweise ungeeigneten Zeitpunkt diese Entscheidung noch einmal begründen bzw. nachkommentieren muss. Sie hat dadurch eine Konkurrenzsituation zwischen Herrn Meier und Frau Schulze vermieden, die mittelfristig mit Sicherheit zu einem Konflikt geführt hätte.

Florian Meier nimmt folgende vier Ergebnisse aus dem Gespräch mit:

— Seine Potenziale wurden identifiziert.
— Seine hohe Fachkompetenz wurde anerkannt.
— Ein klarer Zeitplan für die Umsetzung wurde vereinbart.
— Ein klares Ziel wurde für ihn definiert.

■ Resümee

Frau Braun hat auf der einen Seite erreicht, dass sich Florian Meier wertgeschätzt fühlt und sich weiterhin engagiert und motiviert seiner Aufgabe widmet. Auf der anderen Seite hat Frau Braun die Voraussetzungen geschaffen, dass Frau Schulze von Herrn Meier als Führungskraft anerkannt wird und damit die Basis für eine erfolgreiche Zusammenarbeit auf der Station und im Sinne der Patientenversorgung gegeben ist.

10.2.2 Zusätzliche Aspekte eines Fördergesprächs

Sollte aber das Beurteilungsgespräch zusätzlich mit individuellen Fördermaßnahmen verbunden werden, kommen folgende Kriterien zusätzlich zum

Einsatz. Weeren (2008) teilt das Beurteilungs- und Fördergespräch in folgende vier Phasen ein.

> **4 Phasen eines Beurteilungsgesprächs (nach Weeren)**
> 1. Gesprächseröffnung (Ankommen, Ablauf und Fragen klären)
> 2. Beurteilung in drei Stufen
>   a. Selbstreflexion (eigene Einschätzung des Mitarbeiters)
>   b. Beurteilung (Mitteilung der Beobachtungen und Ergebnisse)
>   c. Stellungnahme des Mitarbeiters (Sichtweise, Unklarheiten, Wünsche, Ziele)
> 3. Ziele und Fördermaßnahmen vereinbaren
> 4. Gesprächsabschluss (offene Fragen klären, Zusammenfassung, Protokollierung, falls notwendig weitere Termine vereinbaren)

Bei der **Beurteilung** von Mitarbeitern muss immer darauf geachtet werden, dass die Sachebene von der persönlichen Ebene getrennt wird. Der kommunikativen Kompetenz der Führungskraft kommt auch hier wieder eine besondere Rolle zu. Wichtig ist die volle Aufmerksamkeit auf den Mitarbeiter.

Bei einem **Fördergespräch** sollten Sie so gut wie möglich die persönlichen Bedürfnisse des Mitarbeiters berücksichtigen und diese in die Ziele und Vorgaben der Klinik mit einbeziehen. Wo möchte der Mitarbeiter in Zukunft hin (persönlicher Karriereweg, Ziel). Mit welchen internen oder externen Maßnahmen kann der Mitarbeiter gefördert werden?

Durch verschiedene Personalentwicklungsmodelle, wie interne und externe Fortbildungen, Zusatzausbildungen, individuelle Fördermaßnahmen, Training und Coaching kann die Bindung von Mitarbeitern und auch Führungskräften gezielt gefördert werden.

Unabhängig davon ist es sinnvoll, mindestens ein Mal im Jahr neben den erforderlichen Fachschulungen auch Basisschulungen zu den Themen Umgang mit Konflikten, Teamwork und Gesprächsführung usw. anzubieten.

Ziel sollte es sein gute Mitarbeiter im Unternehmen zu halten und sie zu stärken. Dazu gehören u. a. auch an den Bedürfnissen und den Interessen der Mitarbeiter anzuknüpfen und die Führungskräfte entsprechend zu schulen. Gerade in Zeiten des Fach- und Führungskräftemangels im Gesundheitswesen kommt der Mitarbeiterbindung eine besondere Rolle zu.

Buchtipp:
- Brandstädtner M, Grootz S, Ullrich TW (2016) Interne Kommunikation im Krankenhaus. Gelungene Interaktion zwischen Unternehmen und Mitarbeitern. Springer Verlag Berlin/Heidelberg
- Loffing D, Loffing C (2010) Mitarbeiterbindung ist lernbar. Praxiswissen für Führungskräfte in Gesundheitsfachberufen. Springer Verlag Berlin/Heidelberg

10.2.3 Mitarbeitergespräche mit emotionalen Inhalten

» Ein Augenblick der Geduld kann großes Unglück fern halten; ein Augenblick der Ungeduld kann ein ganzes Leben ruinieren. (aus China) **«**

Die Frage des richtigen Zuhörens ist keine Frage der richtigen Technik, sondern eine Frage des Einfühlungsvermögens. Lassen Sie sich innerlich auf Ihr Gegenüber ein, dadurch schaffen Sie Vertrauen. Die Grundbedingung eines jeden helfenden oder unterstützenden Gesprächs ist das aufmerksame Zuhören. Um das emotionale Befinden des Gesprächspartners aufzunehmen, achten Sie besonders darauf, wie etwas gesagt wird (wiederkehrende Worte, Sätze, Tonfall, Sprechtempo, lange Pausen).

Auch die Mimik und Gestik sind von Bedeutung. Passt das verbale Verhalten (stockende Sprache) zu dem nonverbalen Verhalten (rutscht unruhig auf der vorderen Kante des Stuhles herum) oder passt es nicht, wie im folgenden Beispiel.

Beispiel
Herr Mittenberg (Gesundheits- und Krankenpfleger) berichtet, wie stark ihn das Verhalten der Kollegin gekränkt hat (verbales Signal) und schaut seine Vorgesetzte dabei lächelnd und entspannt an (nonverbales Signal). Beobachten Sie im Verlauf des Gesprächs ganz genau, ob sich diese Inkongruenz auflöst. Wenn nicht, sprechen Sie es an: »Ich habe den Eindruck …«, »Sie wirken auf mich …«.

Wenn Sie aufmerksam zuhören, alle Signale aufnehmen und ihr Gegenüber nicht gleich mit Ratschlägen oder Interpretationen unterbrechen, können Sie das momentane emotionale Empfinden ihres Gesprächspartners deuten und verstehen.

Sehr schön formuliert Michael Ende das aufmerksame Zuhören in seinem Kinderbuch MOMO.

» Was die kleine Momo konnte wie kein anderer, das war: Zuhören…

Das ist doch nichts Besonderes, werden sicherlich einige Leser sagen, zuhören kann doch jeder. Aber das ist ein Irrtum. Wirklich zuhören können nur ganz wenige Menschen. Und so wie Momo sich auf das Zuhören verstand, war es ganz und gar einmalig.

Momo konnte so zuhören, dass dummen Leute plötzlich gescheite Gedanken kamen. Nicht etwa, weil sie etwas sagte oder fragte, was den anderen auf solche Gedanken brachte, nein, sie saß nur da und hörte einfach zu, mit aller Aufmerksamkeit und aller Anteilnahme. Dabei schaute sie den anderen mit ihren großen, dunklen Augen an, und der Betreffende fühlte, wie in ihm auf einmal Gedanken auftauchten, von denen er nie geahnt hatte, dass sie in ihm steckten.

Sie konnte so zuhören, dass ratlose oder unentschlossene Leute auf einmal ganz genau wussten, was sie wollten. Und dass Schüchterne sich plötzlich frei und mutig fühlten. Oder das Unglückliche und Bedrückte zuversichtlich und froh wurden. Und wenn jemand meinte, sein Leben sei ganz verfehlt und bedeutungslos und er selbst nur irgendeiner unter Millionen, einer, auf den es überhaupt nicht ankommt und der ebenso schnell ersetzt werden kann wie ein kaputter Topf – und er ging hin und er zählte alles das der kleinen Momo, dann wurde ihm, noch während er redete, auf geheimnisvolle Weise klar, dass er sich gründlich irrte, das es ihn genauso, wie er war, unter allen Menschen nun ein einziges Mal gab und dass er deshalb auf seine besonderer Weise für die Welt wichtig war. So konnte Momo zuhören! (Ende, 1973). **«**

Oft scheitern Gespräche schon zu Beginn daran, dass der Gesprächsführer nicht richtig zuhört oder innerlich abschaltet. Das drückt er auch unbewusst mit seiner Körpersprache aus und der Mitarbeiter beeilt sich, alles schnell zu erzählen, fühlt sich nicht angenommen oder verlässt am Ende des Gesprächs frustriert den Raum.

Das aufmerksame, verstehende Zuhören ist in erster Linie eine Einstellungsfrage. Gehen Sie mit der Einstellung in das Gespräch, dass immer die Person die Ihnen gerade gegenüber sitzt in dem Moment die wichtigste Person ist.

Beispiel:
Auszug aus einem erfolgreichen Mitarbeitergespräch:

Frau Wels (Gesundheits- und Krankenpflegerin): »Ich glaube, ich schmeiße meine Ausbildung zur Stationsleitung wieder hin!« (bedrückter Gesichtsausdruck, schüttelt den Kopf und stützt ihn in der Hand auf, Oberkörper nach vorne gebeugt). Es entsteht eine längere Pause.

Frau Kupfer (Stationsleitung) – hält die Pause aus und spricht dann freundlich zugewandt und aufmunternd zu Frau Wels: »Frau Wels, bitte erzählen Sie doch weiter.«.

Frau Wels: »Wenn ich hier morgens schon durch die Glastür auf die Station gehe und die Stimme von Heike höre, weiß ich, dass das Gerede gleich wieder los geht!«.

Stationsleitung Frau Kupfer – geht nicht auf den Inhalt ein, wie z. B. »Heike redet hinter ihrem Rücken.«, sondern auf das Gefühl, das innere Erleben der Mitarbeiterin.

Frau Kupfer (Stationsleitung): »Wenn ich Sie richtig verstanden habe, dann beginnt für Sie jeder Morgen mit einem negativen Gefühl!«.

Frau Wels fühlt sich angenommen und geht von der Mimik (Gesicht entspannt sich) und Gestik her in einen entspannten Zustand, sie richtet sich auf und lehnt sich an die Rückenlehne. Die erste »Explosionsgefahr« ist somit gebannt, die Stationsleitung wird nicht dazu verführt, Partei zu ergreifen und die Voraussetzungen für ein konstruktives Gespräch sind gegeben.

■   **Sechs Tipps für Gespräche**
Körpersignale sind eng mit unseren Gefühlswahrnehmungen verknüpft (»Der Schreck stand ihm ins Gesicht geschrieben!«). In Stresssituationen ist es für Menschen aus unserem Kulturkreis schwieriger ihre Körpersignale zu kontrollieren, als ihre Sprache. So, wie unsere Gefühlslage unseren Körperausdruck bestimmt, kann umgekehrt durch das bewusste Einnehmen einer Körperhaltung unser Gefühl verändert werden.

Für Führungskräfte ist es sinnvoll, in wichtigen Gesprächen oder schwierigen Situationen, ganz bewusst Körpersignale einzusetzen, die sich positiv auswirken. Dazu gehören:

- Bewusstes lautes Sprechen und eine feste Stimme,
- Oberkörper bewusst etwas zum Gegenüber hin beugen,
- ein fester Stand, die Füße hüftbreit auseinander,
- im Sitzen nicht die Arme oder Füße überkreuzen,
- bewusst immer wieder Blickkontakt zu den anderen Personen aufnehmen,
- ein tiefer, regelmäßiger Atem.

Wenn Personen ein Gespräch führen oder einen Vortrag/Präsentation halten, überlegen sie sich lange und genau, was sie sagen wollen (Sachinhalt) und machen sich im Vergleich wenig Gedanken darüber, wie sie es sagen (Beziehung). Kontakt geht immer vor Inhalt. Ist die Person in einem guten Kontakt mit sich selbst, können auch der Gesprächspartner oder die Zuhörer in Kontakt mit ihr treten. Formulieren Sie immer positiv (◘ Tab. 10.1).

Eine mentale Vorbereitung ist immer hilfreich (das Gespräch gedanklich vorwegnehmen), positive Affirmationen (»Ich bin ruhig und entspannt.«) und auch die eigenen Stärken realisieren (»Ich habe schon ganz andere Gespräche gemeistert.«).

Tipp

Nutzen Sie Visualisierungstechniken: Stellen Sie sich vor, Sie sind eine Eiche, die fest mit dem Boden verwurzelt ist oder, dass Sie eine Krone tragen, dann stehen Sie automatisch gerade.

Bereiten Sie sich fachlich gut vor und überlegen Sie, wie sie ihr Gegenüber erreichen, wie Sie in Kontakt treten (lächeln, Blickkontakt). In einen guten

Tab. 10.1 Positive und negative Formulierungen	
Negativ	**Positiv**
Sie müssen verstehen.	Bitte verstehen Sie, …
Haben Sie alles richtig verstanden?	Sind aus ihrer Sicht noch Fragen offen?

Kontakt gelangen Sie außerdem, wenn Sie im Vortrag oder Gespräch Bilder oder Metaphern (bildhafte Vergleiche) zu den geschilderten objektiven Sachverhalten anbieten. Was bildhaft ist, ist lebhaft. Sprechen Sie alle Sinne bei Ihren Zuhörern an (wie sah es aus, wie roch es). Egal über welches Thema Sie sprechen, binden Sie Ihre Zuhörer mit ein. Wenn Sie z. B. über das Thema Desinfektion sprechen, beginnen Sie mit: »Als ich das erste Mal im OP war …«. Die Zuhörer entwickeln so ein Gefühl für die Sache, dadurch wird der Vortrag nicht nur gehört, sondern auch erlebt.

> **Tipp**
>
> Legen Sie bewusst Atempausen ein, das beruhigt und führt zu mehr Ausstrahlung!

Der Atem bestimmt den körperlichen Ausdruck und die individuelle Gefühlslage. Stress zeigt sich in unregelmäßigen oder beschleunigten Atemrhythmus. Umgekehrt ist es fast unmöglich, in Stress zu geraten, wenn man bewusst ruhig atmet. Eine ruhige Atmung und Stress schließen sich aus. Wenn eine Person ruhig und regelmäßig atmet, strahlt sie Ruhe und Sicherheit aus, das überträgt sich auch auf ihren Gesprächspartner und die Gruppe der Zuhörer. Menschen beruhigen sich, wenn ihr Gegenüber ruhig und besonnen ist (z. B in der Notaufnahme). Sie adaptieren Signale ihres Gegenübers, werden sie z. B. freundlich angelächelt, lächeln sie zurück. Beachten Sie auch Ihre Sitzposition bei Gesprächen und überlegen Sie, wie Sie zu Ihrem Gesprächspartner sitzen möchten (**Abb. 10.1**):

- Durch die **Gegenüber-Sitzposition** schaffen Sie zunächst einmal Distanz. Der Tisch steht zwischen Ihnen, Sie sitzen sich Auge in Auge gegenüber. Manchmal wird eine solche Sitzposition gezielt gewählt, wenn es um ein Kritikgespräch geht und die eine Person überhaupt nicht auf die Anforderungen der anderen Person eingehen will. Diese Sitzposition sagt eindeutig aus, dass man nicht auf einer Seite steht.
- Die **Über-Eck-Sitzposition** ist die häufigste in Gesprächen und Verhandlungen. Hier kann man sich in die Augen schauen, sich einander zuwenden und Dinge offen miteinander besprechen. Für Einstellungsgespräche und Mitarbeitergespräche ist es die ideale Sitzposition.
- Bei der **Nebeneinander-Sitzposition** sitzt man wirklich Seite an Seite, blickt in die gleiche Richtung und geht in einer Sache gemeinsam voran.

Oftmals wird in Gesprächen unabhängig vom Gesprächsziel die Gegenüber-Sitzposition gewählt. Das passiert ganz automatisch, besonders dann, wenn die Gespräche an einem Schreibtisch stattfinden.

10.3 Führen von Einstellungsinterviews

Es wird häufig davon ausgegangen, dass die Fähigkeit zum Führen von Vorstellungsgesprächen mit der Ernennung zur Führungskraft automatisch mit verliehen wird.

Ein Verhaltenstraining zur Optimierung der Interviewführung, am besten unter Supervision und mit echten Kandidaten, ist sehr sinnvoll, auch das Trainieren von Einzelfertigkeiten, wie offene Fragen stellen, aktives Zuhören, gezieltes Nachfragen und Paraphrasieren.

Unstrukturierte Interviews, in denen sich die Person, die das Interview führt, nur auf Intuition und Menschenkenntnis verlässt, sind wenig geeignet. Die Personen, die Bewerbungsgespräche führen, müssen über ein absolut sicheres Verhaltensrepertoire verfügen, dazu gehört u. a. auch der professionelle Umgang mit »Schauspielern«, »Vielrednern«, »Aufschneidern« und unsicheren Bewerbern. Auch das Aushalten von Gesprächspausen und der Umgang mit emotionalen Themen zählen dazu.

Dominante Bewerber versuchen, dem Interviewer relativ schnell, das Gespräch »aus der Hand« zu nehmen und zu ihren Gunsten zu

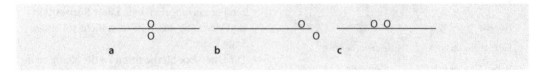

⬛ Abb. 10.1 Sitzpositionen. **a** Gegenüber, **b** Über-Eck, **c** Nebeneinander

lenken oder der Bewerber wechselt schnell und unbemerkt das Thema. Gerade mit einem unerfahrenen Interviewer, der »ins kalte Wasser« geworfen wurde und naiv und unstrukturiert vorgeht, hat der Bewerber ein leichtes Spiel. Gerade Anfänger neigen aus Unsicherheit häufig dazu in geschlossene Fragen (Ja-Nein-Fragen) zurückzufallen, das ergibt dann ein »Frage-Antwort-Spiel«, das wenig ergiebig ist.

❯ Ein Bewerber erwartet, dass das Bewerbungsgespräch strukturiert und professionell geführt wird. Alles andere verunsichert den Kandidaten.

Der Interviewer beeinflusst zusätzlich auch mit seinem Verhalten, ohne es zu wollen oder gar zu merken, den Gesprächsverlauf. Mit Gesten, durch Kopfnicken, durch verbale Zustimmung oder Ablehnung kann er Verstärkung oder Missbilligung signalisieren. Auch **Übertragungsprozesse** sind im Interview nicht zu unterschätzen (»Der Bewerber erinnert mich so an einen früheren Kollegen, den konnte ich nicht leiden.«). Hier überträgt der Interviewer seine Gefühle auf den Bewerber.

10.3.1 Urteilsbildung

Die Urteilsbildung des Interviewers unterliegt verschiedenen **Fehlerquellen** (Dominanz des ersten Eindrucks, Stereotype, Sympathie, Ähnlichkeitseffekt u. a.) der sozialen Wahrnehmung (▸ Abschn. 4.1). Die Psychologie spricht hier von impliziten Persönlichkeitstheorien, aufgrund derer sich Menschen ein Urteil über andere Personen bilden (Forgas, 1995). Menschen nehmen nicht objektiv, wie eine Kamera, ihr gegenüber wahr, sondern versuchen, das Beobachtete in Einklang mit ihren bisherigen Wahrnehmungskategorien zu bringen.

Oft reicht schon ein einziges Merkmal, um weitreichende Schlüsse zu ziehen. Der erste Eindruck kann den Blick verengen und den Verlauf des Bewerbungsgesprächs unmerklich in eine »sich selbst erfüllende Prophezeiung« lenken. Das bedeutet, die Erwartungen an das Verhalten einer Person werden Realität, indem sie ein Verhalten hervorrufen, welches sie bestätigt. Irrelevante Merkmale, wie der Händedruck, Charme oder ein gutes Aussehen sagen jedoch so gut wie nichts über den künftigen Berufserfolg aus.

■ **Ähnlichkeitseffekt**

Der Ähnlichkeitseffekt ist hier besonders herausgehoben. Der Ähnlichkeitseffekt tritt dann auf, wenn Eigenschaften oder Charaktermerkmale der eigenen Person auch fremden Personen zugeschrieben werden. Wir vertrauen dem, was uns vertraut ist. Man findet solche Menschen sympathisch, die einem selbst ähnlich sind (gleicher Werdegang, Hobbys, gleicher Dialekt usw.). Man mag Menschen mit ähnlichen Einstellungen, sie erhalten einen Sympathiebonus. Wenn wir jemanden mögen, nehmen wir bevorzugt positive Verhaltensweisen wahr.

Im Bewerbungsgespräch hat dieser Effekt einen erheblichen Einfluss auf die Formulierung der Fragen und die Steuerung des Gesprächs. Dieser Prozess läuft unbewusst ab. Nach dem Motto: »Wenn mir der Bewerber ähnlich ist und bestimmte Dinge so macht wie ich, kann es doch nicht falsch sein.«. Es folgen oft Suggestivfragen, die dieses Urteil bestätigen. Die Suggestivfrage legt dem Bewerber eine bestimmte Antwort nahe, sie verletzt die Neutralität.

Beispiel

Frau Schulte (PDL) zur Bewerberin auf eine Stationsleitungsstelle: Frau Kraft »Sie führen doch auch sicherlich Ihre Mitarbeiter nach dem Prinzip XY.«.

Die am Anfang wahrgenommene Ähnlichkeit wird immer wieder bestätigt, statt offen zu bleiben. Reinhard Sprenger beschreibt dieses Syndrom als »mittelmäßigkeitsorientierte Ähnlichkeitsmaschinerie« (Sprenger, 2001). Mittelmäßige Manager stellen niemanden ein, der ihnen gefährlich werden könnte. Sie engagieren nur Mitarbeiter, die unter ihrem Level sind (Schmidt-sucht-Schmidtchen-Syndrom).

Wenn Teamleiter mit entscheiden können oder sogar ein Mitspracherecht haben, wer die stellvertretende Teamleitungsstelle bekommt, ist das »Schmidt-sucht-Schmidtchen-Syndrom« häufig zu beobachten. Ein Stellvertreter, der mehr kann als die Leitung (fachliche und soziale Kompetenz) wird als Konkurrenz (Bedrohung der Positionsmacht) und nicht als Bereicherung gesehen.

10.3.2 Professionelle Vorbereitung

Es gibt einige Punkte, die beim Führen von Einstellungsgesprächen beachtet werden müssen.
- Machen Sie sich vor dem Gespräch ein Bild von dem Bewerber und studieren Sie sorgfältig die Bewerbungsunterlagen. Notieren Sie sich Ungereimtheiten, hinterfragen Sie Lücken und undurchsichtige Angaben im Lebenslauf, auch, wie häufig ein Stellenwechsel erfolgte und kontrollieren Sie, ob alle Zeugnisse vorliegen?
- Blättern Sie nie vor dem Bewerber in den Unterlagen und suchen nach Informationen, das wirkt unprofessionell.
- Eine gute/optimale Vorbereitung und ein teilstandardisierter Interviewfragebogen (»roter Faden«) sind dabei sehr hilfreich.
- Voll standardisierte Interviewbögen schaffen eine künstliche Atmosphäre, hier steht das Abfragen im Vordergrund (Verhörcharakter), es fehlt die Dynamik. Sie werden eher benutzt, um fachliche Qualifikationen, Fortbildungen etc. zu erfassen. Als Grundlage für ein Bewerbungsgespräch sind sie eher ungeeignet (Frage-Antwort).

Wenn mehrere Interviewer am Gespräch beteiligt sind, sind unbedingt folgende Punkte vorher zu klären:

- Wer eröffnet das Gespräch?
- Wer stellt zu welchem Themenbereich die Fragen?
- Wie und von wem wird das Gespräch gesteuert?
- Wer schreibt das Protokoll?
- Welche Zeichen werden untereinander vereinbart (z. B. kurzes Handzeichen), wenn der zweite Interviewer zwischendurch eine wichtige Frage stellen möchte.

10.3.3 Fragetechniken

Der Interviewer muss mit den verschiedenen Fragetechniken und ihrem Einsatz vertraut sein.

Mit **Einstiegsfragen** schaffen Sie eine angenehme Atmosphäre und helfen dem Bewerber sich in der neuen Situation zurechtzufinden. Eröffnen Sie das Gespräch deshalb mit sog. »Eisbrecherfragen«, wie »Sind Sie auf der Autobahn von Bremen nach Hannover gut durchgekommen?« oder » Haben Sie uns gleich gefunden?«.

Suggestivfragen haben im Bewerbungsgespräch nichts verloren. »Sie sind doch auch der Meinung, dass ...« oder »Sicher haben Sie doch auch ...!« Suggestivfragen drängen den Bewerber in eine Ecke und legen ihm die gewünschte Antwort in den Mund.

Verzichten Sie auf hypothetische Fragen »Können Sie sich vorstellen, dass ...?«. Vorstellen kann sich der Bewerber so ziemlich alles. Hypothetische Fragen beziehen sich nur darauf, wie der Bewerber mit konstruierten Situationen umgehen würde. Es besteht immer ein Unterschied zwischen dem, was man zu tun glaubt, und dem, was man wirklich tut.

Mehr Informationen erhalten Sie mit **verhaltensorientierten Fragen**. Sie beziehen sich auf wirklich erlebte Situationen. Mit ihrer Hilfe versucht man, anhand zurückliegenden Verhaltens auf die Kompetenzen des Bewerbers zu schließen. Dafür eignet sich die Methode des Verhaltensdreiecks (Hilb, 2011). Der Einsatz des Verhaltensdreiecks ist eine gute Methode, um Informationen zu erhalten, die der Gesprächspartner nicht automatisch anbietet (◘ Abb. 10.2).

- Zuerst wird immer nach einer konkreten Situation gefragt, in der das Verhalten relevant gewesen ist (»Beschreiben Sie mir eine Situation,

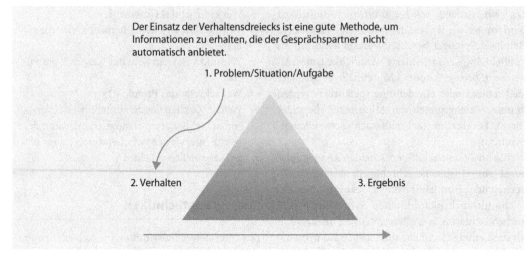

Der Einsatz der Verhaltensdreiecks ist eine gute Methode, um Informationen zu erhalten, die der Gesprächspartner nicht automatisch anbietet.

1. Problem/Situation/Aufgabe

2. Verhalten   3. Ergebnis

■ **Abb. 10.2**   Verhaltensdreieck.

in der Sie sich richtig durchsetzen mussten.«). So erfahren Sie mehr über die Hintergründe, Zusammenhänge und Umstände, die die nachfolgenden Handlungen beeinflussen.

— Anschließend wird nach dem konkreten Vorgehen und Verhalten des Bewerbers in dieser Situation gefragt. Wenden Sie dafür offene Fragen (W-Fragen) und konkretisierende Fragen (»Wie haben Sie sich verhalten?«) an.

— Zuletzt wird nach den Auswirkungen des Verhaltens in der Situation gefragt (»Was war das Resultat?«). Was wurde damit erreicht, was nicht? Ergebnisse können je nach Verhaltensbeispiel auch Veränderungen oder Auswirkungen sein, positive, negative oder auch neutrale.

Nur ein vollständiges Verhaltensdreieck erlaubt, das Verhalten der befragten Person situationsgerecht zu verstehen und entsprechend zu beurteilen.

Beispiel
Antwort eines Bewerbers: »Bei uns gab es zu Beginn große Probleme im Team, aber das haben wir gut gelöst.«.

Hier wird vom Bewerber nur das Ergebnis beschrieben und das auch eher vage. Schaut man sich des Verhaltensdreieck an, fällt auf, dass das Problem fehlt und das Verhalten des Bewerbers. Hier können mit gezielten W-Fragen die fehlenden »Ecken« des Dreiecks vervollständigt werden.

Beispiel
Mögliche Anschlussfragen:
— »Welche Probleme waren das konkret?«
— »Wie haben Sie sich verhalten?«
— »Wie sah die gute Lösung aus?«

Auch wenn die Gesprächsführung in der Hand des Interviewers liegt, sollten die Redeanteile mehrheitlich beim Interviewten liegen. Es empfiehlt sich eine 80:20-Faustregel zugunsten des Bewerbers. Dies ist nur mit offenen Fragen (W-Fragen) zu erreichen. Schweift der Bewerber zu sehr vom Thema ab, können Sie ihn mit folgender Formulierung zurückholen und gleich die nächste Frage anschließen »Wir haben jetzt sehr ausführlich über ihre Erfahrungen in der Unfallchirurgie gesprochen. Was mich noch interessiert ist, wie es mit ihrer Erfahrung in der Pädiatrie aussieht?«.

Formulieren Sie ihre Fragen immer einfach, gegliedert und prägnant. Stellen Sie keine »Kettenfragen«, das sind aneinander gereihte Fragen, die den Bewerber irritieren.

Hören Sie aufmerksam und konzentriert zu, dann können Sie gezielt nachfragen und Ungereimtheiten klären: »Habe ich Sie richtig verstanden, dass …?«. Bleiben Sie dabei ruhig, sachlich und freundlich zugewandt. Wenn Sie den Bewerber unter Druck setzen, erhalten Sie im Verlauf des Gesprächs immer weniger Informationen.

Beobachten Sie das Verhalten des Bewerbers: »Wie kommt er in den Raum?«, »Wie nimmt er Platz?«. Jemand der gleich die ganze Sitzfläche ausfüllt und aufrecht sitzt, signalisiert Selbstbewusstsein, Aufmerksamkeit und Konzentration. Das Sitzen auf der Stuhlkante ist eher eine Art Fluchtposition, ein zusätzlich nach vorn geneigter Oberkörper kann Unsicherheit und Unbehagen signalisieren. Notieren Sie auch auffällige nonverbale Hinweise (kein Blickkontakt, errötet plötzlich, rutscht auf dem Stuhl hin und her) oder auch, wenn sich die Unruhe des Bewerbers im Verlauf des Gesprächs legt.

In der folgenden Übersicht finden Sie einen teilstandardisierten Fragebogen mit einleitenden Beispielfragen.

Teilstandardisierter Fragebogen (in Anlehnung an Schuler, 2002)
Kandidat:
  Interviewer:
  Beisitzer:
  Datum:
- Einstiegs- bzw. »Eisbrecherfrage«
  - »Wie sind Sie auf uns aufmerksam geworden?«
- Fragen zum Unternehmen
  - »Was wissen Sie über uns?«
  - »Was gefällt Ihnen an unserem Haus?«
- Allgemeine Fragen zum Bewerber
  - »Stellen Sie sich bitte kurz vor.«
  - »Was machen Sie in ihrer Freizeit?«
- Fragen zur Ausbildung
  - »Was waren Ihre Ausbildungs- oder Studieninhalte?«

- Fragen zu beruflichen Tätigkeiten
  - »Können Sie Ihre Tätigkeitsschwerpunkte bitte näher erläutern.«
  - »Warum möchten Sie für uns arbeiten?«
- Abschluss
  - Offene Fragen des Bewerbers klären
  - Für das Kommen bedanken und eine kurze Mitteilung, wann der Bewerber mit der Zu- oder Absage rechnen kann (transparente und offene Kommunikation). Vereinbaren Sie ggf. einen Termin für eine Arbeitsprobe/Hospitation, so kann sich der Bewerber ein erstes Bild von der Station machen und die Leitung auch. Je nach Klinik werden hier 1–3 Tage angesetzt
  - Freundliche Verabschiedung

Buchtipp für Einsteiger in das Führen von Interviews:
- Schuler, Heinz (2002) Das Einstellungsinterview. Hogrefe, Göttingen

Literatur

Brandstädtner M, Grootz S, Ullrich TW (2016) Interne Kommunikation im Krankenhaus. Gelungene Interaktion zwischen Unternehmen und Mitarbeitern. Berlin/Heidelberg, Springer
Ende M (1973) Momo. Thienemann, Stuttgart
Forgas JP (1995) Soziale Interaktion und Kommunikation. Beltz PVU, Weinheim
Hilb M (2011) Integriertes Personal-Management. Ziele – Strategien – Instrumente. Luchterhand, Neuwied
Loffing D, Loffing C (2010) Mitarbeiterbindung ist lernbar. Springer, Heidelberg Berlin
Schuler H (2002) Das Einstellungsinterview. Hogrefe, Göttingen
Sprenger RK (2001) Aufstand des Individuums. Campus, Frankfurt New York
Weeren M (2008) Mitarbeiterbeurteilungen leicht gemacht – Erfolg durch Defizitbeseitigung und Ressourcenförderung. Kohlhammer, Stuttgart
Wichmann M (2004) Mitarbeiterbeurteilung im Krankenhaus. Hampp, Mering

Konflikte im Team

11.1   Erste Anzeichen von Konflikten – 160

11.2   Konfliktformen – 162
11.2.1   Heiße und kalte Konflikte – 162
11.2.2   Konfliktherde – 163
11.2.3   Konfliktanalyse – 164

11.3   Konfliktlösung als Teamaufgabe – 165
11.3.1   Gewaltfreie Kommunikation – 165
11.3.2   Mediation – 166
11.3.3   Kreative Konfliktlösungsstrategien – 167
11.3.4   Konfliktgespräch – 167
11.3.5   Eine allgemeine Bemerkung zum Thema: Kritikfähigkeit – 170
11.3.6   Vom Konflikt zur Einigung – 171
11.3.7   Verhaltensmuster bei Konflikten – 172
11.3.8   Konflikte sind verschieden – 174

11.4   Wie können sich Konflikte entwickeln – 174
11.4.1   Das Eisbergmodell – 174
11.4.2   9-Stufen-Modell der Konflikteskalation von F. Glasl (2010) – 176

Literatur – 178

© Springer-Verlag Berlin Heidelberg 2016
S. Möller, *Erfolgreiche Teamleitung in der Pflege,*
DOI 10.1007/978-3-662-50288-4_11

» Wenn wir uns uneins sind, gibt es wenig, was wir können. Wenn wir uns einig sind, gibt es wenig, was wir nicht können. (J.F. Kennedy) **«**

»Ein sozialer Konflikt ist eine Interaktion zwischen Aktoren (Individuen, Gruppen, Organisationen usw.), wobei wenigstens ein Aktor eine Differenz bzw. Unvereinbarkeiten im Wahrnehmen und im Denken bzw. Vorstellen und im Fühlen und im Wollen mit dem anderen Aktor (den anderen Aktoren) in der Art erlebt, dass beim Verwirklichen dessen, was der Aktor denkt, fühlt oder will eine Beeinträchtigung durch einen anderen Aktor (die anderen Aktoren) erfolge.« (Glasl, 2010:17).

11.1   Erste Anzeichen von Konflikten

Wenn Menschen zusammen arbeiten, stoßen unterschiedliche Wahrnehmungen, Ideen und Haltungen aufeinander, die Konfliktpotenzial bieten. Die meisten Menschen sind bemüht Konflikte zu vermeiden, doch im Alltag werden sie trotz allem oft mit Meinungsverschiedenheiten und Auseinandersetzungen konfrontiert.

Konfliktvermeidung kann dazu führen, dass die Gefahr besteht, dass die Person sich dadurch erst recht in die schwierige Situation verstrickt. Werden zwischenmenschliche Probleme verleugnet oder vertuscht, kann sich die im Konflikt angestaute Spannung (Ärger, Frust, Wut) in emotionalen Ausbrüchen entladen.

Ein gutes Maß an Konfliktbereitschaft und Konfliktfähigkeit ist daher eine Voraussetzung dafür, dass Beziehungen zu anderen Menschen lebendig bleiben und sich weiter entwickeln können. Dazu muss sich jedoch die Person dem Konflikt stellen.

Beispiel
Sabine Kohn arbeitet seit einem Jahr als Physiotherapeutin auf einer chirurgischen Station. Oft hat sie Wartezeiten bis zu einer halben Stunde, die Sie am Bett des Patienten zubringt, weil die Kolleginnen von der Station noch mit dem Waschen beschäftigt sind. Klare Absprachen bezüglich der Mobilisation der Patienten fehlen (»Was ist wann nach Implantation eines künstlichen Hüftgelenks erlaubt?«) ebenso wie Absprachen zu welchen Patienten man zusammen geht (»Wer geht wo zuerst hin?«). Jeden

Morgen läuft es »irgendwie«. Schon zu Beginn ihrer Tätigkeit hat sich Sabine Kohn darüber geärgert, sich aber nicht getraut, etwas zu sagen (»Ich bin ja schließlich die Neue.«). Außerdem hängen hier auf Station noch »alte Vorurteile« gegenüber Physiotherapeuten in der Luft. Eine ältere Kollegin äußert dies auch ganz offen beim Kaffee: »Das was ihr macht, haben wir früher so nebenbei mitgemacht.«. Die Interaktion und Kommunikation untereinander ist durch diese dauernden »Sticheleien« und fehlenden Absprachen sehr belastet.

Die Atmosphäre auf dieser Station ist von Hierarchievalitäten und alten Vorurteilen geprägt, die nichts mit den neuen Physiotherapeuten, die auf dieser Station tätig sind, zu tun haben. Ihre Arbeit wird herabgestuft, die zeitlichen Verzögerungen am Bett des Patienten hingenommen, eine echte Kommunikation findet nicht statt.

Beispiel
Sabine Kohn, die im Verlauf des Jahres schon fast den Spaß an ihrer Arbeit verloren hat, sucht das Gespräch mit der Teamleitung der Station (»Schlimmer konnte es für mich ja nicht mehr werden.«). Die Teamleitung reagiert im Gespräch freundlich und kooperativ. Die »Sticheleien« der Kolleginnen aus der Pflege habe sie zwar gehört, aber nicht negativ interpretiert (»Das kennt man ja unter Pflegerinnen und Physiotherapeutinnen.«), dass dies die Arbeit auf »ihrer Station« belastet und zu Stress führt möchte sie jedoch nicht. Gemeinsam überlegen beide Frauen, wie sie dieses Thema ansprechen und den Konflikt positiv lösen. Sabine Kohn verlässt nach dem Gespräch erleichtert das Zimmer.

Auf der nächsten Teambesprechung wird das Thema gleich zu Beginn offen von der Teamleitung angesprochen. Sie gibt humorvoll und bestimmt zu verstehen, dass diese »alten Kamellen« (Vorurteile und Rivalitäten) nicht mehr passend und nützlich sind. Alle verpflichten sich, in Zukunft damit aufzuhören; eine Kollegin lacht: »Das von früher ist doch wirklich albern, das brauchen wir hier nicht!«. Außerdem wird vereinbart, das ab sofort klare Absprachen getroffen werden, wer wann wo mit welchem Patienten beginnt, damit keine unnötigen Wartezeiten entstehen. Viele sind froh, dass es ab sofort nicht mehr so ein zeitliches Durcheinander gibt.

Oft ist es so, dass – wie im Beispiel – sehr lange nichts gesagt wird und der Konflikt sozusagen »ausgehalten« wird. Die Teamleitung hat gut reagiert, hätte jedoch im Vorfeld die wahrgenommenen »Sticheleien« schon unterbinden müssen, da es auf Kosten der Physiotherapeuten ging und eine negative Stimmung erzeugt hat (negative Energie). Zusätzlich hat sie es versäumt klare Absprachen zu treffen, die gerade für interdisziplinäre Teams unabdingbar sind.

Wenn Teams nicht funktionieren gibt es dafür vielfältige Gründe. Menschen mit unterschiedlichen Persönlichkeiten, Fähigkeiten, Fertigkeiten und mit unterschiedlichem Fachwissen kommen zusammen. Ihre Arbeit ist durch die Kommunikation und Interaktion mit den anderen Teammitgliedern geprägt. Durch diese gegenseitige Beeinflussung kann es zu Unstimmigkeiten und Konflikten kommen. Sich diesen Herausforderungen zu stellen ist wichtig und oft ein (schmerzhafter) Prozess. Der Kommunikation im Team kommt hier eine ganz besondere Rolle zu.

> **Die Teamleitung sollte bei Problemen oder bei ersten Anzeichen für aufkommende Probleme und Konflikte immer das Gespräch suchen.**

Konflikte können sehr unterschiedlich verlaufen. Konflikte, die ignoriert werden, ziehen nur scheinbar vorüber. Sie tauchen wieder auf, so, als würden Sie sie immer wieder »auf einem silbernen Tablett« serviert bekommen. Oft wird es dadurch noch schlimmer als es vorher war. Konflikte zeichnen sich dadurch aus, dass die Auseinandersetzung die Handlung(en) einer oder beider Seiten stark beeinträchtigt und die direkt Beteiligten oftmals nicht genau darstellen können, wie der Konflikt entstanden ist.

Sehr oft kann man nach dem Ausbruch eines Konflikts erkennen, welche Anzeichen es vorher schon gab, die jedoch nicht ernstgenommen wurden.

Das können Signale sein wie z. B.:
- Unlust, mürrische Reaktion,
- ein unsachlicher Ton, ständiges Widersprechen,
- Aggressivität und Feindseligkeit (verletzendes Reden und böse Blicke),

- Uneinsichtigkeit, Sturheit und Rechthaberei,
- Flucht, Vermeiden von Kontakten, wortkarg,
- Mitarbeiter gehen sich aus dem Weg, möchten nicht zusammen eingeteilt werden,
- Überkonformität, Kritik vermeiden, strategische Freundlichkeit,
- Desinteresse,
- häufige Krankmeldungen.

Ebenso kann der Konfliktauslöser, wie das Fehlen von klaren Absprachen und mangelnde Transparenz von Zuständigkeiten, hinterher »ausgemacht« werden. Im Anfangsstadium wäre der Konflikte noch abzuwenden gewesen. Es lohnt sich also, wenn Sie in Ihrem Team auf die »kleinen Zeichen« und eindeutige Strukturen achten.

Konfliktfähigkeit bedeutet Konflikten selbstbewusst und bewusst zu begegnen und sie erfolgreich zu lösen.
- Konflikte sind nicht grundsätzlich negativ,
- Konflikte machen Probleme sichtbar,
- Konflikte nicht ignorieren,
- Sach- und Beziehungsebene beachten (▶ Abschn. 11.3.1),
- Konflikte entwickeln eine Dynamik (▶ Abschn. 11.3.2).

■ **Mit »Wie-Fragen« einen Konflikt angehen**
Fragen Sie nicht »warum« ist das so passiert, sondern lösen Sie mit offenen »Wie-Fragen« den Konflikt. Das regt zum Erzählen an und macht so manchen Konflikt transparenter.

Beispiel
Frau Herrmann (Gesundheits- und Krankenpflegerin) hat sich vor zwei Tagen mit ihrer Kollegin Frau Rose gestritten, seitdem gehen sich die beiden aus dem Weg. Die Stimmung auf der Station ist angespannt, hinzu kommt die hohe Arbeitsbelastung. Frau Hellmann, die Stationsleitung möchte, dass der Konflikt so schnell wie möglich geklärt wird und bittet die Kolleginnen nacheinander zum Gespräch. Ihr ist Klarheit wichtig und sie geht folgendermaßen vor:
- »Wie sehen Sie die Sachlage?« (Sache),
- »Wie haben Sie das gestern erlebt?« (Gefühl),
- »Wie gehen Sie jetzt mit den Kollegen um?« (Beziehung),

– »Wie möchten Sie jetzt voran gehen?« (Zielvor-
schläge).

Konflikte führen zu Unbehagen und Effizienzver-
lusten bei den Mitarbeitern. Hinzu kommt oft noch
der Personalmangel, was die Sache nicht einfacher
macht. Insgesamt belastet es das ganze Team.

Eine Stationsleitung braucht ein gutes Hintergrundwissen darüber, wie Konflikte sich entwickeln (► Abschn. 11.3) und Konfliktlösungskompe-
tenzen, um Streitigkeiten im Berufsalltag zeitnah
lösen zu können. Auch hier sind wieder in erster
Linie kommunikative Kompetenzen und mitunter
auch Humor gefragt.

11.2   Konfliktformen

**Konflikte unterscheiden sich folgenderma-
ßen (Kreyenberg, 2005)**
– Zielkonflikt
  – Personen und Gruppen stehen in einem
    Zielkonflikt, wenn sie verschiedene
    Ziele verfolgen und dabei voneinander
    abhängig sind.
– Bewertungskonflikt
  – Es herrscht Uneinigkeit über die Wege.
    Personen und Gruppen verfolgen die-
    selben Ziele, versuchen sie aber auf
    unterschiedlichen Wegen zu erreichen.
– Prozedurenkonflikt
  – Die Abläufe einer zu bewältigenden
    Aufgabe sind nicht eindeutig geklärt.
– Verteilungskonflikt
  – Personen und Gruppen können sich
    über die Verteilung von Ressourcen,
    die zur Zielerreichung notwendig sind,
    nicht verständigen.
– Wertekonflikte
  – Die Werte der Teammitglieder gehen
    sehr auseinander, so dass sich wenigs-
    tens ein Teammitglied bei Entscheidun-
    gen in einem Wertekonflikt befindet.
– Rollenkonflikte
  – Rollenkonflikte treten immer dann auf,
    wenn die Aufgaben der Teammitglieder

nicht klar definiert sind oder nicht von
allen Teammitgliedern akzeptiert werden, so dass die Rollen der einzelnen
Mitarbeiter unterschiedlich gewertet
werden. Ein typischer Rollenkonflikt
tritt immer dann auf, wenn ein Mitarbeiter die Teamleitung für unfähig
hält und sich selbst zum informellen
Teamleiter erhebt oder von den anderen dazu ernannt wird.
– Beziehungskonflikt
  – Die Uneinigkeit über die Art der so-
    zialen Beziehung und der Zusammen-
    arbeit. Jeder Mensch hat das Bedürfnis,
    von anderen akzeptiert und anerkannt
    zu werden. Wird dieses Bedürfnis nicht
    beachtet, so werden möglicherweise
    Gefühle von Unterlegenheit, Inkom-
    petenz oder Machtlosigkeit aktiviert.
    Daraus können wiederum neue Konflik-
    te resultieren.

11.2.1   Heiße und kalte Konflikte

» Das Kunststück ist nicht, dass man mit dem Kopf
gegen die Wand rennt, sondern dass man mit den
Augen die Tür findet. (Georg von Siemens) «

Bei Konflikten zwischen Mitarbeitern ist die Leitung
gefordert, zwischen den Kollegen zu vermitteln. Die
Auseinandersetzungen von Kollegen untereinander
und die schlechte Stimmung belasten oft das ganze
Team, das Arbeitsklima (»es hängt immer etwas in
der Luft«) und das Ergebnis (Patientenpflege). Das
Gespräch ist der erste Schritt zur Konfliktlösung.

Beispiel
Ein kalter Konflikt: Auf der Station von Hannelore
Block liegen zwei Mitarbeiterinnen im Dauerkonflikt. Sie reden nur das Nötigste miteinander und
die Stimmung ist angespannt. Auch die Dienst-
plangestaltung ist davon betroffen (»Marianne und
Constanze kann ich auf keinen Fall zusammen ein-
teilen!«). Frau Block bittet die Kolleginnen zu einem
Gespräch, um der Sache auf den Grund zu gehen.

Sie beginnt das Gespräch freundlich und offen und schildert Ihren Eindruck. Beide Mitarbeiterinnen halten sich bedeckt, geben aber zu, dass sie wenig Sympathie füreinander hegen, was man jedoch nicht gleich als Konflikt bezeichnen könne. Schließlich seien sie doch hier um zu arbeiten und daran sei ja wohl nichts auszusetzen. So schlimm, wie es die Stationsleitung empfindet, sei es doch gar nicht.

Frau Block hat plötzlich das Gefühl, dass die Kolleginnen weder daran interessiert sind, den Konflikt transparent zu machen, geschweige denn einer Lösung zuzuführen.

Um die Ursache des Verhaltens der Mitarbeiterinnen zu verstehen, muss man sich näher mit Konflikten beschäftigen, speziell mit der Unterscheidung zwischen heißen und kalten Konflikten (Glasl, 2010).

Heiße Konflikte zeichnen sich dadurch aus, dass sie offensiv und öffentlich ausgetragen werden. Die Parteien sind von ihren Standpunkten überzeugt, scheuen nicht den Konflikt und versuchen die Gegenseite in offenen Auseinandersetzungen zu überzeugen. Sie konfrontieren sich direkt und gehen emotional aufeinander los (»reinigendes Gewitter«). Heiße Konflikte haben den Vorteil, dass sie sofort zu erkennen sind. Für eine Konfliktlösung ist ein heißer Konflikt eher günstig, denn er kann offen angegangen und gelöst werden. Heiße, aufgebrachte Gemüter kühlen sich wieder ab (»einen klaren Kopf bekommen«).

Anspruchsvoller wird es, wenn ein so genannter kalter Konflikt, wie in dem Beispiel vorliegt. Er zeichnet sich durch folgende Merkmale aus:
- Es existiert eine tiefe Aversion gegenüber dem anderen.
- Direkte Angriffe werden vermieden.
- Die Konfliktparteien sind desillusioniert und frustriert.
- Die Parteien gehen subtil und destruktiv vor (sabotieren, verschleppen, verzögern).
- Ziel ist es, den Gegner nachhaltig zu schädigen und zu blockieren.

Ein kalter Konflikt ist nicht einfach und schnell zu erkennen. Das Gefährliche an kalten Konflikten ist, dass vieles im Hintergrund abläuft und sich Feindbilder hochschaukeln (»kalter Krieg«). Eine Konfliktlösung gestaltet sich daher eher schwierig. Solange der Konflikt geleugnet wird, kann wenig getan werden. Im Extremfall leugnen die Konfliktparteien, wie im oben genannten Fall, dass sie überhaupt eine Auseinandersetzung haben.

Beispiel
Für die Stationsleitung Frau Block ergibt sich hier das Bild, dass der Konflikt schon mit zum Alltag der beiden Kolleginnen gehört. Es gibt zwei Lösungsmöglichkeiten:
- Basierend auf einem evtl. sehr guten Teamverständnis auf der Station, kann die Stationsleitung versuchen, in einem persönlichen Gespräch den Konflikt offen zu legen und evtl. zu klären.
- Sollte aber die Stationsleitung Anzeichen erkennen, dass das Gespräch nicht zum erwarteten Ergebnis führen wird, dann ist unter allen Umständen das Gespräch sofort abzubrechen.

Warum? – Es besteht die starke Gefahr der Parteibildung, d. h. dass sich die beiden Mitarbeiterinnen solidarisieren und gegenüber der Führungskraft als geschlossene Gruppe auftreten. Eine damit verbundene Eskalation wäre nicht mehr kalkulierbar. Dies kann sogar dazu führen, dass die Situation sich zum gegebenen Ist-Zustand noch verschlimmern würde. Die Folgen davon wären unabsehbar.

Deshalb wäre die Führungskraft gut beraten, sich in Abstimmung mit der PDL oder Krankenhausdirektion professionelle, gegebenenfalls externe Hilfe zu holen.

11.2.2 Konfliktherde

Beispiel
Die Altenpflegerinnen Julia Schwenk und Patricia Nolte werden beim Antreten ihres Nachtdienstes im Altenheim immer wieder von derselben Kollegin bei der Übergabe mit dem Satz begrüßt: »Wir sind nicht dazu gekommen.«. Ihr Dienst beginnt mit der Aufarbeitung der liegen gebliebenen Stationsarbeit. Nach einigen Monaten stellt sich bei ihnen das ungute Gefühl ein, dass die Stationsarbeit absichtlich nicht gemacht wurde (»Komisch, immer wird alles auf den Nachdienst abgewälzt.«).

Nachweisen können sie es jedoch nicht. Beide Pflegerinnen sprechen die Leitung auf dieses Problem an. Die Leitung verharmlost das Ganze: »Ihr wisst doch, dass das immer mal wieder vorkommen kann, vielleicht bildet ihr euch das auch nur ein, das es immer bei euch ist!«. Frustriert verlassen beide Frauen das Stationszimmer. Die nächste Übergabe beginnt wieder mit demselben Satz und die Gefühle der Altenpflegerinnen »kochen hoch«. Es kommt zu persönlichen Angriffen: »Lackiert Ihr tagsüber unseren Bewohnerinnen die Nägel oder warum schafft Ihr die Arbeit nicht?« Der Konflikt eskaliert, ein verbaler »Schlagabtausch« beginnt.

In diesem Beispiel wird deutlich, was passiert, wenn die Stationsleitung nicht sofort eingreift und das offene Gespräch mit den allen Beteiligten sucht. Gerade, wenn es sich um Vermutungen handelt, muss die Sache geklärt werden. Der Konflikt »brodelt« ansonsten weiter und ein »Buschfeuer« oder gar »Steppenbrand« ist immer schwerer unter Kontrolle zu bekommen als eine kleine Flamme.

Bevor ein Konflikt ausbricht, herrscht oft eine Atmosphäre, die von Annahmen, Gefühlen, Beobachtungen, Bewertungen, Missverständnissen und Meinungsverschiedenheiten geprägt ist. Diese bleiben unausgesprochen und verhindern einen offenen Umgang miteinander (Motamedi, 1999). Dadurch bleibt viel Raum für Vermutungen, die nicht auf ihren Wahrheitsgehalt geprüft werden. So werden Konflikte lange nicht als solche erkannt und sie entwickeln eine Eigendynamik. Auch beleidigtes Zurückziehen, Stress und Zeitdruck tragen dazu bei, dass diese Dinge nicht besprochen werden.

Missverständnisse und Probleme treten immer auf. Zu ihrer Lösung und Bewältigung muss man sich mit den anderen Teammitgliedern auseinandersetzen und sich verständigen. Ist diese Verständigung, wie oben beschrieben, behindert, verlagert sich die Auseinandersetzung. Der Inhalt ist dann nicht mehr die Bewältigung des Problems, sondern das Verhalten der Beteiligten. Jetzt wird auf einmal nicht mehr die »Sache« verhandelt sondern die »Beziehung« und der Konflikt ist da. Die Verschiebung von der Sach- auf die Beziehungsebene nehmen die Beteiligten meist unbewusst vor. Wann aus einem Problem ein Beziehungskonflikt wurde, können sie weder erkennen noch benennen. Allein das Bewusstsein, dass so eine Verschiebung passieren kann, schult die Fähigkeit zur Eigenbeobachtung und führt dazu, dass in der nächsten Konfliktsituation so etwas weniger häufig passiert. Darin liegt auch die Chance, Konflikte frühzeitig zu stoppen und zum sachlichen Problem zurückzukehren.

11.2.3 Konfliktanalyse

Eine gute Konfliktanalyse nimmt einen großen Einfluss auf das Verhalten der Beteiligten. Dazu gehören Fragen, wie: »Welche Personen sind am Konflikt beteiligt?«, »Um welchen Konflikt handelt es sich eigentlich?«, »Wie wichtig ist die Streitfrage?«. Was der Auslöser für einen Konflikt war, lässt sich mitunter nur vermuten. Folgende Fragen helfen auch bei der Klärung- bzw. Lösung:

— Was wird unternommen, um den Konflikt zu lösen?
— Was unternimmt das Team, dass der Konflikt erhalten bleibt?
— Wer profitiert davon?

Betrachten Sie den Konflikt immer von mehreren Seiten. Dadurch erreichen Sie Flexibilität im Denken und Handeln. Konflikte werden oft als Störfaktoren gesehen, weil sie Zeit in Anspruch nehmen, die Arbeit blockieren und die Teamatmosphäre belasten. Aus diesem Grund werden Konflikte oft verleugnet, ausgesessen oder »unter den Teppich« gekehrt. Häufig wird der Weg des geringsten Widerstands gewählt (Scheinlösungen). Konflikte stehen aber auch für Dynamik und Weiterentwicklung, denn wo keine Auseinandersetzung stattfindet, gibt es auch keine Veränderung.

> **Tipp**
>
> Welche positiven Erfahrungen haben Sie im Umgang mit Konflikten gemacht? Notieren Sie bitte mindestens drei positive Erfahrungen.

Konflikte weisen auf Probleme hin und verhindern Stagnation. Sie begünstigen die Selbsterkenntnis und bewirken Veränderungen im Einzelnen und im Umfeld. Oft führen sie zu neuen Lösungen, die mitunter sogar besser sind. Auch die Teammitglieder, die einen Konflikt positiv gelöst haben, rücken danach enger zusammen.

11.3 Konfliktlösung als Teamaufgabe

Konflikte können folgendermaßen gelöst werden. Suchen Sie das offene Gespräch, d. h. beim Auftauchen eines Problems offen miteinander umgehen und über die eigenen Gefühle, Beobachtungen und Annahmen sprechen. Um eine Verschiebung des Problems von der Sachebene auf die Beziehungsebene bemerken zu können, hilft etwas Abstand. Halten Sie inne und schauen Sie sich aus der Perspektive einer »dritten Person« (Metaebene) den Konflikt an. Verzichten Sie im Interesse eines Problems auf die Erfüllung von Machtbedürfnissen (Kulbatzki, Schulz-Debor, 1993).

Beispiel
Gerlinde Degner (Gesundheits- und Krankenpflegerin) zur Schülerin: »Birgit, Herr Musiol hatte noch kein Mittagessen, kannst du eben die PEG fertig machen?«.

Birgit Scholz (Schülerin, 2. Ausbildungsjahr): »Tut mir leid, ich würde das gerne machen, nur PEG kann ich noch nicht.«

Frau Degner verdreht die Augen, weil sie es selber machen muss und entgegnet: »Birgit, Sie sind hier um uns zu entlasten, nicht um hier zusätzlich Arbeit zu schaffen!«. Frau Degner dreht sich um und macht sich auf den Weg in das Patientenzimmer, sie fragt nicht oder fordert die Schülerin auch nicht auf mitzukommen.

Birgit Scholz fragt, ob sie mitkommen kann, bekommt keine Antwort und folgt dann schnellen Schrittes der Kollegin. Im Zimmer angekommen stöpselt Frau Degner, ohne ein Wort an den Patienten zu richten, um. Die Schülerin wird nicht beachtet, eisiges Schweigen, keine Erklärungen, Frau Degner verlässt das Zimmer.

Analyse
- Die Schülerin hat in der Ausbildung bislang nur eine kurze theoretische Einführung in den Umgang mit einer PEG erhalten. Der praktische Umgang wurde ihr noch nicht vermittelt, sodass sie hier keine Durchführungsverantwortung übernehmen konnte.

- Diese o. g. Information holt Frau Degner nicht ein, sie reagiert sofort mit Vorwürfen.
- Frau Degner macht aus einem Sach- schnell ein Beziehungsproblem; Nichtbeachtung/stehen lassen, die Kommunikation bricht ab.
- Frau Degner hat die Gelegenheit versäumt, der Schülerin den praktischen Umgang mit einer PEG zu vermitteln. Das bedeutet: Die Schülerin hat nichts gelernt und steht das nächste Mal wieder unwissend da; Demotivation.
- Frau Degner ist genervt und ihr Verhalten wirkt sich direkt auf den Patienten aus, keine freundliche Anrede, kein Kommentar beim Umstöpseln.

Fazit
- Die oben geschilderte Interaktion und Kommunikation vergiftet die weitere Zusammenarbeit.
- Hier wird falsch verstandene Macht demonstriert, die Schülerin wird mit Nichtachtung gestraft.
- Das führt zu Demotivation.
- Kein Vorbildverhalten.

Oft geht es in Konflikten nur darum zu gewinnen und dadurch Macht auszudrücken. Das zeigt sich auch in der Sprache (hart, laut, aggressiv, abwertend) und der Wortwahl (»Jetzt hören Sie mal zu!«). Macht wird verbal ausgedrückt und geht schnell »unter die Gürtellinie«, das Sachproblem wird zum Beziehungsproblem.

11.3.1 Gewaltfreie Kommunikation

Über Gefühle zu reden, ohne auf »Schmusekurs« zu gehen kann in Seminaren zur »gewaltfreien Kommunikation« gelernt werden.

Tipp

Lesen Sie das Buch »Gewaltfreie Kommunikation. Aufrichtig und einfühlsam miteinander Sprechen.« (Rosenberg, 2007).

In der gewaltfreien Kommunikation geht es um das einfühlsame Hören und Sprechen und um eine veränderte Grundhaltung in Auseinandersetzungen. Hinter jedem Konflikt stehen menschliche Bedürfnisse, wie z. B. das Bedürfnis nach Respekt,

Wertschätzung, Verständnis und Autonomie (Rosenberg, 2007). Gewaltfreie Kommunikation kann dazu beitragen, aus gewohnten Reaktionsmustern auszusteigen und sich für eine Lösung zu öffnen. In der gewaltfreien Kommunikation geht es darum, in vier Schritten offen seine Beobachtungen, Gefühle, Bedürfnisse und Bitten mitzuteilen (Rosenberg, 2007):

1. Ich beschreibe ohne Schuldzuweisung und Verurteilung, welches Verhalten ich beobachtet habe.
2. Ich spreche über das Gefühl, das dieses Verhalten in mir weckt.
3. Ich benenne das dahinterliegende Bedürfnis.
4. Ich formuliere eine Bitte, was genau ich von dem anderen möchte, um mein Bedürfnis zu befriedigen.

Rosenberg betont, dass gewaltfreie Kommunikation nicht als Technik verstanden werden soll, sondern, dass es vielmehr auf die innere Haltung ankomme. Die gewaltfreie Kommunikation unterscheidet zwischen Primärgefühlen und Sekundär- oder Pseudogefühlen. Laut Rosenberg ist »Ich fühle mich provoziert« ein Pseudogefühl, weil es ein Urteil über die andere Person beinhaltet. Unter Primäremotionen versteht er Emotionen, die körperlich spürbar sind, wie z. B. Angst, Freude, Erregung, Erschöpfung, Entspannung.

Diese Unterscheidung ist in heiklen Gesprächen hilfreich, denn es macht einen großen Unterschied, ob jemand über seine Gefühle spricht oder seinen Gesprächspartner mit Pauschalvorwürfen oder moralischen Urteilen angreift. Bei Vorwürfen schaltet der Gesprächspartner schnell auf Abwehr, werden echte Gefühle geäußert (»Ich fühle mich unwohl ...«, »Ich bin etwas irritiert ...«) ist die Situation schon entspannter. Diese Methode der achtsamen Kommunikation wird mittlerweile in Konfliktmoderationen, Mediationen und Führungskräftetrainings angewendet.

11.3.2 Mediation

Mediation heißt Vermittlung (lat. mediare, in der Mitte sein).

Mitunter ist es sinnvoll, bei festgefahrenen Gesprächen oder Konflikten, einen Mediator einzuschal-

ten. Der Mediator ist eine neutrale dritte Person, die den Konfliktparteien hilft, miteinander zu verhandeln und zu einer Lösung zu gelangen. Er benötigt Berufserfahrung, ausgeprägte kommunikative Fähigkeiten und die Gabe körpersprachliche Signale zu beobachten und auf sie zu reagieren. Ist der Mediator in einem Kontext tätig, der ihm selbst vertraut ist, so wird er eher akzeptiert, als ein völlig Fachfremder. Alle ihm anvertrauten Informationen werden vertraulich behandelt. Der Mediator steht daher unter Schweigepflicht. Die freiwillige Teilnahme der Parteien ist eine Voraussetzung, erst so kann eine aktive Mitarbeit gewährleistet werden. Der Mediator hört sich die Aussagen der Konfliktparteien zunächst getrennt voneinander an, um sich ein eigenes Bild zu machen.

Beim ersten gemeinsamen Gespräch, werden Umgangsregeln zur Fairness im Umgang miteinander vereinbart, wie z. B. dem Gesprächspartner zuhören und ihn ausreden lassen und persönlichen Angriffe oder Drohungen zu unterlassen. Dann leitet der Mediator das Gespräch ein und erteilt oder entzieht das Wort, um so die beiden Konfliktparteien behutsam zu einer Einigung zu lenken.

Fragen sind ein Hauptbestandteil, mit denen ein Mediator das Gespräch zwischen zwei Konfliktparteien gezielt führt, wie z. B.:

- »Was müsste denn passieren, damit Sie ...?«,
- »Wäre eine Lösung für Sie, dass ...?«,
- »Wären Sie bereit, eine Entschuldigung zu akzeptieren?«.

Mediatoren benutzen häufig die Methode des »Sich auf den Stuhl des Anderen setzen« und stellen der gegnerischen Partei die Fragen:

- »Was würden Sie an seiner Stelle empfinden?«,
- »Welche Bedingungen würden Sie jetzt stellen?«.

Das ist oft hilfreich, um nicht in der eigenen Gedankenwelt zu bleiben, sondern auch einmal die Position des anderen einzunehmen. Oft befinden sich genau dort die Lösungsansätze. Der Mediator ist ein Vermittler, der kein Urteil fällt, d. h. die Parteien entscheiden selbst, ob sie der gemeinsam gefundenen Lösung zustimmen.

Die Kompetenzen eines Mediators sind vielfältig (Altmann et al., 2001). Dazu gehören:

- Kommunikative Grundfertigkeiten,
- interpretatives Know-how, z. B. öffnende Gesprächstechniken,

- diplomatisches Geschick/Befähigung zur Deeskalation,
- analytische Kompetenz/Wissen um Konflikte und ihre Verläufe,
- juristisches Detailwissen,
- Feldwissen,
- Verhandlungswissen bzw. –techniken,
- Kenntnisse in Verfahren und Prozeduren.

In einigen Unternehmen werden intern spezielle Weiterbildungsmöglichkeiten angeboten, um als Mediator im Unternehmen tätig zu sein. Oft sind die intern ausgebildeten Mediatoren als Konfliktlotsen im Unternehmen tätig und werden in benachbarten Abteilungen eingesetzt. Prinzipiell ist es sinnvoll, wenn Führungskräfte Seminare oder berufsbegleitende Fortbildungen in Mediation besuchen, um zusätzliches Wissen im Bereich Konfliktmanagement zu erwerben.

11.3.3 Kreative Konfliktlösungsstrategien

Es gibt eine Vielzahl von kreativen Übungen, um zu einer guten Entscheidung zu finden. Im Folgenden werden das Brainstorming und die Methode 6-3-5 erklärt.

- **Brainstorming**

Da für die Lösung von Problemen immer ein gewisses Maß an Kreativität und Spontanität erforderlich ist, ist es sinnvoll, das Kreativitätspotenzial des Teams zu nutzen. Dazu bietet sich z. B. das Brainstorming an. Hier geht es darum, auf einen Flipchart oder einem großen Bogen Papier, möglichst viele Ideen für die Lösung eines Problems zu sammeln und den Gedanken dabei freien Lauf zu lassen. Kritik ist dabei verboten, da der kreative Prozess sonst gestört wird. Danach können die gesammelten Ideen weiterentwickelt werden.

- **Methode 6-3-5**

Eine andere Technik ist die Methode 6-3-5, sie dauert ca. 30 Minuten. Jedes der sechs Gruppenmitglieder hat fünf Minuten Zeit, um drei Lösungsvorschläge für ein vorgegebenes Problem zu notieren. Seine Lösungen trägt es auf einem Blatt ein, dass in drei Spalten und sechs Zeilen (achtzehn Kästchen) unterteilt ist. Dann wird das Blatt weitergegeben. Der nächste greift die vorhandenen Lösungsansätze auf und ergänzt sie (spontane Assoziationen). So geht es reihum, bis das Blatt wieder beim ursprünglichen Ideengeber ankommt. Die Vorteile der Methode 6-3-5 liegen v. a. darin, dass alle Teilnehmer aktiv mit einbezogen werden und schriftlich formulierte Ideen meist schon etwas konkreter sind, als die Ergebnisse eines rein mündlichen Brainstormings (Possehl, Meyer-Grashorn, 2008).

11.3.4 Konfliktgespräch

Kritisiere das Verhalten, nicht die Person!

Beispiel

Herr Mahnke (Klinikleitung) geht mehrmals am Tag mit einer seiner Sachbearbeiterinnen, Frau Wollers, vor die Tür um eine Zigarette zu rauchen. Die anderen Kolleginnen sind alle Nichtraucher und fühlen sich durch diese Situation zurück gesetzt. Zudem macht Frau Wollers dadurch zusätzlich mehrere kleine Pausen. Weiterhin scheint es so, dass Frau Wollers oft schon im Vorfeld über bestimmte Sachverhalte informiert ist.

Neid und Misstrauen sind zwangsläufig die Folge davon. Die Zusammenarbeit im Team ist dadurch belastet, das Arbeitsergebnis auf Dauer gefährdet.

Beispiel

Die informelle Teamleiterin, Frau Teppenhoff, hält dieses Gerede im Team, das Frau Wollers nicht zu bemerken scheint, nicht mehr aus und sucht ein kurzes Gespräch mit ihrem Chef am Kaffeeautomaten und erläutert ihm die Wahrnehmung des Teams. Herrn Mahnke bedankt sich für das offene Feedback, diese Wahrnehmung seitens des Teams war ihm nicht bewusst. Er wird in Zukunft darauf achten, dass dieser falsche Eindruck der Ungleichbehandlung der Teammitglieder nicht mehr entsteht und wird bewusst diese informellen Pausen nutzen, um alle Teammitglieder einzubeziehen.

Auch für Führungskräfte besteht die Herausforderung häufig darin, Konflikte auch anzusprechen. Das hat immer etwas mit Kommunikation zu tun. Kommunikation ist das zentrale Instrument der

Konfliktbewältigung. Ein gutes Konfliktgespräch soll dazu führen, Vertrauen aufzubauen, die Beziehung zu stärken, sich gegenseitig zu respektieren und schließlich den Konflikt zu lösen.

Zunächst steht die Abgrenzung des Konflikts im Vordergrund. Es sollte ein gemeinsamer Lösungsweg erarbeitet werden, bei dem die Vereinbarung von Teilschritten wichtig ist. Hilfreich ist es, sich zeitliche Limits zu setzen, in denen die Teilschritte verwirklicht und überprüft werden. Dies bewirkt, dass sich beide Parteien verpflichtet fühlen und zu einem positiven Ganzen beitragen. Vermeiden Sie emotionale Überreaktionen insbesondere im Beisein anderer Kollegen. Suchen Sie schon bei aufkommenden Konflikten das Gespräch »unter vier Augen« und warten Sie nicht bis es eskaliert. Geben Sie Ihrem Mitarbeiter die Chance sein Verhalten und seine Sichtweise zu erklären.

Bereiten Sie das Konfliktgespräch vor. Folgende Fragen können Ihnen dabei helfen (von Kanitz, 2009):
— Was sind meine persönlichen Motive für dieses Gespräch?
— Was möchte ich mit diesem Gespräch erreichen?
— Welche Motive und Ziele sind von meinem Gegenüber zu erwarten?
— Welche Themen möchte ich wie ansprechen?
— Welche möglichen Konflikte sehe ich?
— Welche möglichen Übereinkünfte sehe ich?
— Was ist mir bei der Lösung wichtig?

Diese Vorgehensweise der Vorbereitung ist sowohl für Gespräche die Sie »unter vier Augen« führen als auch für zu führende Verhandlungen gültig.

Buchtipp:
— Tewes R (2011) Verhandlungssache. Verhandlungsführung in Gesundheitsberufen. Springer, Berlin, Heidelberg

Konfliktgespräch »unter vier Augen«

Beginnen Sie das Gespräch sachlich, ohne voreilige Bewertungen. Bitten Sie den Mitarbeiter um eine Erklärung für sein Verhalten. Thematisieren Sie die negativen Auswirkungen, die der Konflikt auf Dauer für das ganze Team hat. Die Erwartungen an den Mitarbeiter bezüglich seines zukünftigen positiven Verhaltens werden schriftlich festgehalten und unterzeichnet. Ein zweiter Gesprächstermin zum Informationsaustausch wird vereinbart. Der Betroffene sollte bei Abschluss des Gesprächs wissen, dass Sie ihn weiterhin wertschätzen und nach wie vor auf seine Leistung setzen. Betonen Sie, dass die bislang bestehende Vertrauensbasis für eine erfolgversprechende Zusammenarbeit beibehalten bleibt. Signalisieren Sie Vertrauen (»Alles was wir besprochen haben, bleibt hier im Raum.«).

Beachten Sie zusätzlich die folgenden drei Kriterien – Feedback geben, aktiv zuhören, konfrontieren ohne persönlich anzugreifen –, wenn Sie Gespräche führen. Sie sind förderlich für die Kommunikation im Team und im Alltag.

- **Feedback geben**
Feedback (Rückmeldung) ist eine Mitteilung an eine andere Person, die diese darüber informiert, wie die Verhaltensweisen der anderen Personen von mir wahrgenommen, verstanden und erlebt wurden.

❯ **Feedback ist wertfrei und beschreibt nur die Kommunikation.**

Es soll als Angebot gegeben werden, nicht als Druck. Lobe die Person, kritisiere das Verhalten. Beschreibe das beobachtbare Verhalten: »Du wirkst auf mich …«, »Gestern habe ich beobachtet, dass du …«. Behandeln Sie andere Personen immer so, wie Sie selbst behandelt werden möchten, das gilt insbesondere für das Geben von Feedback.

Es soll für den anderen lediglich eine neutrale Rückmeldung sein und zu keinen negativen Schuldgefühlen des Gesprächspartners führen. Ein genereller Fehler beim Geben von Feedback ist oft, dass sofort die Person bewertet wird (»Sie sind aggressiv.«), anstatt das (verbale) Verhalten ganz konkret zu beschreiben (»Sie antworten mit einer gewissen Schärfe.«).

Für den Feedbacknehmer gilt es in Ruhe zuzuhören, nicht zu argumentieren, sich nicht zu rechtfertigen oder gar zurück zuschießen. Geben Sie niemals Feedback auf Feedback.

Empfehlungen für Feedbackgespräche
— Stellen Sie eine positive Gesprächsatmosphäre her, wenn Sie einen Mitarbeiter zu sich bitten.

- Richten Sie Ihre Aufmerksamkeit auf Ihr Gegenüber. Aufmerksamkeit kann man nur bedingt vorspielen.
- Zeigen Sie ehrliches Interesse, sonst spürt es der Gesprächspartner.
- Formulieren Sie die Inhalte einfach und verständlich.
- Stellen Sie sich auf die Sprache des Feedbacknehmers ein.
- Verwenden Sie keine umständlichen Fachtermini, andernfalls versteht Sie der Feedbacknehmer nicht. Damit würde eine wichtige Grundvoraussetzung für die Wirksamkeit der Rückmeldung fehlen.
- Formulieren Sie die Rückmeldung so konkret und konstruktiv wie möglich.
- Formulieren Sie, was Sie sich in Zukunft wünschen/welches Verhalten /was Sie erwarten/besser machen.
- Feedback ist nur sinnvoll, wenn es sich auf Verhaltensweisen bezieht, die der Empfänger auch ändern kann

Feedbackgespräche erfordern Fingerspitzengefühl und Einfühlungsvermögen. Jeder Mitarbeiter ist anders und braucht eine andere Ansprache. Das gelingt nur, wenn Sie Ihre Mitarbeiter gut kennen. Einmal müssen Sie einen eher weichen Ton anschlagen (sensibler Mitarbeiter), ein anderes Mal ist eine direktere Ansprache notwendig. Nehmen Sie sich Zeit für Feedbackgespräche und bleiben sie sachlich und fair.

Es gibt Mitarbeiter, die immer eine Rückmeldung über ihre Leistung benötigen, andere benötigen das überhaupt nicht (»Ich weiß, dass ich gut bin, ich brauche das nicht.«). Junge Mitarbeiter, die selbst ihre Leistung noch wenig einschätzen können. suchen eher nach aktiver Rückmeldung. Bekommen sie kein Feedback, versuchen sie aus dem Verhalten der Führungskraft Hinweise abzuleiten (»Mein Chef hat so komisch geschaut, ich glaube, das war nicht gut.«), die jedoch nicht stimmen müssen.

Wenn Sie als Leitung ein Feedbackgespräch führen, müssen Sie damit rechnen, dass der Mitarbeiter in eine Verteidigungs- oder Rechtfertigungshaltung geht (»So schlimm ist das doch gar nicht.« oder »Das habe ich gemacht, weil …«). Andere Personen sind eher sensibel und reagieren emotional oder auch resigniert (»Ich weiß, ich mache immer alles falsch.«).

Ihr Ziel als Führungskraft sollte sein, leistungsrelevantes Verhalten des Mitarbeiters zu fördern und nicht ein Gefühl der Hilflosigkeit oder Demotivation hervorzurufen. Bieten Sie, wenn nötig, bei der Umsetzung des gewünschten Verhaltens ihre Unterstützung an.

Feedback – kurz und knapp
- Regeln für den Geber:
  - Klarheit über das Ziel
  - Kontakt und Nähe herstellen
  - Person und Verhalten trennen
  - Verhalten möglichst konkret beschreiben
  - Ich-Botschaften senden
  - Alternativen, Wünsche, Möglichkeiten, Verbesserungen ansprechen
- Regeln für den Nehmer:
  - Zuhören (nicht gleich ins Wort fallen, rechtfertigen oder argumentieren)
  - Verständnisfragen stellen
  - Für das Feedback bedanken

■ **Aktiv zuhören**
Ein Aspekt professioneller Kommunikation ist es, genau hinzuhören.

Konzentrieren Sie sich auf ihren Gesprächspartner. Fragen Sie klärend nach, wenn Sie etwas nicht verstanden haben. Verstehend wiederholen heißt: »Habe ich Sie richtig verstanden, dass…«. Wenden Sie sich Ihrem Gesprächspartner zu, halten Sie Blickkontakt und zeigen Sie durch zustimmendes Kopfnicken Interesse. Aktives Zuhören bedeutet, Informationen und Emotionen des Gesprächspartners aufzunehmen, zu verstehen und widerzuspiegeln.

■ **Konfrontieren ohne persönlich anzugreifen**
Sprechen Sie Probleme oder Konflikte direkt an. Sie sollten dabei weder verharmlosen noch übertreiben. Sich nicht (vor)festlegen, nicht anklagen,

Schuld zuweisen oder (vor)verurteilen und unterschiedliche Sichtweisen (vorerst) akzeptieren bzw. herausarbeiten. Es ist wichtig, miteinander im Gespräch zu bleiben. Kritische Worte sollen möglichst zeitnah am Ereignis geäußert werden, dadurch wird die Akzeptanz erhöht. Sprechen Sie möglichst offen und direkt an, was Ihnen in der Situation aufgefallen ist. Je länger das Ereignis zurückliegt, desto schwerer ist es für den Mitarbeiter, das Feedback nachzuvollziehen.

> **Die Art, wie Kritik geäußert und aufgenommen wird, bestimmt weitgehend, wie zufrieden die Teammitglieder mit ihrer Arbeit und ihrem Vorgesetzten sind.**

Formulieren Sie ihre Kritik verhaltens- und nicht personenzentriert – also nicht: »Sie sind unmöglich.«, sondern: »Ihr Verhalten heute Morgen hat mir nicht gefallen.«. Beziehen Sie sich auf eine konkrete Handlung und pauschalisieren Sie nicht, wie: »Sie sind ein unorganisierter Mensch«. Vermeiden Sie Unterstellungen, wie: »Ihnen ist es doch egal, dass …«. Geben Sie ihrem Mitarbeiter die Chance Stellung zu nehmen. Bleiben Sie immer ruhig und sachlich!

11.3.5 Eine allgemeine Bemerkung zum Thema: Kritikfähigkeit

Kritikfähigkeit bedeutet zum einen, die Kritik anderer an eigenen Verhaltensweisen zuzulassen, daraus zu lernen und seine Leistung zu verbessern. Ebenso die Fähigkeit andere Personen ausschließlich konstruktiv zu beurteilen. Dazu gehört ein Abgleich der Selbst- und Fremdwahrnehmung und auch immer wieder Feedback einzufordern. Konstruktive Kritik oder richtiges Feedback sind kein persönlicher Angriff, sondern eine Hilfestellung für die eigene Entwicklung. Gegenseitiger Respekt und Vertrauen sind dabei Voraussetzung.

Ein übertriebenes Harmoniebedürfnis (das Gespräch wird auf die lange Bank geschoben), fehlendes Selbstbewusstsein (das Thema erscheint peinlich) und mangelnde Konfliktbereitschaft seitens der Führungskraft führen dazu, dass fehlerhaftes Verhalten der Mitarbeiter nicht oder viel zu spät angesprochen werden. So entwickeln und etablieren sich unerwünschte Verhaltensweisen.

Machen Sie es sich zur Regel auf Fehlverhalten von Mitarbeitern unmittelbar zu reagieren. Insbesondere während der Probezeit ist es wichtig, zeitnah eine Rückmeldung über das fehlerhafte Verhalten des Mitarbeiters zu geben. Damit können Sie in der Folgezeit jede Veränderung im Verhalten des Mitarbeiters beobachten. Außerdem wird dem Mitarbeiter die Möglichkeit gegeben, an seinen Fehlern zu wachsen und sich weiterzuentwickeln.

> **Kritikvermeidung ist verantwortungslos.**

Kritikgespräche sind notwendig und zielen auf ein verändertes Verhalten des Mitarbeiters ab. Stellen Sie sich auf die Besonderheiten Ihres Mitarbeiters ein und berücksichtigen Sie diese im Gespräch. Mit einem sehr sensiblen Mitarbeiter müssen Sie anders reden, als mit einem Mitarbeiter, der sehr dominant ist oder schnell »in die Luft« geht. Das setzt allerdings voraus, dass Sie Ihre Mitarbeiter gut kennen. Trotz aller Eigenarten sollten Sie darauf achten, dass Sie die Kritikpunkte immer klar, sachlich und unmissverständlich äußern. Geben Sie dabei die Führung des Gesprächs niemals aus der Hand. Erarbeiten Sie im Gespräch gemeinsam eine Lösung und entsprechende Maßnahmen und dokumentieren Sie diese. Sollte das Verhalten Ihres Mitarbeiters trotz mehrfacher Rückmeldung unverändert bleiben, ziehen Sie die entsprechenden Konsequenzen.

Wie äußern Frauen und Männer Kritik – Unterschiede beachten

Frauen und Männer kommunizieren anders. Für das Miteinander im Team ist es wichtig diese Unterschiede zu kennen und im Alltag zu identifizieren.

Frauen äußern Kritik anders als Männer. Sie wählen eher indirekte Formulierungen wie »Könnten Sie vielleicht das nächste Mal …«, »Wäre es künftig möglich, dass Sie …«, »Schöner wäre es, wenn Sie …«. Frauen sind oft darauf bedacht, die Beziehung, zu der Person die sie kritisieren, nicht aufs Spiel zu setzen und die Gefühle der anderen Person nicht zu verletzen.

Männer äußern Kritik viel offener und direkt. Wenn etwas nicht in Ordnung ist, ein Ablauf nicht stimmt oder Aufgaben nicht zufriedenstellend erledigt wurden. Männern geht es in erster Linie um die Sache, sie machen sich weniger Gedanken um die Gefühle der anderen Person.

Sie kommunizieren unmissverständlich, was sie wollen »Ich möchte, dass das sofort geändert wird!«, »Das ist so nicht in Ordnung, …«, »Sie haben eine Stunde Zeit, das nachzuarbeiten.«. Von Frauen wird eine solche Kritik oft als verletzend erlebt (als Kränkung) und es kommt zu Trotzreaktionen (»Wie spricht der denn mit mir?«) oder zum Rückzug.

Auf der anderen Seite kommt die von Frauen geäußerte Kritik bei Männern oft nicht an. Weil die Kritik oft zu freundlich und »um den heißen Brei herum« geäußert wird, wissen Männer oft nicht woran sie sind (»Was wollte sie mir denn damit sagen?«).

Es gibt jedoch auch erhebliche Unterschiede zwischen einzelnen Frauen und Männern, deshalb muss man aufpassen, nicht in Klischees zu verfallen.

Grundsätzlich gilt für Führungskräfte

Drücken Sie Kritik so konkret und nachvollziehbar wie möglich aus. Vermeiden Sie Beleidigungen (»Schaffen Sie es ein einziges Mal rechtzeitig fertig zu werden.«) und Reizwörter (»immer«, »nie«). Machen Sie deutlich, was es für Sie bedeutet, dass der Arbeitsauftrag nicht erledigt wurde (»Unser Team gerät jetzt massiv unter Zeitdruck.«). Verdeutlichen Sie, was Sie künftig erwarten (»Ich möchte, dass Sie die nächste Aufgabe pünktlich erledigen.«).

Der Umgang mit Kritik ist auch von der aktuellen Stimmung einer Person abhängig. Ist die Person sowieso schon gereizt und wird dann kritisiert, kann sie das oft nur schwer verkraften. Geht es einer Person gut, dann geht sie auch viel positiver mit Kritik um.

Umgekehrt sieht es auf Seiten des Kritisierenden ähnlich aus. Fühlt sich die Person richtig gut, sieht sie leichter über etwas hinweg und äußert ihre Kritik gelassener. Ist sie in einer schlechten Stimmung, regt sie sich über Fehler heftiger auf, als es vielleicht angebracht wäre und vergreift sich dadurch auch möglicherweise im Ton.

Bleiben Sie sachlich und fair, Ihr Gegenüber weiß nicht, was vorher schon alles passiert ist, das es nicht mit ihm zu tun hat bzw. warum Sie so aufgebracht sind. In diesem Fall ist es besser »eine Nacht über die Sache zu schlafen« oder einfach kurz mit einer neutralen Person darüber zu reden.

11.3.6 Vom Konflikt zur Einigung

Ziele müssen spezifisch, konkret und exakt definiert werden, beruflich, privat und im Team (Grant Halverson, 2012).

Wenn Sie über Ziele diskutieren, achten Sie auf die folgenden Zielkriterien:

Eine klare Definition vom Ziel »Was ist das, was ich wirklich will, was soll eintreten?«. In vielen Zielen ist ein Hintergedanke versteckt, der sich bei genauerem Hinsehen als das eigentliche Ziel entpuppt. Beispiel: »Ich will, dass die Visite um 10:00 Uhr beendet ist.«. Auf dieses Ziel hin wird mit Hochdruck gearbeitet. Überraschender Weise ist die Visite um 9:50 Uhr beendet und es stellt sich heraus, dass die pünktliche Teilnahme an einer Besprechung um 10:00 Uhr das eigentliche Ziel war und die Visite unnötig unter Druck stand. Hier hilft Klarheit im Ziel, d. h. die Kollegen über den Besprechungstermin zu informieren und nicht »über Bande« zu spielen. Formulieren Sie immer klar, was Sie erreichen möchten. Beispiel: »Ich möchte mehr schlafen« Diese Aussage ist unspezifisch und vage. »Ich bin um 22 Uhr im Bett.« Hier ist spezifisch und exakt formuliert, was Sie möchten.

Formulieren Sie ihr Ziel positiv Beschreiben Sie das, was Sie erreichen möchten, nicht das, was Sie nicht mehr wollen. Unser Gehirn verarbeitet Dinge besser, die wir positiv formulieren. Negationen nimmt unser Gehirn nicht wahr. Einige Beispiele dazu finden Sie in ◘ Tab. 11.1.

Beschreiben Sie genau den Zielzustand Je konkreter ihre Zielvorstellungen sind, umso wahrscheinlicher werden Sie diese realisieren können.

Definieren Sie die Messbarkeit Wenn Sie nicht wissen, wann und in welcher Qualität ihr Ziel erreicht sein soll, merken Sie nicht, wann Sie es erreicht haben.

Ziele sollten zeitlich begrenzt sein Ziele sollten zeitlich begrenzt sein, damit Sie den Erfolg überprüfen können. Eine zeitliche Begrenzung schafft eine Form der Disziplin, die Sache bis zu einem bestimmten Zeitpunkt in Angriff zu nehmen.

Tab. 11.1	Unterschiede in der Formulierung ein und desselben Sachverhalts
Negative Formulierung	**Positive Formulierung**
Ich will keinen Streit auf Station	Ich möchte ein friedliches Miteinander
Ich will nicht mehr so schnell reden	Ich werde ruhig und langsam sprechen
Ich will mich nicht mehr über meinen Kollegen auf-regen	Ich möchte bei meinem Kollegen ruhig bleiben
Ich will nicht mehr rot werden	Ich möchte ganz entspannt sein

Ziele müssen selbst erreichbar sein Nicht: ich will, dass mein Chef, Partner, Kollege etwas tut. Wenn Sie so denken, dann liegt die Erfüllung des Ziels nicht in Ihrer Macht, und die Wahrscheinlichkeit ist groß, dass Sie das Ziel nicht erreichen.

Achten Sie beim Gespräch über Ziele darauf, dass Sie sich nicht in alten Vorwürfen verfangen oder in der Frage: »Wer hat angefangen?«, »Warum ist es so passiert?«, »Wer ist schuld daran?«. Das ist ein unlösbares Dilemma, extrem zeitaufwendig und nicht zielführend. Konzentrieren Sie sich immer auf zukünftige Lösungsmöglichkeiten. Wer sich zu sehr mit Fehlern, d. h. mit der Vergangenheit, beschäftigt, verliert den Blick für Lösungen, die in der Zukunft liegen. Das Sprechen über Hoffnungen, Wünsche und Interessen hilft oft, Konflikte zu lösen. Konfliktlösung erfordert Disziplin. Denken Sie daran, dass Menschen ihre eigenen Ideen am besten finden. Das Prinzip der Kooperation ist Voraussetzung für eine erfolgreiche Kommunikation (Ulsamer, 1997).

11.3.7 Verhaltensmuster bei Konflikten

» Wer etwas will, sucht Wege, wer etwas nicht will, sucht Gründe. (H. Kostial) «

Herr Sommer (PDL) hat eine Teambesprechung für 10 Uhr einberufen. Bis auf Frau Köhler sind alle zwölf Teammitglieder pünktlich erschienen. Um 10.15 Uhr kommt Frau Köhler und zieht sich auf dem Flur noch in aller Ruhe einen Kaffee. In dem neuen Besprechungsraum darf nicht getrunken oder gegessen werden und Herr Sommer lässt, kommentarlos, Frau Köhler den Kaffee auf dem Flur noch austrinken. Da Herr Sommer stets bemüht ist, Konflikte mit seinen Mitarbeitern zu vermeiden, toleriert er auch an dieser Stelle das Verhalten von Frau Köhler.

Die Atmosphäre im Besprechungsraum ist deshalb angeheizt, es »brodelt« schon.

Für Herrn Sommer bedeutet jede Konfliktsituation zwangsläufig Stress. Um dies zu vermeiden akzeptiert er Fehlverhalten einzelner Teammitglieder, merkt dabei aber nicht, dass er damit den anderen aus seinem Team, die hier z. B. pünktlich erschienen sind, »vor den Kopf« stößt. Indem er dieses Verhalten toleriert, legitimiert er die Unpünktlichkeit von Frau Köhler.

Hier hat Herr Sommer keine klaren Grenzen gesetzt, er ist seiner Aufgabe als Führungskraft nicht gerecht geworden (Führungsinkompetenz). Ein Verhalten dieser Art wird vom Team nicht akzeptiert und führt zum mittelbaren Verlust der Akzeptanz der Führungskraft (Laissez-faire-Stil, der nicht ankommt).

> **Mitarbeiter erwarten von Vorgesetzten Führungsqualität, sowohl im sozialen als auch im fachlichen Umfeld.**

Eine schwache Leitung, wie bei Herrn Sommer verunsichert die Mitarbeiter, es kann deshalb zu aggressivem Verhalten und Konflikten innerhalb des Teams führen (»es brodelt«). Die Reaktion der Führungskraft in schwierigen Situationen ist nicht einschätzbar, der Verlust des Vertrauensverhältnisses Mitarbeiter – Führungskraft ist zwangsläufig.

Erlauben Sie aus Angst vor Konflikten generell das Fehlverhalten einzelner Teammitglieder, tolerieren Sie also unangepasstes Verhalten, haben Sie im schlimmsten Fall das ganze Team gegen sich. Für alle im Team gelten die gleichen Regeln, achten Sie konsequent auf die Einhaltung.

Ihre Erfahrungen mit vergangenen Konflikten haben einen Einfluss darauf, wie Sie heute über Konflikte denken, was Sie in Konfliktsituationen empfinden und welches Verhalten Sie bei der Konfliktbewältigung zeigen.

Überdenken Sie Ihre Einstellung, die Sie in Bezug auf Konflikte haben. Wenn Sie eine grundlegend optimistische Haltung gegenüber Konflikten haben, überträgt sich Ihre innere Haltung auch auf Ihre Mitarbeiter und umgekehrt, wie im oben genannten Beispiel, natürlich auch. Denken, Fühlen und Verhalten beeinflussen sich wechselseitig (◘ Abb. 11.1).

Worauf sich Ihr Denken in einer Konfliktsituation fokussiert und was Sie fühlen, entscheidet darüber, welches Verhalten Sie als Lösung wählen. Wenn eine Person für sich einen Konflikt als negativ einschätzt (Denken) und sich davor fürchtet ihn anzugehen (Gefühl), wird das Verhalten sehr wahrscheinlich ein Vermeiden der Situation sein (Verhalten). Das Beispiel mit Herrn Sommer zeigte dies sehr deutlich.

Führungskräfte nehmen bei Auseinandersetzungen oft eine ganz bestimmte Haltung ein (Kellner, 1999). Die Art, wie Führungskräfte mit Konfliktsituationen umgehen, ist jedoch nicht immer zielführend; zu diesen Verhaltensweise gehören:

Vermeiden Das Vermeiden eines Konflikts scheint auf den ersten Blick das Beste zu sein. Dem Konfliktpartner wird aus dem Weg gegangen, in der Hoffnung, der Konflikt löse sich von selbst (aussitzen) oder gerät in Vergessenheit. Erfahrungsgemäß passiert das aber nicht und der Konflikt verfestigt sich und wird dadurch (Stichwort: »verhärtete Fronten«) größer. Bei der Konfliktvermeidung werden weder die eigenen Interessen noch die Bedürfnisse des Gegenübers berücksichtigt (Motamedi, 1999). In Firmen erkennt man die passive Konfliktvermeidung bei übertriebenen Harmonievorgesetzten, die lieber alles »unter den Teppich« kehren. Sie wollen

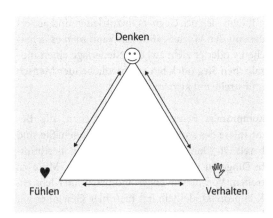

◘ **Abb. 11.1** Denken, Fühlen und Verhalten beeinflussen sich gegenseitig.

die Harmonie um jeden Preis aufrechterhalten und meiden unangenehme Themen, Situationen und Streit. Für Führungskräfte ist die starke Neigung zu passiver Konfliktvermeidung fatal (Kellner, 1999).

Durchsetzen Hier dominiert der Wunsch zu beweisen, dass man im Recht ist. Es wird versucht sich auf Kosten der anderen Person durchzusetzen. Nur der eigene Standpunkt zählt, die Meinung des Gegenübers ist unwichtig. Achtung: hier kann später die Rückrunde eingeleitet werden, der andere hat oft das Bedürfnis sich zu revanchieren, da er als Verlierer zurückgelassen wurde. Uneingestandene und oft unbewusste Minderwertigkeitsgefühle (»Ich darf auf keinen Fall mein Gesicht verlieren.«) werden im Konflikt reaktiviert.

Nachgeben Nachgeben ist eine Variante, um einen moralisch überlegenen Standpunkt zu behalten, auch wenn die Person in der Sache verloren hat. Nach dem Motto: »Der Klügere gibt nach.«. Die Person fühlt sich im Recht, gibt aber nach, da die andere Person noch nicht in der Lage ist die »richtige« Lösung zu erkennen. Konflikte werden dadurch oft schnell beendet. Ob es auf Dauer befriedigend ist immer nachzugeben sei dahingestellt (Motamedi, 1999). Kellner (1999) weist darauf hin, das Nachgeben mitunter Folgekonflikte nach sich zieht. Für die Gegenseite kann der Eindruck entstehen, dass es immer leicht ist, einen Sieg zu erringen. Das kann zu einer zunehmenden Dreistigkeit führen. Meist ist der, der nachgegeben hat, dennoch mit dem Sieg des Gegners unzufrieden und äußert das mit den Worten: »Mit mir kann man es ja machen.« oder er zieht aus der Niederlage einen moralischen Sieg (»Ich bin ein friedliebender Mensch und streite mit keinem.«).

Kompromiss Beide Parteien versuchen, die Bedürfnisse des anderen zu berücksichtigen. Sie sind bereit, zu Gunsten einer Einigung auf bestimmte Dinge zu verzichten und sich in der Mitte zu treffen. Von diesen Zugeständnissen aller lebt ein Kompromiss, deshalb hat man hier Gewinner auf beiden Seiten. Gleichzeitig verlieren aber auch beide Seiten, denn der Kompromiss wird ihren ursprünglichen Interessen nicht gerecht (Motamedi, 1999).

Kooperation Hier steht der hundertprozentige Gewinn für beide Seiten im Vordergrund. Beiden Parteien ist daran gelegen eine Lösung zu finden. Berücksichtigt werden die Interessen und Bedürfnisse beider Seiten. Oft werden bei diesem Vorgehen, diesem konstruktiven Austausch, neue Ideen entwickelt, die einem Beteiligten alleine nicht in den Sinn gekommen wären.

11.3.8 Konflikte sind verschieden

» Am Ärger festhalten ist wie wenn du ein glühendes Stück Kohle festhältst mit der Absicht, es nach jemandem zu werfen – derjenige, der sich dabei verbrennt, bist du selbst. (Buddha) **«**

Folgende Konfliktformen lassen sich unterscheiden:
1. Intrapersonale Konflikte,
2. interpersonale Konflikte,
3. Konflikte in oder zwischen Gruppen.

Intrapersonale Konflikte Intrapersonale Konflikte spielen sich in der Person ab (intra = innen). Das können Probleme, schwierige Entscheidungen oder Unsicherheiten sein. Selbstzweifel, die Gedanken drehen sich im Kreis, Sorgen, Angst. Die Person findet keine richtige Lösung, sie ist unzufrieden mit sich selbst.

Interpersonale Konflikte Das können Konflikte zwischen zwei oder mehreren Personen sein, die nicht miteinander auskommen. Nicht selten wird ein intrapersonaler Konflikt (die eigene Unzufriedenheit) auf andere Personen übertragen. So wird aus einem intrapersonalen Konflikt schnell ein interpersonaler Konflikt, wenn z. B. eine Person mit der eigenen Arbeit unzufrieden ist und dafür aber die Kollegen auf der Station verantwortlich macht.

Konflikte in oder zwischen Gruppen Bei Auseinandersetzungen in oder auch zwischen Arbeitsgruppen oder Teams spielen neben den persönlichen Aspekten zumeist auch abteilungs- oder unternehmensspezifische Probleme eine Rolle. Solche Gruppenkonflikte können sich aus veränderten Arbeitsbeziehungen ergeben. Das kann ein Führungswechsel, ein Umzug der Station in einen anderen Krankenhaustrakt und Umstrukturierungen sein.

Teammitglieder und Führungskräfte stehen immer wieder vor der Aufgabe, mit Konflikten umzugehen. Hier bedarf es einer differenzierten Sichtweise und einem entsprechenden Kompetenz für Konfliktmanagement. Auch die Fähigkeit sich in andere Menschen hineinzuversetzen, den Konflikt aus verschiedenen Perspektiven zu beleuchten und trotzdem neutral und sachlich zu bleiben. Eine Schulung/Training des Teams zum Thema Kommunikation und Konfliktmanagement kann hier sehr unterstützend wirken.

11.4 Wie können sich Konflikte entwickeln

11.4.1 Das Eisbergmodell

Jede Kommunikation enthält eine Sachebene und eine Beziehungsebene, d. h. was sagt der Mitarbeiter und was meint er wirklich damit? Um sich als Stationsleitung zu verdeutlichen, wie in der Gruppe agiert und miteinander kommuniziert (Gruppendynamik) wird hilft das Eisbergmodell (French, Bell, 1994; ◘ Abb. 11.2).

Was bewegt die Gruppe über die Sache hinaus und geht es bei kleineren Auseinandersetzungen oder Konflikten überhaupt noch um die Sache?

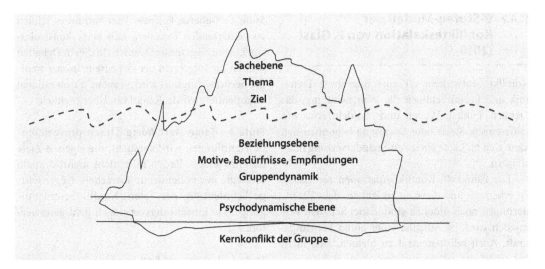

Abb. 11.2 Eisbergmodell.

In der Kommunikation wird die sichtbare Ebene des Eisbergs als die Sachebene bezeichnet. Die sichtbare Ebene eines Eisbergs ist jedoch nicht gefährlich, sondern das, was unter der Wasseroberfläche lauert. In der Kommunikation ist das die Beziehungsebene. Wenn Sie sich zwei Personen als Eisberge vorstellen, die im Wasser treiben, wo treffen sie sich zuerst? Nicht an der Spitze (Sachebene), sondern im unteren Teil (Beziehungsebene).

Auf dieser Ebene befinden sich alle versteckten Motive, Empfindungen und Bedürfnisse, die sich hinter sachlichen Aussagen verstecken können. Alles, was unterschwellig zwischen den Gesprächspartnern in der Kommunikation und Interaktion ausgetauscht wird.

Bei einem Eisberg, der im Wasser schwimmt, sind 10% über der Wasseroberfläche und 90% darunter verborgen. Dieser Teil, die große, unsichtbare Masse unter dem Wasserspiegel, das, was latent vorhanden ist, bestimmt das Verhalten der sichtbaren Spitze des Eisbergs (French, Bell, 1994).

Die Sachebene Hier geht es um die Sache, die Aufgabe der Gruppe und ihr Arbeitsziel. Darüber kommen die Teammitglieder in Kontakt und ins Gespräch.

Die Beziehungsebene Diese Ebene liegt knapp unter der Wasseroberfläche. Das Geschehen auf dieser Ebene lässt sich daraus ableiten, wie miteinander gesprochen wird, z. B.: »Wer hört wem zu?«, »Welches Teammitglied reagiert auf wen oder nicht?«, »Wer und was findet Beachtung oder nicht?«, »Warum wird ein Vorschlag von Person A aufgegriffen und von Person B nicht?« Diese Auswirkungen nehmen die Teammitglieder wahr, sie werden in aller Regel aber nicht ins Gespräch gebracht (Tabu). Die Kollegen reden eher in den Pausen darüber.

Die Psychodynamische Ebene »Welche unbewussten Motive liegen dem Verhalten zugrunde?« In neuen und unbekannten Situationen greifen wir auf unsere bisherigen Erfahrungen zurück und behandeln neue Situationen und Personen so, wie solche, mit denen wir früher zu tun hatten (Eltern, Geschwister). Abwehrmechanismen wie Übertragung und Gegenübertragung sind hier vorherrschend (Oberhoff, 2009).

Kernkonflikt Was ist für die Gruppe typisch, prägend oder Identität stiftend und was wird von den Gruppenmitgliedern immer wieder in neuen Varianten durchgespielt, im Sinne eines immer wieder auftretenden Handlungsmusters (Antons et al., 2004).

Wenn Sie ein Problem oder einen Konflikt im Team lösen müssen, denken Sie an das »Eisbergmodell«. Es geht oft um die Beziehungsebene und nicht um die Sachebene.

11.4.2 9-Stufen-Modell der Konflikteskalation von F. Glasl (2010)

Konflikte entwickeln oft eine ungeahnte Dynamik und beeinträchtigen die Wahrnehmung, das Denken, Fühlen, Wollen und Handeln. Was mit Differenzen, Stress oder Spannung begonnen hat, kann sich im Laufe einer Auseinandersetzung noch steigern.

Die Fähigkeit, Konfliktsituationen rechtzeitig zu erkennen und diese so zu lenken, dass Veränderungen noch möglich sind, dabei Schaden vermieden wird, ist Aufgabe einer guten Führungskraft. Auch selbst neutral zu bleiben, sich nicht auf eine Seite ziehen zu lassen oder sich zu verstricken.

Das Modell von Glasl soll Führungskräften und Konfliktmanagern helfen, den gegenwärtigen Stand eines Konflikts einzustufen. Jede Stufe erfordert ein anderes Vorgehen (Mediation, Supervision, Intervention, Prozessberatung, Rollenverhandeln, Coaching und andere Ansätze). Je nach Tragweite des Konflikts ist es ratsam auf externe Hilfe zurückzugreifen, weil ein Teamleiter, der in Führungsverantwortung steht, den Prozess nicht neutral begleiten kann. Hier würde die Rollengrenze zwischen Führen und Helfen verwischen.

Die 9 Eskalationsstufen (Glasl, 2010)
1. Verhärtung
2. Debatte, Polemik
3. Taten statt Worte
4. Images und Koalitionen
5. Gesichtsverlust
6. Drohstrategien
7. Begrenzte Vernichtungsschläge
8. Zersplitterung
9. Gemeinsam in den Abgrund

Stufe 1 – Verhärtung Verschiedene Standpunkte prallen aufeinander und verhärten zuweilen. Zeitweilige Ausrutscher. Das Bewusstsein über die bestehende Spannung bewirkt eine weitere Verkrampfung.

Stufe 2 – Debatte, Polemik Hier kommt es schnell zu verhärtenden Debatten, falls keine konstruktiven Lösungen gefunden werden. In diesen Debatten werden die Interessen der Gegenseite immer weniger berücksichtigt. Es wird so getan, als ob rational argumentiert würde. Kampf um Überlegenheit.

Stufe 3 – Taten statt Worte Durch provozierende Handlungen wird versucht, die eigenen Ziele durchzusetzen. Reden hilft nicht mehr, deshalb Strategie der vollendeten Tatsachen. Gegenseitige Fehldeutung der Taten, Konfliktbeschleunigung. Das Einfühlungsvermögen geht ganz verloren.

Stufe 4 – Images und Koalitionen Es wird versucht den Gegner zu isolieren und ihm Schaden zuzufügen. Die Kommunikation wird abgebrochen. Jede Partei sucht in diesem wachsenden Konflikt nach Verbündeten und es bilden sich Koalitionen. Verdecktes Reizen und Sticheln. Der Konflikt geht in die heiße Phase.

Stufe 5 – Gesichtsverlust Der Schlagabtausch wird härter, was auch zu Niederlagen und Demütigungen führen kann. Öffentliche und direkte persönliche Angriffe. Es wird versucht den Gegner bloß zu stellen, lächerlich zu machen und ihn zu verletzen. Verlust der Außenwahrnehmung.

Stufe 6 – Drohstrategien Drohungen und Gegendrohungen werden offen ausgesprochen. Die Parteien manövrieren sich selbst in einen Handlungszwang.

Stufe 7 – Begrenzte Vernichtungsschläge Um Stufe 6 noch mehr Gewicht zu verleihen, werden auf dieser Stufe begrenzte Vernichtungsschläge gegen den Konfliktgegner ausgeführt. Menschliche Qualitäten werden nicht mehr respektiert. Der Gegner wird persönlich geschädigt.

Stufe 8 – Zersplitterung Die Vernichtung bzw. Zerstörung des Gegners ist das Ziel, koste es, was es wolle. Die Stufen 8 und 9 sind vollständig darauf ausgerichtet, auch wenn dabei der eigene Untergang zu befürchten ist.

Stufe 9 – Gemeinsam in den Abgrund Totale Konfrontation, kein Weg führt mehr zurück. Vernichtung des Feindes selbst zum Preis der Selbstvernichtung.

Im Berufsalltag enden glücklicherweise die meisten Konflikte nicht erst auf Stufe 9.

Lösungsstrategien in Abhängigkeit von der Eskalationsstufe

Der Erfolg einer Behandlung des Konflikts hängt von der Einschätzung der Eskalationsstufe ab. Wenn z. B. die Parteien der Meinung sind und dies auch in ihrem Verhalten zeigen, dass »Reden« nicht mehr hilft und sie sich gegenseitig vor vollendete Tatsachen setzen und keine Empathie mehr vorhanden ist, kann die Methode des Rollenverhandeln (Harrison, 1971) wirksam sein.

Das Eskalationsniveau bestimmt die Lösungsstrategie und auch, ob die Leitung selbst eingreift oder auf externe Unterstützung zurückgreift. Eine Führungskraft kann ohne Erfahrung und »Handwerkszeug in Konfliktmanagement« kaum eine Deeskalation erzeugen, da es schnell zu Verstrickungen kommen kann. Ab Stufe 4 ist es kaum noch möglich den Konflikt ohne externe Hilfe zu bewältigen.

Förderlicher ist es, wenn eine neutrale dritte Person, ein Mediator, Coach, Berater oder Supervisor die Konfliktbearbeitung leitet und begleitet. Die Authentizität dieser Person ist dabei von großer Wichtigkeit.

- **Methode des Rollen-Verhandeln nach Harrison**

Bei der Methode des Rollen-Verhandeln nach Harrison (1971) muss ganz konkret erwünschtes Verhalten benannt werden und keine allgemeinen Wünsche, wie z. B. »Sei ein kooperativer Kollege …«. Bei dieser Methode geht es nicht darum, alte Dinge aufzuarbeiten, die Person A an Person B in der Vergangenheit gestört haben, sondern darum stark zukunftsbezogen vorzugehen. Was braucht Person A künftig von Person B.

Durch das Aufschreiben kehrt zum einen Ruhe und zu anderen werden verbale Attacken oder Vorwürfen vermieden, wie: »Du bist immer so …«.

> **Fragebogen zum Rollenverhalten (nach Harrison, 1971)**
> Person A füllt ein Blatt aus, das an den Gegner Person B gerichtet ist. Person B tut dies in gleicher Weise für Person A.
> Damit ich A, meine Funktion als Mitglied des Teams gut erfüllen kann, bitte ich dich B:
> - folgendes Verhalten künftig neu oder öfter zu zeigen,
> - folgendes Verhalten künftig nicht mehr oder weniger öfter zu zeigen,
> - folgendes Verhalten ganz unverändert beizubehalten.
>
> Bei allen Punkten werden konkrete Verhaltenswünsche eingetragen.
> Datum:
> Kontrolltermin:
> Unterschrift beider Parteien

Wenn Person A und Person B ihre Wünsche ausgetauscht haben, werden anschließend Klärungsfragen gestellt und vereinbart, welche Wünsche erfüllt werden. Hierbei ist es wichtig, dass keine Zusagen unter Zwang gemacht werden. Zum Schutz der Autonomie gilt, dass die Konfliktparteien nicht alle Wünsche des anderen erfüllen müssen. Durch die Unterschrift auf dem Blatt wird bestätigt, was vereinbart wird. Zum Schluss wird ein Kontrolltermin vereinbart. Die Parteien haben so die Gelegenheit, das zugesagte Verhalten zu praktizieren.

Bevor die Parteien auseinander gehen, ist eine Symbolhandlung (sich die Hand reichen und dabei anschauen) von großer Bedeutung. In manchen Fällen kommt es hier sogar zu einer ersten humorvollen Annäherung (A und B schauen sich das erste Mal wieder an).

Bei der Behandlung von Konflikten ist es von Bedeutung, dass eine Vorgehensweise gefunden wird, die für die jeweilige Situation stimmig ist und die im Verlauf überprüft und angepasst wird. Weiterhin ist darauf zu achten, ob äußere Faktoren, wie z. B. Aufgabeninhalte oder Strukturen in der Organisation für den Konflikt verantwortlich sein könnten.

Literatur

Altmann G, Fiebiger H, Müller R (2001). Mediation: Kon-
    fliktmanagement für moderne Unternehmen. Beltz,
    Weinheim
Antons K, Amann A, Clausen G, König O, Schattenhofer K
    (2004) Gruppenprozesse verstehen. Gruppendyna-
    mische Forschung und Praxis. Sozialwissenschaften,
    Wiesbaden
French WL, Bell CH (1994) Organisationsentwicklung: Sozial-
    wissenschaftliche Strategien zur Organisationsverände-
    rung. Haupt, Bern
Glasl F (2010) Konfliktmanagement. Haupt, Bern, Freies
    Geistesleben, Stuttgart
Grant Halverson H (2012) Nine things successful people do
    differently. Boston, Harvard Business Review Press
Harrison R (1971) Role negotiation: A tough minded ap-
    proach to team development. In: Burke W, Hornsteiner
    H (eds.) The social technology of organization develop-
    ment. University Associates, Washington
Kanitz A v. (2009) Gesprächstechniken. Haufe, München
Kellner H (1999) Konflikte verstehen, verhindern, lösen. Carl
    Hanser, München
Kreyenberg J (2005) Handbuch Konflikt-Management.
    Cornelson, Berlin
Kulbatzki P, Schulz-Debor U (1993) Konfliktsituationen im
    Krankenhaus. Recom, Kassel
Motamedi S (1999) Konfliktmanagement. Gabal, Offenbach
Oberhoff B (2009) Übertagung und Gegenübertragung in
    der Supervision. Theorie und Praxis. Daedalus, Münster
Possehl G, Meyer-Grashorn A (2008) Trust yourself. Haufe,
    München
Rosenberg MB (2007) Gewaltfreie Kommunikation. Aufrich-
    tig und einfühlsam miteinander Sprechen. Junfermann,
    Paderborn
Tewes R (2011) Verhandlungssache. Verhandlungsführung in
    Gesundheitsberufen. Springer, Berlin Heidelberg
Ulsamer B (1997) Excellente Kommunikation mit NLP. Gabal,
    Offenbach

Herausforderungen im Team

12.1   **Position und Macht – 180**
12.1.1   Bossing, Mobbing, Flaming, Chairing – 181

12.2   **Neid – 184**

12.3   **Schwierige Mitarbeiter - Störendes Teamverhalten – 185**
12.3.1   Hierarchische Probleme – 185
12.3.2   Weitere Störungsfaktoren – 186

12.4   **Störfaktoren in der Kommunikation – 190**
12.4.1   Kommunikationsstrukturen – 191
12.4.2   Kommunikationsfallen – 192
12.4.3   Beachten Sie Kommunikationsregeln – 192

12.5   **Hilfreiche Kommunikations- und Moderationstechniken – 193**
12.5.1   Deeskalation – 193
12.5.2   Verschiedene Fragetechniken – 194
12.5.3   Die Methode der Moderation – 196
12.5.4   Mind Mapping – 197

Literatur – 200

© Springer-Verlag Berlin Heidelberg 2016
S. Möller, *Erfolgreiche Teamleitung in der Pflege*,
DOI 10.1007/978-3-662-50288-4_12

12.1   Position und Macht

Anerkennung, Wertschätzung, Bevorzugungen, Übertragung von Verantwortung etc. werden von den Teammitgliedern genau registriert. Das sollten Sie als Teamleitung immer »im Hinterkopf« haben. Wahrgenommene Ungerechtigkeiten können zu Intrigen und Machtkämpfen führen. Wenn der Teamkollege bevorzugt wird, ist das eine Kränkung. Es geht um das unerfüllte Bedürfnis nach Anerkennung.

> **Ein wichtiger Faktor der zur Arbeitszufriedenheit beiträgt ist Anerkennung.**

Das können lobende Worte des Vorgesetzten oder auch Kollegen, auf dessen Meinung man sehr viel Wert legt, sein. Jeder Mensch braucht Anerkennung, um sich zu entwickeln. Anerkennung ist ein Führungsmittel, das leicht einzusetzen ist. Trotz alledem fällt es Führungskräften schwer, Lob auszusprechen (»Wenn ich nichts sage, ist das doch Lob genug.«) oder sie entziehen sich mit typischen Antworten (»Dafür habe ich keine Zeit, hier gibt es wichtigere Dinge zu erledigen.«). Vielfach steckt auch eine gewisse Angst dahinter, die richtigen Worte zu finden. Eine authentische Führungskraft macht sich darüber keine Gedanken, die richtigen Worte kommen von innen und sind offen und ehrlich gemeint.

Um Position und Macht geht es auch oft bei Auseinandersetzungen auf der emotionaler Ebene. Man will sie gewinnen, behalten oder demonstrieren (Kulbatzki, Schulz-Debor, 1993). Diese Machtausrichtung schließt eine Verständigung untereinander aus. Konflikte eskalieren, es gibt kein vor und zurück, solange bis einer der Beteiligten unterliegt. Das bedeutet jedoch keinesfalls eine Lösung des Konflikts, sondern vielmehr, dass die nächste Auseinandersetzung schon vorprogrammiert ist. Manchmal mit denselben Beteiligten, mitunter auch mit anderen Personen, bei denen dann »Dampf abgelassen« wird, es bleibt auf der der emotionalen Ebene. Menschen, denen Position und Macht wichtig sind, beschreiben sich auch selbst als »einsamer Wolf« oder »Fighter«. So ein Verhalten ist kontraproduktiv für jede Teamarbeit und belastet das Klima oft schwer.

Es ist ein Unterschied, ob jemand Macht hat oder Macht ausübt, ebenso, ob jemand eine Autorität ist oder sich autoritär verhält. »Macht an sich ist weder gut noch böse. Ob sie sich positiv oder negativ auswirkt, hängt davon ab, wie man mit ihr umgeht.« (Bauer-Jelinek, 2007:13).

Es hängt davon ab, welches Bild von Führung die Leitung im Kopf hat?

Eine Möglichkeit:

Die Führungskraft sieht ihre Mitarbeiter wie unmündige Kinder (Mutter der Station). Sie hat die Fäden in der Hand, Verantwortungsbewusstsein und Selbstbewusstsein der Mitarbeiter können sich dabei nicht entwickeln. Dies führt zu Unsicherheit. Die Stationsleitung will immer über alles informiert werden und entscheidet dann schließlich allein.

Die Führungskraft trägt hier mit ihrem spezifischen Führungsverhalten dazu bei, dass sich die Mitarbeiter nach ihren Vorstellungen verhalten und nicht anders.

Andere Möglichkeit:

Die Führungskraft verfügt unabhängig ihrer hierarchischen Stellung über eine vom Team verliehene Autorität. Die Mitarbeiter vertrauen deshalb der Führungskraft, weil sie sich als Teil des Teams sieht und trotzdem ihre Führungsrolle konsequent lebt.

Auch am Kommunikationsverhalten lässt sich die innere Haltung ablesen. An bestimmten Formulierungen und am Tonfall kann man erkennen, in welcher Haltung die Betroffenen zueinander stehen und wer wen dominiert: »Mein liebes Kind ….«, »Jetzt hören Sie einmal ganz genau zu!«. Der Gesprächspartner wird herabgesetzt und kleingemacht, hier wird verbal Macht ausgeübt. Es handelt sich um eine Vater-Kind-Kommunikation, die sehr schnell und unbewusst abläuft. Die Führungskraft wechselt in den Zustand des Eltern-Ichs und spricht seinen Mitarbeiter auf der Kind-Ich Ebene an. Solche Wechsel in der Kommunikation beschreibt Berne (1970) in seinem Modell der **Transaktionsanalyse** (TA) sehr prägnant. Die Transaktionsanalyse beschreibt verschiedene Ich-Zustände (Erwachsenen-Ich, Eltern-Ich, Kind-Ich), mit denen beschrieben wird, auf welcher Ebene eine Person aktuell agiert.

Das »Erwachsenen-Ich« Das »Erwachsenen-Ich« entwickelt sich beim Heranwachsen durch die Auseinandersetzung mit der Umwelt (Denken und Gebrauch der Ratio, Analyse, Schlussfolgerungen ableiten, Entscheidungen treffen). Aus dem »Erwachsenen-Ich« handelt eine Person, wenn sie selbstbestimmt Gefühle, Gedanken, Handlungen und Entscheidungen herbeiführt. Hier wird geprüft, ob Inhalte aus dem »Eltern-Ich« und dem »Kind-Ich« in der Gegenwart noch zutreffen und noch günstig zur Entscheidungsfindung sind. Auch, welche Gefühle aus dem »Kind-Ich« in welcher Situation gezeigt werden dürfen.

Das »Eltern-Ich« Das »Eltern-Ich« beinhaltet Wert- und Moralvorstellungen, Normen, Regeln und Verbote, Vorurteile sowie alle Umwelteinflüsse, die eine Person im Laufe ihrer Entwicklung gelernt und übernommen hat. Diese sind der Person meist nicht mehr bewusst, sie bestimmen ihr Verhalten automatisch, insbesondere in Stresssituationen. Das »Eltern-Ich« setzt sich aus einer kritisch wertenden (weist zurecht, befiehlt, bestraft, kontrolliert) und einer unterstützend-fürsorglichen (hört zu, hat Verständnis, lob, tröstet, pflegt, unterstützt) Komponente zusammen.

Das »Kind-Ich« In diesem Ich-Zustand sind alle Gefühle gespeichert, die eine Person als Kind hatte. Das »Kind-Ich« wird von seiner Funktion her unterteilt in das freie Kind (spontan, kreativ, hemmungslos, freut sich, faulenzt), das angepasste Kind (gehorcht, zieht sich zurück, zögert, höflich, unsicher) und das rebellische Kind (mutig, trotzig, beschwert sich über Ungerechtigkeiten).

Durch das Bewusstmachen dieser verschiedenen Haltungen kann, gerade wenn es um Kommunikationsverhalten geht, eine positive Veränderung erreicht werden. Im Berufsalltag und speziell in der Kommunikation mit den Teammitgliedern ist es wünschenswert, aus dem Erwachsenen-Ich heraus zu handeln und zu kommunizieren.

12.1.1 Bossing, Mobbing, Flaming, Chairing

» Wer schweigt, macht mit, wer Unrecht zulässt, stärkt es. (unbekannt) **«**

- **Bossing**
Bossing ist eine Form von Mobbing. Geht der Konflikt vom Vorgesetzten aus und richtet sich gegen Unterstellte, so spricht man von Bossing (engl. »boss«, Chef). Für die systematische Schikane

durch Vorgesetzte hat sich dieser Begriff herauskristallisiert. Dieser wird auf die Untersuchungen von Kile zurückgeführt, der in Norwegen auf diesen Umstand aufmerksam gemacht hat und diese Variante des Mobbings als »gesundheitsgefährdende Führerschaft« bezeichnet (Kile, 1990).

Beim Bossing werden z. B. die Möglichkeiten des Mitarbeiters eingeschränkt sich zu äußern und zusätzlich wird durch Drohungen Druck ausgeübt. Der Beschäftigte erhält Arbeitsaufgaben, die nicht seiner Qualifikation entsprechen. Er wird von Besprechungen ausgeschlossen, Gespräche finden ohne ihn aber über ihn statt. Es werden Gerüchte über den Betreffenden verbreitet. Das Opfer wird vor dem Team von dem Vorgesetzten lächerlich gemacht. So wird z. B. in der Teamfrühbesprechung ein Teammitglied zum wiederholten Male vom Chef(arzt) in erniedrigender Weise für vermeintliche Fehler verantwortlich gemacht.

Wenn Chefs mobben, kann es ein Zeichen von Unsicherheit sein. Fast (2009) untersuchte in seiner jüngsten Studie, in welchen Situationen sich Chefs aggressiv verhalten und warum. Erst wenn sich ein Vorgesetzter inkompetent und unsicher fühlt, steigt seine Aggressionsbereitschaft gegenüber seinen Mitarbeitern drastisch an. Menschen in machtvollen Positionen brauchen mehr als andere das Gefühl von Kompetenz und Stärke, um die Anforderungen und Erwartungen zu erfüllen, die mit ihrer Position verbunden sind. Wer sich selbst als unsicher wahrnimmt, könnte sich von einem Untergebenen rasch (auch grundlos) bedroht fühlen und entsprechend offensiv reagieren.

- **Chairing**
Dieser Begriff bezeichnet unfaire Attacken von Führungskräften auf derselben Hierarchiebene. Vorgesetzte (Chairmen) arbeiten dabei wechselseitig daran, am Stuhl (chair) des anderen zu sägen.

- **Mobbing**
Mobbing (engl. »to mop«, anpöbeln, angreifen, bedrängen, über jemanden herfallen).

Beispiel
Im Zuge eines Umbaus und der Umstrukturierung einer privaten Augenklinik lässt der Chef in einem Nebensatz vor den Angestellten fallen, dass

wahrscheinlich in Zukunft nur noch zwei anstatt drei medizinische Fachangestellte benötigt werden, der OP bleibt weiter mit zwei Anästhesiefachpflegern besetzt. Corinna Carstens wird hellhörig und überlegt sich eine »Strategie«, um ihre Kollegin Marianne Baumann »loszuwerden«. Ihre andere Kollegin Regina Schlag, die eher etwas schüchtern und zurückhaltend ist, wird in den folgenden Wochen von ihr »umgarnt«. Corinna Carstens bietet dauernd unaufgefordert ihre Hilfe an und verabredet sich auch privat mit ihr. Im Praxisalltag verweist sie immer wieder auf kleine Fehler von Marianne Baumann und äußert sich abfällig, v. a. in ihrer Abwesenheit. Regina Schlag lässt sich zunächst darauf ein und lästert mit. Zusammen zu »tratschen« lockert ja auch den Arbeitsalltag ein bisschen auf und nimmt den Stress. Corinna Carstens fühlt sich sicher und geht jetzt einen Schritt weiter. Sie verursacht absichtlich Fehler, die sie Marianne Baumann zuschreibt. Regina Schlag fällt auf, dass das nichts mehr mit »harmlosen Tratsch« zu tun hat und ihre Kollegin Marianne Baumann mittlerweile richtig schikaniert wird. Das empfindet sie als so belastend, dass sie noch am selben Tag, abends nach der Sprechstunde mit ihrem Chef darüber spricht. Er nimmt sich der Sache an.

Die Übergänge zwischen lästern und mobben sind fließend und an entsprechender Stelle, als bereits involvierte Kollegin auszusteigen ist oft nicht leicht und erfordert Mut und Selbstvertrauen. Nicht wegschauen und billigen, sondern hinschauen und aktiv werden ist immer die bessere Alternative. Auch, wenn es im ersten Moment schwieriger erscheint, ist es auf lange Sicht gesehen besser, weil das Richtige getan wurde.

Es gibt Probleme im Berufsalltag, die das Arbeitsklima besonders belasten. Dazu gehört Mobbing.

Mobbing bezeichnet eine genau einzugrenzende Form des arbeitsbezogenen Psychoterrors. Unter Mobbing am Arbeitsplatz versteht man eine konfliktbelastete Situation, bei der die betroffene Person von einer oder mehreren Personen systematisch, mindestens einmal pro Woche, und mindestens während eines zusammenhängenden halben Jahres, mit dem Ziel und/oder Effekt des Ausschlusses aus dem gemeinsamen Tätigkeitsbereich, direkt oder indirekt angegriffen wird. Als Psychoterror gelten An- und Übergriffe, die die Kommunikationsmöglichkeiten von Beschäftigten einschränken, ihre sozialen Beziehungen und ihr soziales Ansehen schädigen, die Qualität ihrer Berufs- und Arbeitssituation verschlechtern, die Gesundheit belasten und letztlich die Ausgrenzung und den Ausschluss des Angegriffenen aus dem Betrieb bezwecken (Leymann, 1993).

Synonym zu dem Begriff Mobbing wird auch der Begriff »Bullying« verwendet, der so viel wie tyrannisieren, einschüchtern, schikanieren bedeutet. Bullying, das im Ursprung vom Hauptwort »bully« abgeleitet ist bedeutet »brutaler Mensch« oder »Tyrann« (Pikas, 1989).

Mobbing wird von Kollegen und Mitarbeitern betrieben. Dabei handeln die Täter selten allein, überwiegend agieren sie in Gruppen. Andere Gruppenmitglieder werden aufgehetzt und mitgezogen. In bestimmten Branchen ist Mobbing besonders verbreitet, z. B. im Gesundheits- und Erziehungswesen und in der öffentlichen Verwaltung: Mitarbeiter im Gesundheitswesen sind 7-mal häufiger von Mobbing betroffen als Mitarbeiter anderer Berufe (Zapf, 2000).

Personen, die mobben verfügen oft über eine mangelnde Fähigkeit zur Kommunikation. Auch Intoleranz, soziale Unsicherheit und die Unfähigkeit Konflikte offen auszutragen gehören dazu. Neid, Missgunst, Arroganz, Frustration, Langeweile, Druck und Konkurrenzangst sind oft die Auslöser für Mobbing (Leymann, 1993).

- **Flaming**

Flaming (engl. Flame, Flamme, lodern, brennen) heißt, dass sich Informationen über email im Betrieb wie ein Lauffeuer ausbreiten. Es kann sogar so weit gehen, dass Informationen und persönliche Eindrücke von einer Besprechung, die nur für einen, vermeintlich nahestehenden Kollegen bestimmt waren, plötzlich für alle zugänglich gemacht worden sind (»Oh, da bin ich wohl auf Verteiler gekommen.«). Nicht alle Kollegen verhalten sich immer loyal. Die Zusammenarbeit ist danach extrem vergiftet. Im schlimmsten Fall kann dies sogar zur Kündigung des Schreibers führen.

Wie kann sich eine Person, die gemobbt wird, verhalten?
- Fakten sammeln und notieren (wer hat was, wann gesagt oder getan).
- Zeugen suchen.
- Die Aufzeichnungen an einem sicheren Ort aufbewahren.
- Mit dem Vorgesetzten darüber sprechen.
- Externe Hilfe suchen (Hausarzt, Beratungsstellen, Betriebsarzt).

Wie verhalte ich mich als Teamleiter?

Auch ein Teamleiter kann selbst ungewollt die Ursache für Mobbing werden. Wenn er z. B. einen Lieblingsmitarbeiter hat, den er ständig bevorzugt und als Vorbild darstellt. Diese Mitarbeiter (»Stationsliebling«, »Musterschüler«, »Lieblingsmaus«) können von den Kollegen hinter dem Rücken der Leitung gemobbt werden. Bevorzugen Sie als Teamleitung kein Teammitglied und denken Sie daran, wenn Sie Lob und Anerkennung verteilen. Ihre Mitarbeiter haben sehr »feine Antennen« dafür, wer was wann bekommt.

Auch Mitarbeiter, die der Teamleiter selbst nicht mag und über die er vielleicht einmal abfällige Bemerkungen fallen lässt, werden leicht zu Mobbing-Opfern. Sie gelten schnell als »Prügelknaben«, die die Leitung »zum Abschuss« freigegeben hat. Seien Sie als Führungskraft immer vorbildlich und positiv in Ihrem Verhalten, die Mitarbeiter beobachten ihr Verhalten ganz genau.

Beobachten Sie kritisch, ob nicht vielleicht doch uralte Vorurteile (»…wieder eine von Station 13…«), ungerechtfertigte Abneigungen, Konkurrenzdenken (»Es ist nur eine Oberarztstelle frei.«) und andere menschliche Schwächen die Ursache für Mobbing in Ihrem Team geworden sind. Sie dürfen nicht zulassen, dass z. B. jüngere Kollegen ältere Mitarbeiter (»Das kapiert die doch nie mit dem neuen Computer.«) oder umgekehrt (»Die ist doch viel zu jung und unerfahren im OP.«) schikanieren. Achten Sie auf Ihre Vorbildfunktion.

Kellner (1999) weist darauf hin, wachsam gegenüber Mitarbeitern zu sein, die sich selbst immer dann als Mobbing-Opfer bezeichnen, wenn sie ihren Willen nicht bekommen, keine Lust haben sich in eine Arbeitsgruppe einzufügen, ihnen die Arbeit zu anstrengend wird oder keine Kritik annehmen können. Nicht immer sind Mobbing-Opfer die armen, unschuldigen Opfer. Berechtigte Kritik in Form und Vortrag wird gelegentlich als Mobbing uminterpretiert, insbesondere von jammernde Egoisten, Verwöhnten oder »Sensibelchen«.

Mobbing ergibt sich immer aus einem Konflikt, der selbst vielleicht noch gar nicht offenliegt, aus Fehlverhalten (von Opfer, Täter oder Chef) oder aus einem allgemein konfliktträchtigen Umfeld. Dieses kann durch übermäßigen Stress entstehen, durch Langeweile oder auch durch drohende Probleme wie Personalabbau oder Umorganisation. Ständiger Zeitdruck und Überforderung begünstigen Mobbing. Rücksichtnahme, Kollegialität und Hilfsbereitschaft bleiben in derartigen Situationen schnell außen vor (Leymann, 1993).

Bei übermäßigen Stress kann es vorkommen, dass Mitarbeiter ihren Frust an einem schwachen und wehrlosen Mitglied des Teams oder an dem (vermeintlichen) Verursacher der Belastungen auslassen: »Wenn Frau Becker nicht so nachlässig arbeiten würde, hätten wir alle nicht so viel Ärger.«, »Die wird schon sehen, was sie davon hat!«.

Mobbing hat selten einen sachlich nachvollziehbaren Grund in der Person. Mobbing aus Angst vor Veränderungen (zwei aus dem Team müssen auf eine andere Station wechseln) oder vor Verlust des Arbeitsplatzes können dazu führen, dass jeder Kollege ein Konkurrent ist. In solchen Situationen wird das Mobbing-Problem nicht allein dadurch aus der Welt geschafft, dass man das Opfer entfernt. Die Täter suchen sich sofort ein neues Opfer. Jeder, der weg ist, ist ein Konkurrent weniger. Es sind oft Personen gefährdeter, die sich auf irgendeine Weise von den anderen Kollegen unterscheiden. Das bedeutet, die Täter reagieren nicht auf eine objektiv nachvollziehbare fehlende Qualität des Opfers, sondern agieren aus Angst oder Aggressivität. Werden solche Gefühle nicht offen gelegt und bearbeitet, wirkt die zerstörerische Form des Mobbings weiter.

Präventionsmaßnahmen wie etwa Anti-Mobbing-Konventionen, Betriebsvereinbarungen und der Einsatz von Mobbing-Beratern und Schulungsmaßnahmen für Mitarbeiter und Führungskräfte sind daher wichtig und werden schon in einigen

Kliniken durchgeführt. In vielen Fällen beginnt Mobbing unmittelbar nach Antritt einer neuen Arbeitsstelle. Am häufigsten tritt Mobbing unter Gleichgestellten auf, daher sind Gruppen dafür anfällig. Frauen sind häufiger Mobbing-Opfer als Männer. Welche Kosten und Konsequenzen Feindseligkeit unter der Belegschaft für das Gesundheitssystem und die einzelnen Mitarbeiter nach sich zieht, zeigt Arle (2004) auf (► Top im Job: Nicht ärgern, ändern).

12.2   Neid

>> Der Neid ist die aufrichtigste Form der Anerkennung. (W. Busch) **«**

Es gibt zwei Voraussetzungen für Neid: Konkurrenz und ein geringes Selbstwertgefühl.

Beispiel
Carola Schneider absolvierte ihre Ausbildung zur Pflegerin in Brasilien und arbeitete dort über fünfzehn Jahre selbstständig in einem Dorf. Sie wurde so ausgebildet, dass sie im Notfall einen Arzt oder eine Hebamme ersetzen konnte. Fachärzte und Krankenhäuser waren Stunden entfernt und schlecht zu erreichen. Die Arbeit von Carola Schneider ist durch ein solides Fachwissen, schnelles und richtiges Handeln und oft auch durch Improvisationstalent geprägt. Zurück in Deutschland arbeitet Carola Schneider in der Notfallambulanz einer großen Klinik in Hessen. Von ihrer Kollegin Kristina Meier wird sie beneidet, weil sie für ihre Arbeit mehr Anerkennung und Lob von den Ärzten bekommt. Kristina Meier gibt ihren Neid aber nicht zu, sondern äußert »Das möchte ich gar nicht alles können, was Carola kann, da müsste ich ja noch mehr machen.« und »Na ja, so toll war die Erstversorgung auch nicht.«.

Das Schlechtreden von etwas, was man eigentlich selbst gerne hätte, ist symptomatisch für neidische Menschen, das ist die einfachste und häufigste Reaktion. Neid macht unzufrieden (Haubl, 2001).

Es gibt drei Formen von Neid: Depression, Ehrgeiz und Empörung (Haubl, 2001).

— Der **Depressive** erkennt an, dass der andere das begehrte Gut rechtmäßig besitzt. Er glaubt nicht, dass er fähig ist, das Gleiche zu erreichen. Ärger und Wut richtet er gegen sich selbst.
— Der **Ehrgeizige** wird durch seinen Neid angespornt. Ärger und Wut verwandelt er in die Anstrengung, etwas zu erreichen.
— Der **Empörte** glaubt, dass der andere das beneidete Gut nicht rechtmäßig besitzt.

Im o. g. Beispiel ist Kristina Meier eine »Empörte«, die versucht, Carola Schneider mit ihrem Gerede bei den anderen Kolleginnen schlecht zu machen. Bei jeder passenden Gelegenheit lässt Kristina Meier »spitze Bemerkungen« über Carola Schneider fallen. Sie sucht Verbündete, die Carola Schneider auch nicht mögen. Dieses Verhalten ist typisch. Neider werten ihr Selbstwertgefühl auf, indem sie sich mit anderen verbünden. Schafft es Kristina Meier viele Mitstreiter gegen Carola Schneider zu finden, kann das neidische Verhalten nahtlos in Mobbing übergehen. Gehen die Kolleginnen nicht auf die gehässigen Bemerkungen ein, weil es kleinlich und kindisch wirkt oder halten noch dagegen (»Das hat sie doch wirklich gut gemacht, ein Arzt hätte es auch nicht anders gemacht.«), wird das Selbstgefühl des Neiders noch schwächer und der Neid auf die Kollegin wächst.

Wie können Sie sich verhalten, wenn Sie in Carola Schneiders Situation wären? Wenn man selbst beneidet wird, hilft es, positiv über den anderen zu sprechen. Lobt man Neider nimmt man die Konkurrenz nicht an (»Toll, dass du mir bei dem Patienten alles so schnell angereicht hast, wir waren ein gutes Team!«), stattdessen verkehrt man sie in Wertschätzung. Es ist fast unmöglich, jemanden zu beneiden, von dem man weiß, dass er einen schätzt.

Neid liefert uns Aufschluss über unseren Selbstwert, unseren Ehrgeiz und unser Gerechtigkeitsempfinden. Er regt uns an zu prüfen, ob unsere Ziele, die wir im Leben verfolgen, angemessen sind (Haubl, 2001).

Beispiel
Auf einer Stationsleitersitzung erfahren Frau Schultz und Frau Koch, dass sie an einer dreitägigen Fortbildung zum Thema »Kommunikation

und Gruppendynamik« teilnehmen dürfen. Die Fortbildung findet in einem schönen Tagungshotel im Harz statt. Die Frauen sind begeistert und Frau Koch überlegt gleich laut, ob sie ihre Langlaufski mitnimmt. Frau Herold und ihre Stellvertreterin Frau Susen, die auch an der Sitzung teilnehmen wollten, sind enttäuscht. Sie sind doch schon viel länger in der Klinik tätig und haben bislang nur eintägige hausinterne Seminare besuchen dürfen. Zurück auf Station berichten Frau Herold und Frau Susen ihrem Team von den »Highlights« der Sitzung und auch von der Fortbildung für die Teamleitungen der anderen Stationen. Frau Susen sagt, dass sie etwas enttäuscht sei, dann geht sie zum normalen Tagesgeschäft über. Frau Herold platzt fast vor Neid, sagt aber nichts. In den folgenden Tagen lässt sie keine Möglichkeit aus, um den Teammitgliedern zu berichten, wie neidisch ihre Stellvertreterin auf diese Fortbildung sei, sie selbst könne warten. Sie projiziert ihren eigenen Neid auf ihre Stellvertreterin und entlastet sich somit. Solange Frau Herold in dieser Projektion ist, muss sie sich nicht mit ihren eigenen Neidgefühlen auseinander setzen.

Neid und Missgunst machen das Denken »klein«. Diese Gefühle nutzen der Person nicht, weil sie dadurch auch nicht das bekommt, was sie der anderen Kollegin neidet.

Projektion heißt, einem anderen Menschen die eigenen Fehler oder Wünsche zuzuschreiben bzw. zu unterstellen. Projektion gilt in der Psychoanalyse als Abwehrmechanismus, der durch Übertragung tabuisierter Gefühle (hier Neid) und Triebimpulse auf andere den eigenen Schuldgefühlen entgegenwirken soll (Fröhlich, 2010).

Auch Konflikte sind oftmals überlagert mit Zuschreibungen/Projektionen, die mit der konkreten Situation und dem Gegenüber überhaupt nichts zu tun haben, sondern bei denen das Gegenüber Projektionsfläche für die eigenen Ängste oder Neid ist.

12.3 Schwierige Mitarbeiter - Störendes Teamverhalten

» Die Normalität ist eine gepflasterte Straße; man kann gut darauf gehen – doch es wachsen keine Blumen auf ihr. (Vincent van Gogh) «

Umgang mit schwierigen Mitarbeitern
Fragen, die Sie sich als Teamleitung in Form einer Selbstreflexion stellen müssen:
- Warum ist dieser Mitarbeiter aus meiner Sicht so schwierig?
- Warum fordert er mich mehr als die anderen Mitarbeiter?
- Hat dieses Teammitglied vielleicht nur eine andere Sichtweise als das übrige Team?
- Verbirgt sich hinter der Auffälligkeit ein typisches Verhaltensmuster (sofort gekränkt, trotzig oder sagt nichts mehr)?
- Untergräbt sein Verhalten meine Autorität?
- Ist der Mitarbeiter eher extravertiert und ich als Stationsleitung eher introvertiert; fühle ich mich durch sein forsches Auftreten »überrollt«?
- Erinnert mich das Verhalten des Mitarbeiters an eine negative Erfahrung aus meiner Vergangenheit (Übertragung)?
- Inwieweit trage ich als Führungskraft mit meinem Verhalten dazu bei, dass der Mitarbeiter sich so verhält? (▶ Abschn. 7.4.1 »Modell von Riemann«)

Kritische Mitarbeiter einfach als schwierig abzustempeln ist ungeschickt. Eine gewisse Souveränität und Flexibilität werden von einer Führungskraft verlangt.
- Achten Sie auf ihre Sprache: »Frau Kruse bringt mich auf die Palme!«.
- Selbstreflexion: »Ich lasse mich von Frau Kruse auf die Palme bringen.«.

▶ Jede »Ärgersituation« ist eine Situation, in der wir etwas über uns lernen.

12.3.1 Hierarchische Probleme

- Sturheit und Widerstand (Interaktion Pfleger-Arzt)

Das negative Verhalten eines Teammitglieds kann die gesamte Teamarbeit schwer belasten.

So kann eine unflexible Grundhaltung (im Extremfall Sturheit) zu erheblichem Widerstand in

Arbeitsabläufen führen, die letztendlich in Aggression und offene Feindseligkeit münden können.

Beispiel

Dr. Heller, ein junger neuer Oberarzt verändert bestimmte eingefahrene Abläufe im OP, die ein Umdenken für den instrumentierenden Operationsfachpfleger Steffen Lange erfordern. Dieser möchte gerne am alten, für ihn gewohnten Schema festhalten und reagiert mit den Worten: »Das haben wir bei Dr. Stein aber immer anders gemacht!«. Dr. Heller kontert: »Ich bin aber nicht Dr. Stein, ab jetzt machen wir es so, wie ich es vorgebe.«.

Solche Konflikte sind typisch und wiederholen sich. Gerade bei Verfahren, wo es um persönliche »Vorlieben« geht (eine andere Lagerung des Patienten, von links Instrumentieren etc.) und es mehrere verschiedene Lösungsmöglichkeiten gibt. Diese »kleinen Machtspiele« setzen sich fort und bei der nächsten OP liegen die Instrumente wieder auf der »falschen« Seite. Für den Arzt ist das eine stark belastende Situation, weil er sich in seiner Kompetenz angezweifelt fühlt. Es ist immer ein heikler Punkt für »junge« oder »neue« Fachvorgesetzte und Führungskräfte damit umzugehen. Oft fehlt es ihnen noch an Führungskompetenz und Erfahrung, sie reagieren deshalb mit autoritärem Verhalten oder starker Unsicherheit.

Natürlich bedeutet es für den Pfleger einen höheren kognitiven Aufwand sich umzustellen, der auch zu Stress führen kann. Es ist jedoch nicht zielführend und kooperativ stur an den alten Verfahren festzukleben und damit immer wieder Konflikte heraufzubeschwören.

Gerade im OP sind die Kommunikation und die Teamatmosphäre besonders wichtig. Da es sich überwiegend um zeitkritische oder irreversible Abläufe handelt führen Störungen in der Kommunikation und im zwischenmenschlichen Bereich zu einem deutlichen Ansteigen der Fehler (Waleczek, Hofinger, 2005).

■ **Rollenüberschreitungen (Pfleger – Arzt)**

Ein typischer Konfliktherd ist die Information der Angehörigen über Ausmaß, Schwere und Prognose der Erkrankung des Patienten. Dies ist ganz klar eine ärztliche Aufgabe, die aber trotzdem immer wieder von dem pflegenden Personal übernommen wird. Oft führen zeitliche Engpässe dazu (der Arzt ist nicht auf Station, gerade im OP etc.). Trotz allem darf es nicht zu diesen Rollenüberschreitungen kommen (»Chefsache«). Auch ein Pfleger möchte bei Problemen während seines Urlaubsflugs nicht von der Flugbegleiterin, sondern vom Kapitän informiert werden.

12.3.2 Weitere Störungsfaktoren

■ **Desinteresse**

Desinteresse ist oft das Resultat eines langwierigen Prozesses. Es zeigt sich, wenn ein Mitarbeiter innerlich abschaltet und das nach außen verbirgt. Wiederholte frustrane Versuche, z. B. unreflektiert oder unbegründet abgelehnte Verbesserungsvorschläge führen auf Dauer zum Nachlassen der Eigeninitiative und Desinteresse. Dies drückt sich dann im »Dienst nach Vorschrift« oder auch »Innerer Kündigung« aus und ist belastend für das gesamte Team.

Unter der »inneren Kündigung« wird der Entschluss eines Arbeitnehmers verstanden, seine Leistungsbereitschaft und seinen Arbeitseinsatz bewusst, aber stillschweigend zurückzunehmen. Diesen Prozess vollzieht der Betroffene unauffällig, da er seine Arbeitsstelle behalten möchte (Brinkmann, Stapf, 2005).

Hinweise dafür können sein:

– Keine Vorschläge, keine Kritik,
– Entscheidungen werden kommentarlos hingenommen,
– kein Interesse an Auseinandersetzungen,
– zum typischer Ja-Sager geworden,
– Mitläufer; stets bei der Mehrheit,
– Dienst nur nach Vorschrift, keine Überstunden, kein Engagement,
– Eingriffe in seinen Arbeitsbereich werden hingenommen,
– häufige Fehlzeiten,
– sozial erwünschtes Auftreten, fast schon zu angenehm und angepasst,
– Fernbleiben von Veranstaltungen im Betrieb, Geburtstagsfeiern usw.

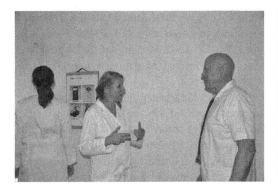

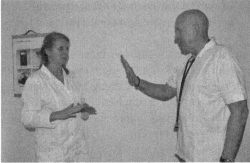

Oftmals werden diese Hinweise von der Führungskraft nicht wahrgenommen, weil sie keinen Rückschluss auf ein »auffälliges« Verhalten des Mitarbeiters zulassen.

Eine Führungskraft, die kein Interesse an Verbesserungsvorschlägen der Mitarbeiter zeigt, Mitarbeiter wie unmündige Kinder behandelt und ihnen wenig Handlungsspielraum einräumt trägt auf Dauer dazu bei, dass »Dienst nach Vorschrift« gemacht wird.

- **Streitsucht**

Streitsüchtige Mitarbeiter provozieren gerne und warten auf Unsicherheiten, Schwächen oder Wissenslücken der Kollegen. Sie greifen ihre Gesprächspartner persönlich an und bringen unsachliche und oft polemische Beiträge.

Vier-Augen-Gespräch mit dem Mitarbeiter: Klare Ansage, dass sie solch ein Verhalten in Ihrem Team nicht tolerieren. Begegnen Sie als Führungskraft solchen Mitarbeitern mit kurzen, knappen Sätzen und bleiben Sie immer auf der Sachebene. Lassen Sie sich nicht provozieren und bleiben Sie »emotionslos« und neutral.

- **Rechthaberei**

Rechthaberische Besserwisser verteidigen, ohne Kompromisse einzugehen, ihren Standpunkt. Sie lassen nicht locker und beginnen immer wieder mit demselben Thema, bis sie Recht bekommen. Für Gegenargumente oder Vorschläge sind sie nicht zugänglich. Ihnen geht es nur darum Recht zu haben.

Verwenden Sie als Führungskraft eine kurze Gesprächsführung ohne Abschweifungen auf Randthemen und stellen Sie nur geschlossene Fragen, auf die der »Besserwisser« nur mit »Ja« oder »Nein« antworten kann. Stoppen Sie den Redefluss, erklären Sie das Thema für beendet und behalten Sie die Kontrolle über den Gesprächsverlauf.

- **Redselige Mitarbeiter mit einem großen Darstellungsdrang**

Diese Mitarbeiter nutzen jede Gelegenheit, um sich darzustellen und machen durch ihre Gestik, Mimik oder sprachliche Äußerungen ständig auf sich aufmerksam. Sie reden oft und viel, unterbrechen andere und schweifen in Besprechungen gerne vom Thema (◘ Abb. 12.1).

Klare Ansage von der Stationsleitung wie »Bitte kurz fassen!« oder »Bitte beim Thema bleiben!« sind notwendig.

Mitteilungsfreudige Teammitglieder, die alles gerne auch noch dramatisieren und nicht zu bremsen sind, stellen die Leitung oft vor eine Herausforderung. Stoppen Sie diese Mitarbeiter frühzeitig in ihrem Redefluss und stellen Sie auf keinen Fall offene Fragen, das animiert die Person noch mehr auszuholen. Sprechen Sie den Mitarbeiter mit seinem Namen an und unterbrechen Sie den Monolog frühzeitig.

Beispiel

Frau Kolter (Stationsleitung): »Frau Kellerbeck, ich schlage vor, dass …«.

Manchmal ist es auch sinnvoll, einfach »Stopp« zu sagen und das mit einer Handbewegung zu unterstützen (◘ Abb. 12.2).

> **Aussagen, die durch die Körpersprache verstärkt werden, sind unmissverständlich.**

Als Führungskraft wird von Ihnen erwartet, dass Sie auf solche Personen angemessen und sachlich reagieren (»Unsere Leitung müsste Jaqueline aber mal stoppen, warum hört Sie sich denn diese ganzen Geschichten immer an?«) und Ihre Führungsrolle wahrnehmen.

Frage: »Warum räumt die Stationsleitung dieser Mitarbeiterin einen so großen Raum ein?«. Gründe dafür können u. a. sein:

- Führungskraft ist konfliktscheu.
- Führungskraft kann sich nicht durchsetzen, setzt keine Grenzen.
- Der Führungskraft ist das Verhalten der Kollegin unangenehm/peinlich, möchte dies aber vor den Teammitgliedern nicht zeigen.

■ **»Mit jeder Kleinigkeit ankommen«**
Wenn Sie Mitarbeiter im ihrem Team haben, die mit jeder Kleinigkeit zu Ihnen kommen (ein altes Verhaltensmuster läuft unbewusst ab), wecken Sie zunächst die Ressourcen Ihrer Mitarbeiter und versuchen Sie es mit einer Gegenfrage.

Beispiel
Frau Neubauer kommt mit einem angespannten Gesichtsausdruck in das Stationszimmer auf die Stationsleitung Frau Kranz zu und fragt: »Ich habe mit Herrn Dachser folgendes Problem, das Waschen der Patienten artet beim ihm immer in einen »Piccobello-Waschmarathon« aus und ich weiß nicht mehr weiter. Welchen Rat können Sie mir geben?«.

Gedanklich scheint Frau Neubauer in einer Sackgasse zu sein, gleichzeitig lässt sich an ihrem angespannten Gesichtsausdruck erkennen, dass sie unzufrieden ist.

Die Stationsleitung Frau Kranz fragt: »An was haben Sie denn gedacht?«. Mit dieser Frage weckt sie die Ressourcen von Frau Neubauer für das Problem. Frau Neubauer wird somit aufgefordert, erst einmal selbst nach einer Lösung zu suchen. Frau Kranz erkennt den Erfolg ihrer Frage daran, ob sich Frau Neubauer's Gesichtsausdruck ändert. Im besten Fall greift Frau Neubauer innerlich auf ihre eigenen Ressourcen zurück, um ihr Problem mit Herrn Dachser zu lösen.

Mitunter werden Erfahrungen, die das Teammitglied mit den Eltern gemacht hat (jede Kleinigkeit wurde für das Kind erledigt) auf die Teamleitung übertragen. Solche Delegationen passieren sehr schnell.

Neigt ein Mitarbeiter dazu, in die Position des angepassten »Kind-Ich« zu gehen, indem er bei einem Problem sofort zu Ihnen kommt und Sie fragt »Wie soll ich das machen?«, so ist es nicht ratsam ihm aus dem Eltern-Ich zu antworten und eine Lösung anzubieten (► Abschn. 12.1). Besser ist es, aus dem Erwachsenen-Ich zu handeln und durch gezielte Fragen gemeinsam mit dem Mitarbeiter eine Lösung für das Problem zu finden bzw. ihn anzuleiten, selbst eine Lösung zu finden und damit seine Selbstverantwortung zu fördern.

Für diese oder ähnliche Situationen sind für Sie Kenntnisse der Transaktionsanalyse (TA) erforderlich. Diese basiert auf einem humanistischen Menschenbild, welches sich u. a. durch Eigenständigkeit, Bewusstheit und Selbstverantwortung auszeichnet.

■ **Mangelnde Toleranz**
Oft reicht das äußere Erscheinungsbild eines Kollegen oder Mitarbeiters schon aus, um ihn aufgrund von alten Erfahrungen oder »Bildern im Kopf« in eine bestimmte »Schublade« zu stecken.

Beispiel
Ilse Kaufmann (57 J.): »Bei uns auf der Intensivstation arbeitet ein Pfleger, der am ganzen Körper tätowiert ist und zunächst auf mich etwas abschreckend gewirkt hat. Ich glaube, das hat er mir auch angesehen und wir sind nie so richtig »warm« geworden und unsere Zusammenarbeit war dadurch belastet. Irgendwann habe ich ihn einfach darauf angesprochen, ich wollte diese peinliche Situation nicht so stehen lassen. Er hat sich sehr darüber gefreut, dass ich »Oldie« ihn anspreche und wir haben uns lange über Tätowierungen, Techniken, Farben und Studios unterhalten. Es war ein sehr interessantes Gespräch, ich habe viel Persönliches von ihm erfahren und meinen Kollegen von einer ganz anderen Seite kennen gelernt. Obwohl ich weiterhin nicht tätowiert bin, ist unsere tägliche Zusammenarbeit deutlich angenehmer geworden und unser Verständnis füreinander gestiegen.«.

- **Übertragung**

Im Berufsalltag treffen wir oft auf Menschen, die uns in irgendeiner Weise, positiv sowie negativ, an Personen erinnern, die für uns früher eine Bedeutung hatten. Das können der frühere Chef, die Eltern, eine Freundin, die Schwester, der Lehrer, der Großvater oder ein Kollege sein. Diese Erinnerungen werden durch äußerliche oder innerliche Ähnlichkeiten ausgelöst. Das kann eine bestimmte Gestik, die Sprache, eine ähnliche Position oder die Mimik sein. Plötzlich sehen wir, ohne es zu merken, im anderen die entsprechende frühere Person und verhalten uns ihr gegenüber so, wie wir uns jener Person gegenüber verhalten haben. Das passiert in der sozialen Interaktion mit anderen Menschen oft.

Beispiel

Herr Winter (Pflegedienstleitung) führt ein Gespräch mit Herrn Schöller, einem jungen Pfleger von der Orthopädie. Herr Schöller möchte für ein Jahr vom Dienst freigestellt werden, um quer durch Südamerika zu reisen. Bei Herrn Winter stößt er mit dieser Bitte »auf Granit«. Herr Winter lässt nicht mit sich reden und führt alle möglichen Argumente an (Karriereknick, rücksichtslos gegenüber den Kollegen auf seiner Station usw.), die für Herrn Schöller nicht nachvollziehbar sind. Das Gespräch wird vertagt, da es zu keiner annehmbaren Lösung für Herrn Schöller kommt.

Zurück auf seiner Station spricht Herr Schöller mit seinen Kollegen und der Stationsleitung über das vorausgegangene Gespräch mit Herrn Winter. Herr Schöller:»Ich weiß gar nicht, warum Herr Winter so komisch auf mich reagiert hat, das war doch eine ganz normale Bitte um Freistellung.«.

Herr Winter (PDL) trifft kurze Zeit später auf dem Flur Frau Dr. Hoffmann. Er berichtet über den uneinsichtigen Herrn Schöller, der ihn so an seinen Sohn erinnert hätte. Der sei damals gleich nach dem Abitur, ohne seinen Rat zu befolgen zu studieren, einfach für zwei Jahre zu Fuß durch Indien gereist. Das hätte er ihm bis heute nicht verziehen. Frau Dr. Hoffmann lacht und sagt:»Na, dann ist die Sache ja klar, wissen Sie, was Ihnen gerade passiert ist?«.

Das Beispiel ist ein »Klassiker« für Übertragung. Herr Winter hat unbewusst Herrn Schöller mit seinem Sohn »verwechselt« und hat sich ihm gegenüber so verhalten, wie damals gegenüber seinem Sohn.

Die Übertragung ist eine der häufigsten Wahrnehmungsverzerrungen in der Kommunikation. Die subjektiven Erfahrungen aus früheren Zeiten werden in das aktuelle Geschehen übertragen. Die Übertragung geschieht unbewusst und ist eine Sonderform der Projektion (Sandler, 1991).

Der Begriff **Projektion** stammt aus der Psychoanalyse und bezeichnet einen Abwehrmechanismus. Die Person wehrt die eigenen Empfindungen ab, indem sie diese einer anderen Person zuschreibt. Statt die eigene Aggression wahrzunehmen, empfindet jemand einen andern Menschen als aggressiv.

Bei der Projektion wird ein Aspekt des eigenen Verhaltens nicht wahrgenommen, jedoch auf andere projiziert, d. h. im anderen sehr stark wahrgenommen. So kann sich z. B. jemand über die Machtausübung eines Kollegen beschweren und selbst gar nicht merken, wie stark seine eigene Machtausübung in der Familie ist.

Die Projektion ist ein Abwehrmechanismus, mit dem sich der Mensch selbst schützt. Dieses Verhalten läuft unbewusst ab. Das ist der »blinde Fleck« (► Kap. 4.2), den die Person nicht an sich wahrnimmt oder nicht wahrnehmen will.

In einer Untersuchung über die Abwehrmechanismen in Kliniken (Kanning, 1999) stellte sich heraus, dass die Projektion sowohl bei Pflegenden als auch bei den Medizinern der bevorzugte Abwehrmechanismus ist. Das heißt, die eigenen Fehler werden nicht bei sich selbst, sondern beim Gegenüber wahrgenommen.

- **Alkohol am Arbeitsplatz**

Alkohol und andere Süchte sind immer wieder Themen in den verschiedensten Einrichtungen. Ohne hinreichende Kenntnisse oder Fortbildungen für diese anspruchsvollen Themen, stößt ein Teamleiter schnell an seine Grenzen. Als verantwortliche Führungskraft obliegt Ihnen die Aufgabe, Hinweise aus dem Team über einen auffälligen Kollegen ernst zu nehmen und sich der Sache anzunehmen. Vermutungen allein reichen nicht aus, beobachten Sie den Mitarbeiter und wirken Sie als Führungskraft Mobbing oder anderen Ausgrenzungen entgegen.

Ein verändertes Arbeitsverhalten (Leistungsschwankungen, Konzentrationsprobleme, häufige Kurzerkrankungen etc.), Persönlichkeitsveränderungen

(Stimmungsschwankungen, Überreaktionen, sozialer Rückzug etc.), körperliche Veränderungen (aufgedunsenes Gesicht, zittern, glasige Augen, Vernachlässigung der Kleidung, Probleme mit dem Gleichgewicht, verlangsamte Sprache) und veränderte Trinkgewohnheiten (hastiges oder heimliches Trinken, Alkoholfahne überdeckt mit Mundwasser, extrem viel Rasierwasser benutzen, auf Betriebsfeiern »aus dem Rahmen fallen« etc.) können Merkmale dafür sein.

Beispiel

Frau Meyerdierks, Stationsleitung auf der »Inneren«, bekommt seit Wochen immer wieder verhaltene Hinweise aus dem Team, dass mit Andreas Schmidt (Gesundheits- und Krankenpfleger) »irgendetwas« nicht stimmt. Manchmal wirke er so abwesend, wenn er aus der Pause zurückkommt oft überdreht und überengagiert. Es wird unter vorgehaltener Hand »gemunkelt«, dass er Alkohol trinkt. Auffällig sei auch, dass er in letzter Zeit immer sehr stark nach Rasierwasser duftet und aus irgendeinem Vorwand nach der Schicht ganz schnell nach Hause muss. Früher sei er doch immer noch zu einem kleinen »Feierabendplausch« geblieben. Frau Meyerdierks beschließt, sich ihr eigenes Bild von der Situation zu machen und bittet ihre Stellvertreterin Frau Claussen sie am nächsten Tag zu vertreten, damit sie mit Herrn Schmidt ein intensives Gespräch führen kann.

Es braucht Mut und ein hohes Maß an Sensitivität dieses Thema anzusprechen und die Person zu einer konkreten Aussprache zu bitten. Beachten Sie hier bitte Regelungen oder Absprachen, die in Ihrem Unternehmen für derartige Fälle getroffen wurden. Während des Gesprächs müssen Sie mit allen möglichen Reaktionen des Betroffenen rechnen (weinen, zusammenbrechen, abwiegeln, laut werden usw.). Sorgen Sie für ein gutes Gesprächsklima, denken Sie an die Regeln der Gesprächsführung (»Ich-Form« statt »man«). Lassen Sie sich das Gespräch nicht aus der Hand nehmen, keine Diskussionen über die Trinkgründe (Alleinerziehend, Stress mit dem Partner, Scheidung usw.) oder die Trinkmenge. Ignorieren oder »Aussitzen« sind keine Lösung, denn als Führungskraft haben Sie eine Fürsorgepflicht gegenüber ihren Mitarbeitern. Auf keinen Fall sollten Sie den Mitarbeiter decken, damit helfen Sie ihm nicht, auch wenn er ein noch so hilfsbereiter und netter Kollege ist. Sie haben eine Team-

verantwortung und dieses Verhalten würde das ganze Team belasten. Wenn Sie als Führungskraft nicht konsequent eingreifen, wird das kollegiale Umfeld belastet und am Zustand des betroffenen Mitarbeiters ändert sich nichts.

Die Unsicherheit, was ist meine Aufgabe und wo hole ich mir Rückendeckung als Stationsleitung, verführt mitunter dazu zu zögern. Scheuen Sie sich nicht für solche Fälle externe Hilfe anzufordern. In vielen Häusern ist der rechtliche und disziplinarische Rahmen geklärt und es werden regelmäßig Fortbildungen für Führungskräfte durchgeführt.

Die Barmer GEK Wuppertal und die Deutsche Hauptstelle für Suchtfragen e.V. (DHS) Hamm (2010) haben Informationsmaterial speziell für Führungskräfte herausgegeben: Alkohol am Arbeitsplatz. Eine Praxishilfe für Führungskräfte gibt es auf: www.bghw.de.

Dort werden sehr strukturiert und umfassend folgende Themen behandelt: Welche konkreten Aufgaben habe ich als Führungskraft im Zusammenhang mit Alkoholkonsum und riskantem Konsumverhalten am Arbeitsplatz, Arbeitsschutz und Arbeitssicherheit, Gesundheitsrisiken, betriebliche Suchthilfe und Interventionsmöglichkeiten, Prävention und Gesundheitsförderung, betriebliche Programme und Regelungen zum Umgang mit Alkohol sowie Musterleitfäden für die Vorbereitung und Durchführung von Interventionsgesprächen mit alkoholauffälligen Mitarbeitern.

Alle erforderlichen Handlungsabläufe werden praxisnah dargestellt. Gerade für Personen, die eine Führungsrolle übernehmen, ist diese Informationsmappe eine sehr gute Grundlage. Weitere Informationen unter: www.ethno-medizinisches-zentrum.de (Hilfeeinrichtung, besonders für muslimische Personen), www.dhs.de (Deutsche Hauptstelle für Suchtfragen).

12.4 Störfaktoren in der Kommunikation

Wertschätzung, Ehrlichkeit und echtes Interesse an unserem Gegenüber sind die Voraussetzungen für ein gelungenes Gespräch. Viele Gespräche scheitern daran, dass wir uns zu wenig Zeit nehmen und zu sehr auf Ergebnisse und Lösungen fixiert sind.

Es muss immer alles schnell gehen (»…dann haben wir die Sache schnell vom Tisch!«). Oft merken wir nicht einmal, wie schnell wir zu wissen meinen, was der andere sagen will und was sein Problem ist »Du brauchst mir gar nichts zu erklären, ich weiß Bescheid.«, ist ein beliebter »Killersatz« oder »Ich weiß genau, was du fühlst, das kenne ich.«. Niemand kann genau wissen, was ein anderer fühlt, bevor er sich nicht die Mühe gemacht hat, ihm zuzuhören. Bei einer guten und wirkungsvollen Kommunikation kommt es insbesondere auf Authentizität an.

12.4.1 Kommunikationsstrukturen

>> Es ist besser, mit dem Fuß auszugleiten als mit der Zunge. (aus Afrika) <<

In Gruppen lassen sich mitunter ganz typische Kommunikationsstrukturen beobachten. Dazu gehören schwarzer Humor, Tratschen, Ironie etc. Diese blockieren die Kommunikation und verhindern akut, dass sich die Teammitglieder öffnen.

Schwarzer Humor kann sehr verletzend sein, nicht alle können entsprechend kontern oder darüber lachen. Er erschwert immer die Kommunikation, wie meint er es denn wirklich?

Beispiel
»Mit deinem Kaffee kannst du dir Zeit lassen, du musst heute auf Zimmer 12 ein Bett weniger machen.«

Ironie (»kleine Nadelstiche«) kommt in Gesprächen oft unvermutet und von hinten. Der Begriff Ironie bedeutet erheuchelte Unwissenheit, Verstellung. Wer Ironie übertreibt, landet bei Sarkasmus, Zynismus und schließlich Spott (Schaffer-Suchomel, Krebs, 2007).

Beispiel
»Bei deiner Arbeitsgeschwindigkeit solltest du dich lieber im Altenheim bewerben.« Oder aber »Na, willst du dir heute wieder das goldene Stethoskop verdienen?«

Beim **Tratschen** wird außerhalb von Teambesprechungen mit einem Kollegen über ein allgemeines Teamproblem oder über ein Problem, das man mit einem Teammitglied hat, geredet. Die direkte Konfrontation wird gemieden und es dient immer dazu, nur einseitig die eigene Position darzustellen und den Kollegen mit auf die eigene Seite zu ziehen.

Beispiel
»Hast du schon gehört, dass Beate doch nicht die Teamleitungsstelle bekommt.«

Jedes Teammitglied sollte sich daher weigern, am Tratschen teilzunehmen. Nach dem Motto: »Wir können miteinander reden, aber nicht übereinander!«. Auch die Leitung sollte ein solches Verhalten sofort unterbinden und auf gar keinen Fall mitmachen (Vorbildfunktion).

Mitarbeiter, die lästern, tratschen oder bewusst schlecht über andere Kollegen reden, versuchen sich damit selbst aufzuwerten. Sie konkurrieren ständig mit anderen und hängen den Kollegen beim kleinsten Fehler etwas an. Oft suchen sie sogar nach Fehlern, um das, was sie sagen zu untermauern. Um an vertrauliche Informationen zu kommen scheuen sie nicht davor zurück, bestimmten Personen »Honig um den Mund« zu schmieren, um an diese Nachrichten zu kommen. Im folgenden Fall, ein »zufälliger« Blick auf die Gehaltsabrechnung.

Beispiel
Bärbel Kraus (Mitarbeiterin in einem privaten Pflegeheim): »Jetzt weiß ich aus sicherer Quelle, dass Frau Schmidt 220 € mehr verdient als ich, obwohl sie jünger ist und erst seit einem Jahr hier arbeitet!«.

Diese Menschen sind ständig damit beschäftigt, sich in das »beste Licht« zu rücken. Werden sie »vermeintlich« ungerecht behandelt, reagieren sie hochsensibel. Als Leitung sollten Sie »ein waches Auge« auf solche Mitarbeiter haben und sich, wenn möglich, schon in der Probezeit von ihnen lösen. Eine andere Variante ist, das Sie dieses Verhalten thematisieren und ganz klar formulieren, dass Sie dieses Verhalten nicht tolerieren. Es bringt nichts lange abzuwarten, die Sache »auszusitzen« oder darauf zu hoffen, dass sich dieses Verhalten ändert.

Wenn Sie als Führungskraft nicht aktiv werden, erweitert der Mitarbeiter seinen Aktivitätsraum. Denken Sie an Ihr Team und lassen es nicht zu, dass eine Person ständig Unruhe in das komplette Team bringt.

12.4.2 Kommunikationsfallen

Es gibt in der Kommunikation bestimmte Formulierungen, die die Gesprächsatmosphäre extrem stören bzw. abrupt zum Stillstand bringen und die Gefühle des Gesprächspartners massiv verletzen.

Blockierungen »Das haben wir auf Station schon immer so gemacht.«, »Das haben wir schon oft versucht.«, »Das funktioniert sowieso nicht.«, »Was Station 5 macht ist mir egal.«, »Gute Idee, aber das machen wir nicht.«.

Diese Formulierungen zeichnen extrem unflexible Personen aus. Sie halten starr und beharrend an alten Dingen fest und sind deshalb nicht fähig »Neues« zu entdecken. Wer ständig denselben Stil, dieselbe Art und dieselbe Strategie anwendet, begrenzt sich selbst.

Killerphrasen »Das ist ja unrealistisch.«, »Für so einen Quatsch haben wir keine Zeit.«, »Leben Sie auf dem Mond?«, »Jeder vernünftige Mensch weiß doch …«, »Du brauchst mir gar nichts zu erklären, ich weiß Bescheid.«, »Das ist doch Unsinn!«, »Die da oben wissen doch gar nicht, wie es hier zugeht«, »Ich verstehe nicht, warum du damit Probleme hast.«.

Bagatellisierungen »Ach, davor brauchen Sie doch keine Angst zu haben.«, wenn z. B. eine Praktikantin zusammen mit einer Pflegerin eine verstorbene Frau aus dem Krankenzimmer in die Pathologie bringt. »Das ist doch nicht der Rede wert.«, »Da brauchen Sie doch kein komisches Gefühl zu haben.«, »Das ist hier unser täglich Brot.«.

Druckformulierungen »Ich erkläre Ihnen das …«, »So schwierig ist das doch gar nicht!«, »Na hören Sie mal, dass weiß man doch.«. Denken Sie auch einmal über Wörter nach, die zusätzlich Stress und Druck erzeugen, wie bspw. »schnell, müssen, kurz und eilig«. Geht es wirklich schneller, wenn man »schnell« sagt?

❯ **Killerphrasen sind verbale Druckmittel, mit denen bestimmte Verhaltensweisen erzwungen bzw. erpresst werden. Sie sind immer schädlich für die Kommunikation, weil sich der Empfänger angegriffen fühlt.**

12.4.3 Beachten Sie Kommunikationsregeln

- Es redet immer nur eine Person.
- Jeder darf ausreden (Zeitlimit setzen, max. 5 Minuten).
- Keine Nebengespräche.
- Aufmerksam zuhören und aufeinander eingehen (»Habe ich dich richtig verstanden?«).
- Keine Schuldzuweisungen, die Gruppe diskutiert über die Sache.
- Persönliche Angriffe sind nicht erlaubt. Keine »Blame-Games« (▶ Erklärung s. unten).
- Das Ziel, das Finden einer Lösung im Kopf behalten.
- In Ich-Form sprechen. Vermeiden Sie »Man«- bzw. «Wir«-Formulierungen (Motamedi, 1999).

Überprüfen Sie Ihr Kommunikationsverhalten, indem Sie folgende Aspekte berücksichtigen.

Aktives Zuhören Konzentrieren Sie sich auf das, was der andere sagt. Eine gute Methode ist, dass der Zuhörer mit eigenen Worten wiederholt, was er glaubt, verstanden zu haben, z. B. »Habe ich dich richtig verstanden, dass …«, »Hast du das Gesagte so und so gemeint?«, »Ich fasse das Gesagte noch einmal zusammen, habe ich alles richtig verstanden und wiederholt?« Missverständnisse lassen sich so vermeiden, besonders dann, wenn es sich um ein Konfliktgespräch handelt.

Konzentration auf den Gesprächspartner Wenn Sie ein Gespräch führen, konzentrieren Sie sich auf ihren Gesprächspartner und unterbrechen Sie ihn nicht (das ist unhöflich, oft wird hier Macht demonstriert). Menschen haben mitunter die Angewohnheit dazwischenzufunken und gute Ratschläge zu geben (»Ja, ich weiß, dass kenne ich …«, »Ja, das hatte ich auch schon einmal.«). Ihr Gesprächspartner fühlt sich dadurch nicht wahrgenommen und verstanden. Sie versäumen, durch diese vorschnelle Reaktion auf ihren Gesprächspartner, sich Zeit für ein wirkliches Verständnis des Problems zu lassen. Beenden Sie nie die Sätze ihres Gesprächspartners (»Ja, ich weiß und dann konntest du das Röntgenbild noch einmal machen.«)

◘ Tab. 12.1 Diese Formulierungen wirken…	
Eskalierend	**Deeskalierend**
Nein, das sehen Sie falsch.	Darf ich Sie fragen, wie Sie zu dieser Auffassung kommen?
Dafür bin ich nicht verantwortlich.	Ich schaue, was ich für Sie unternehmen kann.
Sie müssen einsehen, dass …!	Der Hintergrund ist …
Das ist nicht meine Schuld!	Ich kümmere mich darum.

und auf gar keinen Fall, wenn Sie jemanden im Team haben der stottert.

Weitere »kommunikative Unarten« sind:

- Eine Erwiderung zu Recht legen, während die andere Person noch spricht. Sie sind dann mit ihrer Konzentration bei sich und nicht bei ihrem Gesprächspartner.
- Die Gedanken abschweifen lassen. Ein häufiges Nachfragen ist dann die Folge (»Was hast du gerade gesagt?«, »Kannst du das bitte noch einmal sagen?«).
- Reden, wenn der andere noch spricht (»Habe ich dir schon von dem Simulator mit Force-Feedback-Technik erzählt?«) oder mitten im Satz eine Frage stellen (»Was ist denn gestern aus der Blutsenkung von Herrn Schöffel geworden?«).

Überprüfen Sie Ihre Kommunikation und seien Sie wachsam, denn dann können Sie »eingefahrene« Kommunikationswege auch wieder verlassen und Fehler vermeiden.

12.5   Hilfreiche Kommunikations- und Moderationstechniken

12.5.1   Deeskalation

》 Wenn wir eine Situation nicht ändern können, müssen wir uns selbst ändern. (V. Frankl) **《**

Wenn Menschen verärgert sind, neigen sie zu Übertreibungen. Sie klagen an und benutzen Verallgemeinerungen (schon wieder, nie, immer noch nicht), die das Problem ungerechtfertigt vergrößern

und Widerstand erzeugen. Als Gegenüber eines so verärgerten Menschen, verspürt man oft den Impuls, sich zu rechtfertigen oder in eine Diskussion einzusteigen und schon ist man im »Kampf« verstrickt.

》 **Gehen Sie nicht auf die Übertreibungen ein, reagieren Sie nicht mit einem Gegenschlag und bleiben Sie ruhig. Nehmen Sie die Beschwerde und Ihr Gegenüber ernst.**

»Jede ärgerliche Person, die mit Ihnen in Kontakt ist, braucht innerhalb von zehn Sekunden ein Signal, dass sie bemerkt wird« (Czypionka, 2003). Sei es ein Blick, ein Wort oder eine kleine Handbewegung, es hilft die Irritation des anderen aufzuheben. Die Person fühlt sich beachtet.

■ **Umgang mit Beschwerden**

Gerade in Situationen, die unter zeitlichen und emotionalen Druck stehen, verlassen uns oft Ruhe, Ausgewogenheit und Besonnenheit. Pflegende werden häufig mit Beschwerden von aufgebrachten Angehörigen oder unzufriedenen Patienten konfrontiert. Wie können sie dem positiv und deeskalierend begegnen?

Bewahren Sie Ruhe, keine Rechtfertigungen, Ausflüchte oder Diskussionen, dadurch wird das Gespräch nur noch weiter »angeheizt«. Bleiben Sie, auch wenn es manchmal schwer fällt, freundlich zugewandt und halten Blickkontakt (◘ Tab. 12.1).

Der konstruktive und sensible Umgang mit Beschwerden hinterlässt beim Patienten oder bei den Angehörigen ein positives Gefühl. Menschen vergessen relativ schnell, worüber sie sich beschwert haben, aber sie erinnern sich noch deutlich an das damit verbundene Gefühl und daran, wie sie behandelt

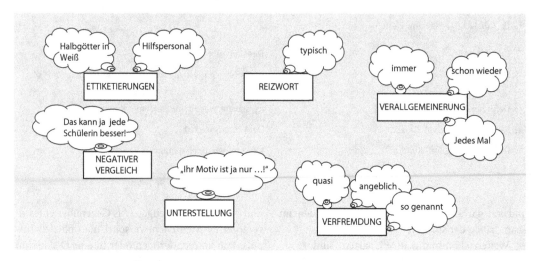

Abb. 12.3 Eskalationsfördernde Wörter.

wurden. Mit diplomatischen, deeskalierenden Formulierungen, ihrem Tonfall und Ihrer Körpersprache zeigen Sie so in jeder Situation, dass Sie souverän und sachlich mit Beschwerden umgehen. Das kostet weniger Zeit und Nerven.

Verzichten Sie auf eskalationsfördernde Wörter (■ Abb. 12.3) wie:

- Verfremdungen, wie: »angeblich«, »so genannt«, »quasi«.
- Herabsetzungen, wie: »kindisch«, »unprofessionell«, »unvernünftig«.
- Etikettierungen, wie: »Halbgötter in Weiß«, »Hilfspersonal«.
- Negativer Vergleich, wie: »Das kann ja jede Schülerin besser«.
- Unterstellung, wie: »Ihr Motiv ist ja nur …!«.
- Verallgemeinerungen, wie: »immer«, »schon wieder«, »jedes Mal«.
- Reizwort, wie: »typisch«.

Unter Deeskalation versteht man die stufenweise Verringerung von Konflikten. Es gibt kein Patentrezept, jede Situation ist anders und auch die Menschen, die daran beteiligt sind.

Kellner (1999) beschreibt sechs Grundregeln positiver Konfliktbehandlung:
1. Zu vermeiden ist es, dass der Gegner »sein Gesicht verliert«.
2. Die eigene Selbstachtung sollte gewahrt sein.
3. Wichtig ist, sich immer in die Lage des anderen zu versetzen.
4. Es ist darauf zu verzichten, andere Menschen ändern zu wollen.
5. Der eigene Standpunkt sollte konsequent und strategisch klug vertreten werden.
6. Erstrebenswert ist es, die Gefahr von Folgekonflikten zu vermeiden.

12.5.2 Verschiedene Fragetechniken

> **Wer richtig gut zuhört, stellt richtig gute Fragen.**

Fragen halten ein Gespräch in Gang und signalisieren Interesse am Gegenüber. Fehlende Informationen können so eingeholt werden. Damit das Gespräch flüssig läuft, stellen Sie immer nur eine Frage und verzichten Sie auf verschachtelte Sätze. Formulieren Sie Ihre Fragen verständlich und knüpfen Sie an das Wissen und die Bedürfnisse Ihres Gesprächspartners an.

- **Offene Fragen**
Offene Fragen sind Fragen, die dem Befragten alle Möglichkeiten zur Antwort offen lassen. Eine offene Fragestellung erkennt man daran, dass sie nicht nur mit einem Wort beantwortet werden kann. Es

sind die typischen »W-Fragen« (was, wie, wo, warum, wer, womit, wodurch).

Beispiel
»Wie könnten wir deiner Meinung nach morgens den Ablauf verbessern?«, »Welchen Vorschlag machen Sie?«, »Was halten Sie von dem neuen Ultraschallgerät?«.

Durch offene Fragen erhalten Sie viele Informationen und Lösungsvorschläge. Die Befragten fühlen sich nicht eingeengt, sondern persönlich angesprochen. Offene Fragen bieten Raum für ausführliche Antworten und der Befragte hat die Möglichkeit, etwas zu begründen, in bestimmten Zusammenhängen darzustellen oder bestimmte Handlungsweisen zu erklären.

■ **Geschlossene Fragen**
Geschlossenen Fragen sind Fragen, die die erwartete Antwort auf »Ja« oder »Nein«, einen Begriff oder eine ganz bestimmte Information beschränken. »Haben wir noch genug Zellstoff?«. Geschlossene Fragen sind sinnvoll, wenn Sie nur ganz kurz und knapp eine bestimmte Information einholen wollen. Diese Art der Fragetechnik ist zu vermeiden, wenn Sie ein Gespräch in Gang halten möchten.

■ **Skalierungsfragen**
Mit skalierenden Fragen wird versucht, eine Aussage eindeutig fassbar zu machen. Der Befragte wird dadurch »gezwungen«, einen klaren Standpunkt zu beziehen und Verallgemeinerungen zu unterlassen. Manchmal ist diese Fragetechnik sinnvoll, wer eine Person stark ausweicht oder sich nicht festlegen kann.

Beispiel
»Wie schätzen Sie Ihre Teamfähigkeit auf einer Skala von eins bis zehn ein?«.

■ **Sondierungsfragen**
Sondierungsfragen werden eingesetzt, um genaue Informationen zu einem Themengebiet zu erhalten.

Beispiel
»An welchen Projekten zum Thema Gesundheitsversorgung in Burma haben Sie genau mitgewirkt und in welcher Weise?«.

Sondierungsfragen ermutigen den Befragten dazu, konkret zu werden. Sondierungsfragen werden auch in der Anamnese eingesetzt. »Seit wann hören Sie auf dem rechten Ohr nichts mehr?«, »Haben Sie Schmerzen?«, »Trat es plötzlich auf?«, »Gab es einen bestimmten Auslöser (Stress, ein lauter Knall, mit einem Wattestäbchen das Ohr gesäubert)?«, »Wie fühlt es sich an (dicht, taub, zugefallen), Hören Sie irgendwelche Töne (klingeln, pfeifen, rauschen)?« usw.

■ **Zirkuläre Fragen**
Sie beziehen sich auf die bekannte oder vermutete Perspektive einer anderen Person oder einer Gruppe.

Beispiel
»Was glauben Sie, denkt Ihr Team von Ihnen?«.

Derartige Fragen dienen dazu, dass die befragte Person eine Außenperspektive einbeziehen muss und somit einen neuen Blickwinkel gewinnt.

■ **Suggestivfragen**
Suggestivfragen sind Fragen, die den Gesprächspartner durch die Wortwahl und durch eine absichtliche Eingrenzung der Möglichkeiten unterschwellig nahe legen, eine bestimmte Antwort zu geben. Sie drängen den Gesprächspartner in die Defensive.

❯ **Vermeiden Sie Suggestivfragen.**

Mit der Suggestivfrage will ich manipulieren, dem Gegenüber meine Meinung aufdrängen, da jede Suggestivfrage meine Meinung in Frageform darstellt.

Beispiel
»Sicher befürworten Sie ja auch, dass wir nur einmal im Monat eine Teambesprechung einberufen.«, »Sie sind doch auch der Meinung, dass noch ein Mann gar nicht in unser Team passt.«, »Sie sind doch auch überzeugt, dass die Hauptschwierigkeit mit Frau Dr. Hansen zusammen zu arbeiten, an ihrer mangelnden Motivation und ihrer überheblichen Art liegt.«, »Ihnen ist doch auch an einer schnellen Entscheidung gelegen?«.

Fragen sind ein wichtiges Element in der Kommunikation. Das Gespräch wird lebendig und das wirkt sich positiv auf die Beziehungsebene aus.

Stimmt die Beziehungsebene, funktioniert in der Regel auch der inhaltliche Austausch.

12.5.3 Die Methode der Moderation

Sicherlich kennen Sie auch Sitzungen, Besprechungen oder Diskussionen, die sich ewig in die Länge ziehen oder in denen die Personen durcheinander reden. Oft geht der Überblick über Daten, Fakten und Informationen verloren und es kommt zu keinem brauchbaren Ergebnis oder Maßnahmenplan. Die Moderationstechnik ist eine Methode, um hier lösungsorientiert und effektiv vorzugehen.

Grundkenntnisse in Moderationstechniken (lat. moderato, gemäßigt) sind für Führungskräfte notwendig. Sie können bei Konfliktgesprächen, problematischen Situationen und auch für das Leiten von Besprechungen aller Art eingesetzt werden. Unter Moderation versteht man allgemein die Leitung von Gruppen, die etwas erarbeiten, zusammen lernen, Ideen sammeln, Lösungen finden oder etwas entscheiden wollen (Schilling, 2003). Teambesprechungen oder Diskussionen können mit Moderationsmethoden so geleitet werden, dass sie zielgerichtet und ergebnisorientiert verlaufen.

Der Moderator sollte sich immer neutral und tolerant verhalten, keine wertenden Kommentare abgeben und die Gruppe dazu bringen, selbst zu einem Ergebnis oder einer Entscheidung zu kommen. Ganz wichtig ist, wie der Moderator die Gruppe begrüßt, denn das hat einen wesentlichen Einfluss auf die Arbeit und die Stimmung in der Gruppe. Besonders wenn die Stimmung sehr konfliktbeladen ist (dicke Luft) kann der Moderator mit seiner Haltung dazu beitragen, dass eine konstruktive und kommunikative Haltung gefördert wird. Seine Aufgabe ist die Steuerung (Ablauf), Lenkung (beim Thema bleiben, strukturieren) und Kontrolle (Einhaltung von Redezeit und Regeln, Ergebnisse zusammenfassen) der Moderation.

Zu Beginn jeder Moderation werden feste Regeln bestimmt:

- Es redet immer nur eine Person.
- Jeder kommt zu Wort.
- Jeder darf ausreden, ohne unterbrochen zu werden.
- Bestimmte Redezeiten werden festgelegt und eingehalten (z. B. zwei Minuten).
- Ich-Botschaften senden.
- Keine Vorwürfe, Beleidigungen oder »Killerphrasen«.
- Störungen haben Vorrang.
- Umgangsformen einhalten.
- Es darf Spaß machen!

Visualisierung

Durch die Visualisierung entsteht Ordnung, Klarheit und Struktur. Zusätzlich wird dadurch ein weiterer Wahrnehmungskanal angesprochen (es vor Augen haben).

Hilfsmittel für die Visualisierung Große Pinnwand mit Packpapier bespannt, Stecknadeln, bunte Karten in verschiedenen Formen, dicke Filzstifte in verschiedenen Farben, Selbstklebepunkte, Tesa-Krepp.

- **Ablauf**
- Einstieg: Begrüßung, Aufwärmen, Kennenlernen, Zeitplan, Tagesordnung,
- Themenklärung: Thema, Problem, Ziel,
- Problembearbeitung: Analyse, Präzision, Kreativität, Spaß, evt. Kleingruppenarbeit,
- Lösungen: Vorschläge A, B, C usw.,
- Ergebnis: Ergebnispräsentation, was sind die nächsten Schritte, Planung (konkret, terminiert),
- Abschluss: Ergebnisbeurteilung, Dokumentation (Pinnwand fotografieren, Protokoll anfertigen),

- **Methoden**

Blitzlicht Jeder Teilnehmer hat kurz die Möglichkeit seine Gefühle anzusprechen oder auf eine Karte zu schreiben. Bei einer offenen Runde, spricht jeder nur über sich, Kommentare oder Diskussionen dazu sind nicht erlaubt. Diese Methode ist auch unter dem Namen »Stimmungsbarometer« bekannt.

Gruppenblitzlicht Das TZI-Dreieck (Cohn, 1994) kann auch als »Gruppenblitzlicht« eingesetzt werden

(► Abschn. 8.1). Die Teilnehmer sitzen im Kreis und der Moderator oder Teamleiter zeichnet das TZI-Dreieck auf ein großes Blatt Papier oder eine Tafel. Dann beschriftet er die Ecken mit:
- Zu meiner Person …
- Zu dieser Gruppe …
- Zum aktuellen Team …

Und den Kreis mit:
- Zur Atmosphäre …

Dann bittet der Teamleiter die Mitarbeiter nacheinander die Satzanfänge zu vervollständigen, unter Einhaltung der vorher besprochenen Kommunikationsregeln, wie: es spricht immer nur eine Person, Ich-Botschaften verwenden, nicht bewerten oder den anderen unterbrechen usw.

Bei beiden »Blitzlichtmethoden« sollten Sie vorher eine Redezeit festlegen, z. B. zwei Minuten pro Person. Als visuelle Hilfe können Sie groß die Buchstaben »KISS« an die Tafel schreiben und/oder einen großen roten Mund aufmalen – Bilder prägen sich besser ein. Die KISS-Regel (keep it smart and simple) bedeutet sich kurz und eindeutig zu fassen.
- **Erwartungsabfrage**: Jeder Teilnehmer äußert kurz seine Erwartungen an das Seminar/die Veranstaltung.
- **Zurufabfrage**: Schnell und ungeordnet, wie beim »Brainstorming«, sagen die Teilnehmer alles, was ihnen zu diesem Thema einfällt. Der Moderator notiert und ordnet es.
- **Kartenabfrage**: Nur ein Gedanke pro Karte, groß und deutlich schreiben, Druckbuchstaben, maximal zwei Zeilen pro Karte. Die Teilnehmer notieren ihre Gedanken auf einer Karte, hier können auch Kleingruppen gebildet werden, je nach Thema und Anonymität. Die Karten werden eingesammelt und nach thematischen Gesichtspunkten an der Pinnwand geordnet. Karten mit dem gleichen Inhalt werden nicht weggeworfen, sondern leicht versetzt übereinander gepinnt.
- **Graffititafel**: Es werden mehrere Tafeln im Raum aufgestellt, auf denen Satzanfänge stehen, die ergänzt werden, wie z. B.:
  - »Am besten wäre es, wenn …«.
  - »Am liebsten hätte ich …«.
  - »Am meisten Angst habe ich davor, dass …«.

Ein möglicher Moderationsverlauf bei Problemlösungs- und Entscheidungsprozessen ist die »DALLAS-Methode« nach Böning (1994):
- D – Definieren des Problems; Situationsbeschreibung
- A – Anregen von Lösungen; die Beteiligten werden aktiviert und motiviert
- L – Lösungsmöglichkeiten erarbeiten, ohne voreilige Wertung
- L – Lösungsmöglichkeiten bewerten, was spricht dafür und was dagegen?
- A – Anwenden der Lösung, wer macht was mit wem bis wann?
- S – Situation überprüfen/neu bewerten; welche Ergebnisse wurden erzielt?

In Moderationsseminaren werden nicht nur die Techniken vermittelt, sondern auch, wie Sie sicher vor einer Gruppe sprechen und wie Sie wirken. Des Weiteren welche Störungen auftreten können, der Umgang mit Konflikten und wie Sie dem sachlich und neutral gegenüber treten können.

12.5.4 Mind Mapping

>> Um sich begreiflich zu machen, muss man zum Auge reden. (J. G. von Herder) **<<**

Für die visuelle Darstellung von komplexen Themen eignet sich die Methode des Mind Mapping. Dies ist eine Lern- und Arbeitstechnik, die von dem englischen Pädagogen Tony Buzan aus den Erkenntnissen der Hirnforschung entwickelt wurde. Eine Mind Map (dt. Gedächtniskarte) dreht sich immer um ein bestimmtes Thema, das von verschiedenen Seiten betrachtet oder in seine Bestandteile zerlegt wird (Buzan u. North, 1999).

Mind Maps eignen sich besonders gut für Führungskräfte, um
- Dienstbesprechungen vorzubereiten,
- als Visualisierungshilfe,
- Lösungsvorschläge zu einem Thema darzustellen,
- Schüler und Praktikanten anzuleiten,
- Texte schnell und sicher aufzuarbeiten,

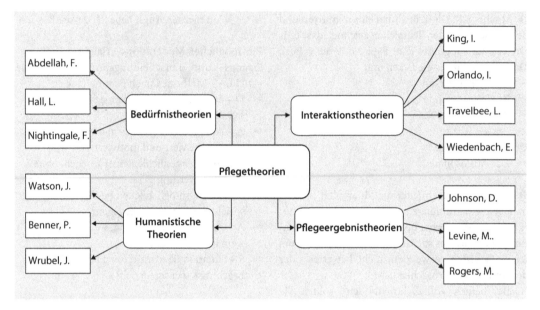

Abb. 12.4   Darstellung von Pflegetheorien.

— Protokolle anzufertigen und oder Notizen zu machen,
— Vorträge kreativ vorzubereiten,
— Präsentationen zu halten bzw. frei vorzutragen,
— Projekte zu planen.

Beim Erstellen von Mind Maps sollten Sie Blankopapier im Querformat benutzen, das Thema als Mittelpunkt wählen, durch Äste und Zweige eine klare Struktur schaffen sowie Schlüsselwörter, Farben, Symbole und Bilder einsetzen (■ Abb. 12.4). Wenn Sie Farben und Bilder einsetzen sprechen Sie die Gefühlsebene an und die Informationen werden im Unterbewusstsein gespeichert und können so leichter abgerufen werden. Das Wort verhallt, das Bild bleibt im Kopf.

Es gibt auch spezielle PC-Programme, um Mind Maps zu erstellen. Dabei geht jedoch der haptische Eindruck verloren, den man beim Schreiben auf dem Papier hat und der zusätzlich dafür sorgt, dass das Geschriebene besser im Gehirn verankert wird.

Die Mind Map kann um weitere Zweige beliebig ergänzt werden, z. B. könnte ein weiterer Ast von Jean Watson ausgehen »Pflegefaktoren«, der sich dann wiederum in zehn Zweige aufteilt. So kann man vom Allgemeinen (Pflegetheorien;

Menche 2011) zum Speziellen gehen (Modell der Pflege als Zuwendungsprozess von J. Watson).

■ **Einen Vortrag vorbereiten**
Mit der Methode des Mind Mapping können Sie gezielt Dienstbesprechungen vorbereiten oder auch Mitarbeiter zu einem bestimmten Thema Lösungsvorschläge erarbeiten lassen (■ Abb. 12.5). Wenn Sie in der Ausbildung tätig sind, eignet sich diese bildhafte Methode, um Theorien oder Themen einfach darzustellen. Außerdem ist es eine gute Methode, um Schüler auf Prüfungen vorzubereiten. Komplexe Themen können so reduziert werden.

Generell wird die Verständlichkeit von Präsentationen, Vorträgen, Texten und Informationen durch vier Punkte bestimmt (Langer et al., 2011):

1. Einfachheit,
2. Gliederung und Ordnung,
3. Kürze und Prägnanz,
4. Zusätzliche Stimulans.

Einfachheit Dieser Punkt bezieht sich auf die sprachliche Formulierung, d. h. auf Satzbau und Wortwahl. Erreichbar ist Einfachheit unabhängig von der Schwierigkeit des darzustellenden Sachverhalts.

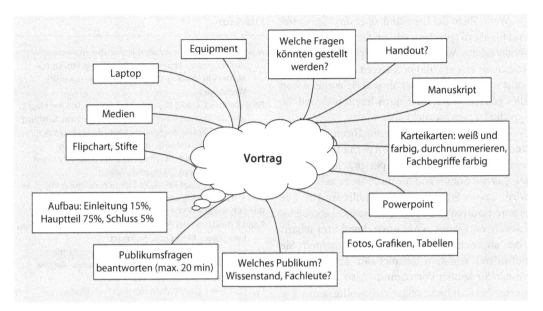

Abb. 12.5 Einen Vortrag vorbereiten.

Gliederung und Ordnung Die einzelnen Sätze und Abschnitte stehen in folgerichtigem Bezug zueinander und der »rote Faden« ist erkennbar. Zu dieser inneren Ordnung sollte auch eine äußerliche Ordnung gehören, die bei der Unterscheidung von Wesentlichen und weniger Wichtigem hilft.

Kürze und Prägnanz Auf das Wesentliche beschränken, kurz und knapp.

Zusätzliche Stimulans Zusätzliche Stimulans lässt sich über Visualisierung, rhetorische Fragen, humorvolle Formulierungen und Reizwörter erreichen. Damit sind Maßnahmen gemeint, die die Zuhörer anregen und ihre Aufmerksamkeit sichern sollen, d. h. anregend, interessant, abwechslungsreich und persönlich.

Powerpoint Präsentation
Immer häufiger kommen in Teambesprechungen, Kurzvorträgen etc. Powerpoint und andere Präsentationsverfahren zum Einsatz. So können Inhalte schnell vermittelt und auch problemlos an Mitarbeiter weiter geleitet werden, die nicht an der Besprechung teilnehmen konnten. Powerpoint ist ein Präsentationsprogramm, es soll den Redner unterstützen und nicht ersetzen.

Für eine professionelle Präsentation mit Powerpoint sollten Sie folgende Regeln beachten:
- Weniger ist mehr!
- Die Kerninformation muss auf einen Blick erkennbar sein
- Keine ausformulierten Sätze
- Maximal 7 Zeilen pro Chart
- Pro Thema ein eigenes Chart
- Hervorhebungen in »fett«
- Zitate in »kursiv«
- Nicht mehr als zwei Schrifttypen
- Stimmige Farben (nicht zu bunt)
- Aussagekräftige Überschriften
- Einfache Schaubilder
- Balkendiagramm können animiert werden, so prägt sich bspw. der Anstieg von XY besser ein
- Zu viel wirkt verwirrend, gehen Sie sparsam mit Fotos, Bildern, Sound- und Spezialeffekten um
- Manches ist »gut gemeint«, wirkt jedoch unseriös, wie bspw. ein Regenbogen, ein Sonnenuntergang oder ein violetter Hintergrund

Sie sind die Hauptfigur, nicht Powerpoint!
Fragen Sie sich:
- Worum geht es mir heute?
- Wo sind meine Gedanken?
- Bin ich konzentriert und fokussiert?

Wenn Sie in der Lage sind, über das Thema frei und flüssig zu sprechen, wirken Sie kompetent, besonders dann, wenn die Technik plötzlich versagt. Tragen Sie erst vor und projizieren dann ihre Folie, sonst schalten die Zuhörer ab, weil sie vorher schon alles gelesen haben oder noch lesen, während Sie sprechen. Lesen Sie nicht ab.

Halten Sie Blickkontakt mit Ihren Zuhörern und zeigen Sie eine offene Körperhaltung. Blickkontakt ist ein wichtiges körpersprachliches Mittel, das mit Souveränität und Präsens verbunden wird. Lassen Sie sich auf Ihr Publikum ein. Die eigene positive Einstellung ist ausschlaggebend, Lächeln entspannt, wirkt ansteckend und schafft eine angenehme Atmosphäre. Vermeiden Sie Füllwörter, wie zum Beispiel »äh, ähm, ja«, beginnen Sie keinen Vortrag mit »Also ...« und entwerten Sie sich nicht selbst »Ich wollte ja nur ...«. Damit machen Sie einen guten Vortrag schnell zunichte.

Auch Haltung und Gang wirken auf die Stimmung zurück. Wenn ein attraktiver und selbstbewusster Redner dynamisch aufs Podium springt, kann man davon ausgehen, dass das Publikum seine Äußerungen günstiger beurteilt, als er es eigentlich verdient (Kahnemann, 2014) (Halo-Effekt, Abschn. 4.1.1).

Buchtipp:

- Rachow A, Sauer J (2015) Der Flipchart-Coach. Profi-Tipps zum Visualisieren und Präsentieren. Bonn, managerSeminare Verlags GmbH
- Hand- und Arbeitsbuch für Trainer, Moderatoren und Personen, die in der Ausbildung tätig sind. Wie sorgt man mit Wort-Bild-Kombinationen für einen guten Lernerfolg und wie kann die Aufmerksamkeit gelenkt werden? Wie kann ein Thema auf dem Flipchart entwickelt werden und welcher Bildaufbau kann Inhalte und Botschaften am besten transportieren?

Tipp

Denken Sie unabhängig von den oben genannten vier Punkten auch immer an Ihre Zielgruppe (Fachpublikum, Schüler, Kollegen, andere Stationen oder Abteilungen). Benutzen Sie dementsprechend ein anderes Vokabular (Fachbegriffe, interne Abkürzungen usw.). Stellen Sie sich auf Ihre Zuhörer ein.

Literatur

Arle L (2004) Horizontal caring in nursing and a narrative community experience. Unpublished thesis for Masters in Nursing. Washington State University, Washington

Bauer-Jelinek C (2007) Die geheimen Spielregeln der Macht und die Illusionen der Gutmenschen. Ecowin, Salzburg

Berne E (1970) Spiele der Erwachsenen. Psychologie der menschlichen Beziehungen. rororo, Hamburg

Böning U (1994) Moderieren mit System. Besprechungen effizient steuern. Wiesbaden, Gabler

Brinkmann RD, Stapf KH (2005) Innere Kündigung. Wenn der Job zur Fassade wird. C.H. Beck, München

Buzan T, North V (1999) Mind Mapping. hpt, Wien

Cohn R (1994) Von der Psychoanalyse zur Themenzentrierten Interaktion. Klett-Cotta, Stuttgart

Czypionka S (2003) Umgang mit schwierigen Partnern. Kunden, Mitarbeiter, Kollegen, Vorgesetzte. Redline Wirtschaft, Ueberreuter, Frankfurt

Fast NJ, Chen S (2009) When the boss feels inadequate. Psychological Science 20: 1406–1413

Fröhlich WD (2010) Wörterbuch Psychologie. dtv, München

Haubl R (2001) Neidisch sind immer nur die anderen. Beck, München

Kahnemann D (2014) Schnelles Denken, langsames Denken. München, Siedler Verlag

Kanning UP (1999) Selbstwertdienliches Verhalten und soziale Konflikte im Krankenhaus. Gruppendynamik 30/2: 207–229

Kellner H (1999) Konflikte verstehen, verhindern, lösen. Carl Hanser, München

Kile S (1990) Helsefarlege leiarskap. Ein eksplorerande studie. Rapport til Norge. Almenvitenskapleige Forsknkngsrad. Universität Bergen

Kulbatzki P, Schulz-Debor U (1993) Konfliktsituationen im Krankenhaus. Recom, Kassel

Langer I, Schulz von Thun F, Tausch R (2011) Sich verständlich ausdrücken. Reinhardt, München

Leymann H (1993) Mobbing – Psychoterror am Arbeitsplatz und wie man sich dagegen wehren kann. rororo, Hamburg

Menche N (2011) (Hrsg.) Pflege Heute. Urban & Fischer, München Jena

Motamedi S (1999) Konfliktmanagement. Gabal, Offenbach

Pikas A (1989) The common concern method for the treatment of mobbing. In: Roland E (ed) Bullying: An international perspective. David Fulton, London

Rachow A, Sauer J (2015) Der Flipchart-Coach. Profi-Tipps zum Visualisieren und Präsentieren. Bonn, managerSeminare Verlags GmbH

Sandler J (1991) Grundbegriffe der psychoanalytischen Theorie. Klett Cotta, Stuttgart

Schaffer-Suchomel J, Krebs K (2007) Du bist, was du sagst. mvg, Heidelberg

Schilling, G (2003) Moderation von Gruppen. Schilling, Berlin

Waleczek H, Hofinger G (2005) Kommunikation über kritische Situationen im OP – Schwierigkeiten, Besonderheiten, Anforderungen. In: Hofinger G (Hrsg) Kommunikation in kritischen Situationen. Polizeiwissenschaft, Frankfurt

www.bghw.de (2013) Alkohol am Arbeitsplatz

www.dhs.de

www.ethno-medizinisches-zentrum.de

Zapf D (2000) Mobbing – eine extreme Form sozialer Belastung in Organisationen. In: Muhsahl HP, Eisenhauer T (Hrsg) Psychologie der Arbeitssicherheit. Beiträge zur Förderung der Gesundheit und Sicherheit in Arbeitssystemen. Asanger, Heidelberg

Zusammenfassung und Ausblick

© Springer-Verlag Berlin Heidelberg 2016
S. Möller, *Erfolgreiche Teamleitung in der Pflege*,
DOI 10.1007/978-3-662-50288-4_13

» Der Mensch ist die beste Medizin des Menschen. (aus Nigeria) «

Die Geschwindigkeit der Veränderungen im Gesundheitswesen und der Druck haben zugenommen. Ebenso sind die Anforderungen an Stationsleitungen und Pflegekräfte gestiegen. Der Führungskompetenz der Stationsleitung kommt hier eine ganz besondere Rolle zu.

Steigende Leistungsanforderungen und zu wenig Pflegekräfte auf den Stationen haben empfindliche Auswirkungen auf das gesamte Team. Personalnot und Kostendruck müssen vom dem diensthabenden Pflegepersonal und den Führungskräften kompensiert werden. Auf Dauer sind diese Anforderungen ohne direkte Auswirkungen auf Patienten und das Pflegeteam nur schwer zu realisieren.

In Gesundheitsfachberufen bestimmt die Kommunikation den Alltag. Diese wird von vielen unterschiedlichen Störquellen beeinflusst. Dazu gehören der Schichtdienst, Hektik, Stress, emotionale Belastungen, Zeitdruck, Kostendruck, die Arbeit in multikulturellen Teams und zu wenig Personal.

Teams, die im Gesundheitswesen tätig sind, müssen sich immer wieder neu auf verschiedene Menschen und Situationen einstellen. Das erfordert soziale Kompetenz und Flexibilität im Denken und Handeln, nicht nur von den Teammitgliedern, sondern ganz speziell von der jeweiligen Führungskraft. Auf der einen Seite profitiert ein Team von den verschiedenen Persönlichkeiten, auf der anderen Seite führt dies auch immer wieder zu Spannungen und Konflikten. Diese frühzeitig zu erkennen und zu lösen ist eine Herausforderung sowohl für die Leitung, als auch für alle Teammitglieder.

Fachkompetenz und antrainierte Rollen allein reichen nicht aus, um ein Team zu führen. Eine authentische Führungspersönlichkeit, die ihre eigenen Stärken und Schwächen kennt, ist hier gefordert. Zur Mitarbeiterführung gehört ein hohes Maß an interpersonalen Fähigkeiten, analytischem Denkvermögen, Entscheidungsfähigkeit und soziale Intelligenz. Gerade auf der Beziehungsebene entstehen die meisten Kommunikationsstörungen und Konflikte. Ein offenes und konstruktives Gespräch und ein wertschätzendes Umgang der Mitarbeiter untereinander sind wichtig, um Störungen und Missverständnisse zu vermeiden. Nachträgliche Schuldzuweisungen helfen bei Konflikten nicht weiter, sie sind vergangenheitsbezogen und führen nie zum Ziel.

Jeder Einzelne, insbesondere die Stationsleitung kann persönlich viel dazu beitragen, dass Teamarbeit gelingt. Dazu gehört die Reflexion ihres eigenen Verhaltens als Führungskraft, d. h. worauf richten Sie ihre Wahrnehmung, nehmen Sie Spannungsfelder im Team frühzeitig wahr, wie gehen Sie mit Vorurteilen um, welche Annahmen bestimmen Ihr Denken, wie begegnen Sie anderen Teammitgliedern und wie gehen Sie mit Konflikten um.

- **Ausblick**

Bedingt durch den hohen Kostendruck herrscht ein eklatanter Mangel an Fach- und Führungskräften im Gesundheitswesen, Dauerpflegenotstand. Deshalb kommt der Mitarbeiterbindung eine ganz besondere Rolle zu, um weitere Abwanderungen von qualifizierten Mitarbeitern zu verhindern. Die Bereitschaft, den Arbeitsplatz zu wechseln, steigt bis hin zur „Berufsfluch". Unter diesen belastenden Rahmenbedingungen leidet das Image des Berufs der Pflegefachkräfte enorm.

Durch flexible Arbeitszeitmodelle, die eine bessere Vereinbarkeit von Familie und Beruf erlauben, Fort- und Weiterbildungsmöglichkeiten und Fachweiterbildungen (Ausbildung zur Praxisanleitung, Stationsleitung, Leitung einer Funktionseinheit, begleitende Studiengänge, wie z. B. Pflegemanagement) kann hier entgegengewirkt werden.

Begleitend hierzu sind ein kontinuierliches Führungskräftetraining, regelmäßig durchgeführte Teamtrainings und Maßnahmen zur Weiterqualifizierung von Pflegefachkräften unabdingbar.

Die Summe dieser Maßnahmen könnten in einem veränderten Umfeld das Image und die Attraktivität dieses Berufsbildes steigern.

> **Authentizität, Engagement, Selbstverantwortung und Klarheit in der Kommunikation bilden die Basis für eine erfolgreiche Teamführung, Teamarbeit und Teamentwicklung. Fachkompetenz allein reicht nicht.**

Serviceteil

Stichwortverzeichnis – 206

Stichwortverzeichnis

A

Abwehrmechanismus 189
Achtsamkeit 2, 76, 80
Adjourning 13–14, 16
Ähnlichkeitseffekt 21
Akzeptanz 6, 14
Alkohol 189
ambulante Pflege 61
Anerkennung 180
Antreiber 96
Arbeitspräferenzen 11
Arbeitszufriedenheit 180
Authentizität 77

B

Bagatellisierungen 192
Balint-Gruppen 69
Berührungen 37
– unangemessene 38
Beschwerden 193
Bewertungskonflikt 162
Beziehungsebene 175
Beziehungskonflikt 162
Blickkontakt 22, 39
– fehlender 23
blinder Fleck 24
Blitzlicht 196
Bossing 181
Brainstorming 167
Bullying 77, 182
Burnout 42

C

Cafeteria-Modell 65
Charing 181
Coaching 66
– Team 68

D

DALLAS-Methode 197
Deeskalation 193
Depression 184
Desinteresse 186
Disclaimer 28
Diversity 31, 88
Dramadreieck 28

Druckformulierungen 192
Durchsetzen 173

E

Ehrgeiz 184
Einzelcoaching 67
Eisbergmodell 174
Eltern-Ich 181, 188
emotionale Intelligenz 89
Empathie 80, 89
Empörung 184
Empowerment 48, 92
Entspannung 61, 69
Ermutigung 48
Erwachsenen-Ich 180, 188
Erwartungsabfrage 197
Eskalationsstufen 176

F

Fairness 76, 82
Feedback 15, 25, 168, 193
– Empfehlungen 168
Feindseligkeit 185
Flaming 182
Forming 13–14
Fragetechnik 194–195
Fremdbild 24
Führung 10, 76, 86, 91, 99
– Kompetenz 96
– transformationale 93
Führungsbilder 77
Führungsinkompetenz 172
Führungsrollen 77
Führungsstil 80
– partizipativer 93
Führungsverhalten 77

G

Generalisierung 52
geschlossene Frage 195
Gestik 85
Gesundheitsförderung 65
Gewaltfreie Kommunikation 165
Glaubenssätze 46, 96
Graffitafel 197
Gruppe 6
Gruppenblitzlicht 196
Gruppenkonflikte 174

H

Halo-Effekt 21
Handlungsmuster 96
Harmonie 79
Harmoniedenken 54
heiße Konflikte 162
Hof-Effekt 21
Horn-Effekt 21
Humor 85–86
– schwarzer 191

I

Integrität 90
Interaktion 86
Interdisziplinarität 161
interpersonale Konflikte 174
intrapersonale Konflikte 174
Ironie 26, 37, 191

J

JOHARI-Window 24

K

kalte Konflikte 162
Kartenabfrage 197
Kernkonflikt 175
Killerphrasen 192
Kind-Ich 181, 188
Kommunikation 2, 6, 26, 31, 37, 40, 86,
    160–161, 165, 168, 172, 186, 196
– Fallen 192
– gewaltfreie 165
– Mobbing 182
– Modell 30
– nonverbale 22, 40
– Pfade 6
– Regeln 192
– richtige 190
– Stil 33
– Struktur 191
– Techniken 193
– verbale 22
– Verhalten 2, 8, 180, 192
Kommunikationshygiene 23
Kompromiss 174

Konflikt 2, 13, 15–16, 33, 100, 159, 161,
    183, 186
– Analyse 164
– Eskalation 176
– Formen 162, 174
– Gespräch 167–168, 192
– Herd 163
– Lösung 165, 172
– Lösungsstrategien 167
– Verhaltensmuster 172
– Vermeidung 160
– Ziele 171
Konsequenz 79
Kooperation 174
Körperhaltung 79
Körpersprache 22, 26, 36
Kränkung 28
Kreativität 46, 61, 167
Kritikfähigkeit 170
kulturelle Intelligenz 90

L

Laissez-faire-Stil 172
Lästern 182
Liegende Acht 71

M

Macht 80
Magnet-Krankenhaus 94
Managing the Boss 85
Mediation 166
Metaebene 165
Methode 6-3-5 167
Mimik 85
Mind Mapping 197
Mitarbeiter
– Anleitung 49
Mobbing 77, 181–182
– Prävention 183
– Teamleitung 183
Moderation 196
– Regeln 196
moralische Intelligenz 89
Motivation 86
Mut 76

N

Nachgeben 173
Neid 17, 45, 182, 184
Norming 13–15

O

offene Frage 194

P

Performing 13–14, 16
Personalentwicklung 66
Persönlichkeit 2, 10–11, 30, 77,
    96, 161
– Entwicklung 33
Phasenmodel
– Garland, Jones & Kolodny 17
– Tuckman 13
4-Phasen-Modell 13
Plus-Minus-Übung 22, 45
positives Denken 45
Powerpoint 199
Prävention 65
Projektion 189
Prozedurenkonflikt 162
psychodynamische Ebene 175

R

rationale Intelligenz 89
Rechthaberei 187
Redseligkeit 187
Resilienz 46
Respekt 2, 90, 166, 168
Rivalität 17
Rollen 6, 12, 14–15, 30, 100
– im Team 11–12
– Spiele 10
– Überschreitung 186
– Zuweisung 6
Rollenabgrenzung 84
Rollenkonflikte 162
Rollenspiel 39
Rollen-Verhandeln nach
    Harrison 177

S

Sachebene 175
Salutogenese 65
Schuld 29
Selbstbild 21, 24
Selbstreflexion 76, 82, 89
Selbstverantwortung 86
Selbstwahrnehmung 89
Skalierungsfrage 195
soft skills 12
Sondierungsfrage 195
soziale Kompetenz 10, 86–87

soziale Verhaltensförderung 45
Sprache 2, 10, 16, 22, 26, 36–37, 165
stationäre Pflege 62
Stimme 35
Storming 13, 15, 17
Streitsucht 187
Stress 57
– ambulante Pflege 61
– Bewältigungskompetenz 63
– Definition 59
– Entspannung 61, 69
– individuelle Reaktion 59
– Modell 59
– stationäre Pflege 62
9-Stufen-Modell 176
Sturheit 185
Suchthilfe 190
Suggestivfrage 195
Supervision 63, 66
Sympathie 20–22, 40

T

Team
– Abgrenzung 6
– Anforderung 10
– Arbeit 1–2, 7
– Besprechungen 79
– Diversity 88
– Entwicklung 9, 13–14, 17
– Fähigkeit 10
– Führung 78
– Größe 8
– Identität 6
– Konflikte 159
– Leitung 2, 10, 75, 100, 161, 183
– Macht 180
– Merkmale 6
– Mitglied 2
– neues 11
– Rollen 11–12
– schwieriges 83
– Sprache 22
– störendes Verhalten 185
– Ziel 6
– Zusammenstellung 10
Teamcoaching 68
Teamleitung
– Mobbing 183
Tod 62
Toleranz
– mangelnde 188
Transaktionsanalyse 96, 180, 188
Tratschen 182, 191
Trauerphasen 62
Trigger 29

U

Überkreuzbewegungen 71
Übertragung 189

V

VERAH 92
Verantwortung 92
Verhaltensmuster 13, 34, 40–41, 60,
    77, 172
– alte 47
Vermeiden 173
Verteilungskonflikt 162
Vertrauen 2, 11, 15, 40, 76, 90, 100, 168

Visualisierung 196
– Methoden 196
Vorannahmen 82
Vorwürfe 48

W

Wahrnehmung 2, 20, 22, 26–27,
    45–46
– Körper 70
– Personen 21, 41
– selektive 60
– Verstärker 20
– visuelle 36
Werte 77

Wertekonflikte 162
Wertschätzung 14, 40, 100, 166, 180,
    184, 190
Widerstandskraft 46
Wie-Fragen 161
Wir-Gefühl 15

Z

Zielkonflikt 162
zirkuläre Frage 195
Zuhören 87, 168, 191–192
– aktives 169, 192
Zurufabfrage 197

Printed in the United States
By Bookmasters